· 大国医用药心法丛书 ·

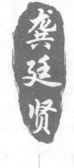

用小方

李成文　刘桂荣◎总主编

李成文◎主编

中国健康传媒集团
中国医药科技出版社

内容提要

龚廷贤明代医家，出身世医，曾任职太医院。龚氏治学主张博览群书，注重学术交流，善于总结经验，著书立说。尤其是重视小方应用，本书收录 1~5 味药小方约两千多首，涵盖内妇儿外男五官等临床各科。内容涵盖小方剂量、应用方法、主治病证。继承古代名医用药经验，提升诊治水平与能力，具有重要的参考意义。本书适用于中医临床医生、中医院校师生及中医爱好者。

图书在版编目（CIP）数据

龚廷贤用小方/李成文主编.—北京：中国医药科技出版社，2021.12
（大国医用药心法丛书）
ISBN 978-7-5214-2869-8

Ⅰ.①龚… Ⅱ.①李… Ⅲ.①验方-汇编 Ⅳ.①R289.5

中国版本图书馆 CIP 数据核字（2021）第 251687 号

美术编辑 陈君杞
版式设计 友全图文

出版 **中国健康传媒集团** | 中国医药科技出版社
地址 北京市海淀区文慧园北路甲 22 号
邮编 100082
电话 发行：010-62227427 邮购：010-62236938
网址 www.cmstp.com
规格 880×1230mm $\frac{1}{32}$
印张 18
字数 502 千字
版次 2021 年 12 月第 1 版
印次 2021 年 12 月第 1 次印刷
印刷 三河市万龙印装有限公司
经销 全国各地新华书店
书号 ISBN 978-7-5214-2869-8
定价 55.00 元
版权所有 盗版必究
举报电话：010-62228771
本社图书如存在印装质量问题请与本社联系调换

获取新书信息、投稿、为图书纠错，请扫码联系我们。

《大国医用药心法丛书》

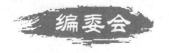

编委会

《龚廷贤用小方》

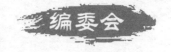

编委会

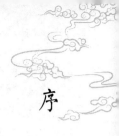

序

　　中医药是中华民族优秀文化的瑰宝，千年来赓续不绝，不断发扬光大，一直护佑着中国人民的健康，庇佑中华民族生生不息，并在世界范围内产生着越来越大的影响力和吸引力。中医药在数千年的发展中，涌现出众多的医家。正是这一代代苍生大医，使得中医药学世代传承，汇成了川流不息的文化长河，为中华民族的繁衍和百姓的健康提供了保障，功不可没。历史长河中的名家圣手，穷尽一生的努力，留下了毕生心血实践的理论及光辉的著作，不仅是中华民族更是全人类的宝贵财富。以四大经典为代表的典籍为中医理论体系奠定了基础，历代医家不断研究和阐发，使之不断充实、提高、发展。他们以继承不泥古、发扬不离宗的精神繁荣着中医学。当前，中医药发展虽然面临"天时、地利、人和"的大好局面，但我们对于中医理论的系统学习和创新研究还很迟缓，远未满足中医药事业发展的需要，以及社会进步和人民群众的需求。如何按照中医药自身发展的规律来加快理论创新，促进学术进步，是我们这一代中医学者面临的艰巨任务。历代前贤已经积累了丰富而实用的学术理论和实践经验，并形成了独到的临床诊疗技艺，但却还没有得到很好的传承，继承不足，创新也就缺乏动力，制约着中医药事业的持续健康发展。

　　幸运的是，我们党和政府高度重视中医药工作，特别是党的十八大以来，以习近平同志为核心的党中央把中医药工作摆在更加突出的位置，出台了一系列推进中医药事业发展的重要政策和措施，中医药改革发展取得显著成绩。在抗击新冠肺炎疫情过程中，中医药的应用取得了令人信服的成效，中医药方案具有独特性、可及性、社会性、安全性、经济性、多样性六大优势，获得了社会各界的普遍认可。古老的中医药历久弥新，正在被越来越多的人所接受。

《"健康中国2030"规划纲要》提出，实施中医药传承创新工程，重视中医药经典医籍研读及挖掘，全面系统继承历代各家学术理论、流派及学说，不断弘扬当代名老中医药专家学术思想和临床诊疗经验，挖掘民间诊疗技术和方药，推进中医药文化传承与发展。这也是本丛书策划出版的初心和宗旨。

本丛书精选了自金元时期至清代共10位杰出医家，系统整理了他们独特的方药应用和临证经验。这些医家皆为应用方药具有代表性或学术特色突出的医家，论治疾病经验丰富，常于平淡之中见神奇，论述平实且切合临床实际；其所记录医案众多而真实，其治法方药均可师可法，治疗思路颇具启发性。

本次整理研究，是在反复阅读原著、把握全局的基础上，对医家的学术经验进行了全面探讨，尽量反映其临证思维方法，还原其用药思路、方法和规律，全书收罗广博、条分缕析，详略适中，有利于读者掌握医家应用方药的原理及临床运用规律，以适应当前临床实际的需要。

丛书内容完全出自医家原著，最大限度地反映医家本人的经验论述，不添加任何现代人的观点和评价，希望读者读来能有原汁原味、酣畅淋漓的感觉。另外，凡入药成分涉及国家禁猎和保护动物的（如犀角、虎骨等），为保持古籍原貌，原则上不改。但在临床运用时，应使用相关替代品。

本丛书的参编涉及全国多所高等中医院校及医疗机构的多位专家、学者。全体作者历时5年，怀着对中医药事业的赤子之心，在中医药传承道路上，默默奉献，以实际行动切实履行了"继承好、发展好、利用好"中医药学术的重大使命。

希望丛书能成为中医药院校在校学生和中医、中西医结合医生的良师益友；成为医疗、教学、科研机构及各图书馆的永久珍藏。

由于种种原因，丛书难免有疏漏之处，敬请读者不吝批评指正，以利于本书修订和完善。

在此衷心感谢中国医药科技出版社的大力支持！

丛书编委会
2021年9月

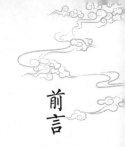

前言

龚廷贤（1522～1619），字子才，号云林山人，明代江西金溪人。

龚氏出身世医家庭，父龚信，字瑞之，号西园，精医术，曾供职于太医院。龚氏年少习儒，幼即留意岐黄，因屡试不第，乃随父学医，继承家学，遍览历代名医典籍，访贤寻师，与名家研讨医术，博采众长，临证强调辨证论治与专方专药结合，终成一代名医。行医长达六十多年，足迹遍及河南、黄河流域，曾任职太医院。著有《寿世保元》《万病回春》《种杏仙方》《云林神彀》《济世全书》《小儿推拿方脉活婴秘旨全书》《鲁府禁方》《复明眼方外科神验全书》等书；还续编其父的《古今医鉴》。

龚氏治学主张博览群书，注重学术交流，善于总结经验，著书立说。尤其是重视小方应用，除外《复明眼方外科神验全书》，其他8书共收录1～5味药小方2000多个，涵盖内妇儿外男五官等临床各科，涉及304种病证内容包括小方剂量、应用方法、主治病证。重新将龚廷贤书中所用小方辑出，对于继承古代名医用药经验，提升诊治水平与能力，具有重要的参考意义。

需特别注意的是，所载方剂中有水银、铅、汞、砒霜等有毒药物，尊重原著的角度，本书予以保留，仅作文献参考，临床要据实际情况酌情选用替代品或禁用，不可照搬照用。

李成文
2019年8月

目 录

第四节　肝胆病证 …………………………………………… 128

一、胁痛小方 …………………………………………… 128

二、黄疸小方 …………………………………………… 129

三、癥瘕积聚小方 ……………………………………… 134

第一章

内科小方

第一节　肺系病小方

一、感冒小方

发汗散

【组成】生绿豆一两去皮，麻黄八钱去节。

【用法】二味为末。每服，壮者一钱半，次者一钱，无根水调服。

【主治】伤风寒。(《济世全书·乾集·卷一·伤风》)

追风散

【组成】古石灰、绿豆粉、闹羊花各等份。

【用法】上为末，每少许，吹两鼻。

【主治】伤寒、感冒，头痛发热。

【效果】一二次效。(《寿世保元·卷二·四时感冒》)

三拗汤

【组成】甘草生、麻黄不去节、杏仁不去皮尖各二钱，生姜三片。

【用法】水煎热服。

【主治】感冒风邪，寒冷鼻塞，声重，语音不出，咳嗽痰涎，胸膈短气喘急。(《济世全书·乾集·卷一·伤风》)

无名方

【组成】连皮生姜一大块，连根葱白七根，连壳核桃三枚打碎、细茶一撮。

【用法】水三碗，煎热服，被盖汗出。

【主治】感冒风寒，发热头痛，腹痛。

【效果】三四次即愈。(《寿世保元·卷十·单品杂治·生姜治验》)

二、 伤寒小方

独参汤

【组成】好人参一两。

【用法】剉片，水二钟，煎至一钟半，温服。

【主治】伤寒汗、下后不解，或投药错误，致患人困重，垂死昏沉，或阴阳二症不明，七日以后皆可服。(《济世全书·乾集·卷一·伤寒》)

夺命独参汤一

【组成】独参一两。

【用法】水煎服。

【主治】伤寒汗下后，人事昏不省，热渴发狂言，元气大虚证，诸虚危急症。

【效果】服下立安康。

【方歌】夺命独参汤，一两水煎尝。

诸虚危急症，服之立安康。(《云林神彀·卷一·伤寒附伤风》)

夺命独参汤二

【组成】拣参去芦一两。

【用法】上剉一剂，水煎，不拘时服。渣再煎服。

【主治】伤寒汗后，终日昏闷不省人事、发热发燥似有狂言，一切危急之症。

【效果】服后，额上鼻尖有微汗，是其应也。(《万病回春·卷之二·伤寒》)

【注】《寿世保元·卷二·伤寒·伤寒方》录有本方：伤寒，汗

下后不解，或投药错误，致患人困重至死，或阴阳二证不明，七日以后皆可服。服后额下鼻尖微汗。

熊胆夺命散

【组成】熊胆一分。

【用法】研末，凉水调服。

【主治】伤寒热极发狂，不识亲疏，燥热至甚，神效。

【效果】立苏。(《鲁府禁方·卷一·福集·伤寒》)

无名方一

【组成】白毛乌骨鸡肉雄鸡一只。

【用法】干揞去毛，破开去肠屎，刀切烂，铺心头。

【主治】伤寒湿热发黄布心，昏闷不省人事，死在须臾。(《种杏仙方·卷一·伤寒附伤风》)

无名方二

【组成】醋。

【用法】将砖烧红，喷醋在上，衣包人被中熏之，或烧热瓦喷醋，纸包熨胸背四肢。

【主治】阴证。(《济世全书·乾集·卷一·中寒》)

无名方三

【组成】醋一碗。

【用法】倾于火上，其烟冲鼻内。

【主治】伤寒发狂奔走，人难制服。(《种杏仙方·卷一·伤寒附伤风》)

无名方四

【组成】干姜四两。

【用法】为末，米汤调，顿服。覆衣被。

【主治】伤寒，妇人得病，虽瘥，未满百日，不可与男子交合，为阴阳易病，必拘急，手足拳，欲死，丈夫病名为阴易，妇人名为阳易。

【效果】出汗，得解，手足伸，遂愈。(《寿世保元·卷二·伤

寒·伤寒方》)

无名方五

【组成】黄连煎水一盏。

【用法】放井中顿冷，浸青布，搭在胸上，徐徐换之。夏天用，冬天不宜用。

【主治】伤寒、热病，热邪传里，亢极无解。(《种杏仙方·卷一·伤寒附伤风》)

无名方六

【组成】山栀子三十枚。

【用法】剉碎水煎服。

【主治】伤寒新差后，交接因复发，欲死眼不开，一话不能说。

【效果】能令性命回。

【方歌】清郁山栀子，算来三十枚。

剉碎水煎服，能令性命回。(《云林神彀·卷一·伤寒附伤风》)

【注】《古今医鉴·卷三·伤寒》《种杏仙方·卷一·伤寒附伤风》录有本方，炒黑为末，吹鼻内，将纸水湿，搭于鼻中；用于伤寒鼻衄不止者。

无名方七

【组成】生姜。

【用法】捣烂如泥，去汁取渣，炒热，绢包，渐渐揉熨心胸胁下。

【主治】伤寒，胸膈不宽，一切寒结、热结、水结、食结、痞结、血结、痰结、支结、大小结胸、痞气结者。

【效果】其满痛豁然自愈。(《寿世保元·卷十·单品杂治·生姜治验》)

无名方八

【组成】生姜汁半盏。

【用法】随用竹管重按内关，后热服生姜汁，其吐即止。

【主治】伤寒服药转吐出不纳者。大凡服寒药热饮，热药寒饮，中和之剂，温而服之。（《种杏仙方·卷一·伤寒附伤风》）

无名方九

【组成】苏叶。

【用法】煎汤，以器盛之，置于被内两膝下熏之。又法，用姜渣，绵裹，周身擦之。

【主治】用发表药，不出汗。

【效果】其汗自出。（《寿世保元·卷二·伤寒·发汗方》）

无名方十

【组成】熊胆一分。

【用法】研末，凉水调服。

【主治】伤寒热极发狂，不认亲疏，燥热之极。

【效果】立效。（《寿世保元·卷二·四时感冒》）

无名方十一

【组成】樟树白皮。

【用法】捣烂，炒热，绢巾包，烙浑身上下。

【主治】伤寒，不得汗出。

【效果】一时汗出，即已。（《寿世保元·卷二·伤寒·发汗方》）

黑豆酒

【组成】黑豆。

【用法】锅内炒熟，乘热以好酒淬之，就令碗盖勿令泄气，候温饮酒。

【主治】阴证。

【效果】大效。（《济世全书·乾集·卷一·中寒》）

韩典宝传方

【组成】黄蒿，蜜。

【用法】六月六日三伏时，采黄蒿，阴干，冬至日捣为末，待正月初一日早晨，蜜水调，浑家大小各吃一口。

【效果】一年不犯伤寒。(《鲁府禁方·卷一·福集·伤寒》)

栀豉汤

【组成】栀子,豆豉。

【用法】共煎尝。

【主治】伤寒懊憹者,闷郁不舒畅,反复多颠倒。

【效果】懊憹一剂好。

【方歌】栀子治肺烦,豆豉医肾燥。

栀豉共煎尝,懊憹一起好。(《云林神彀·卷一·伤寒附伤风)

【注】《寿世保元·卷二·伤寒·伤寒方》录有本方:汗吐下后,心胸满闷,或头痛微汗,虚烦不得眠,反复颠倒,心中懊憹。《万病回春·卷之二·伤寒》也录有本方,服后即通。盖酸苦益阴以润燥也。

猪胆汁导法

【组成】猪胆一枚,醋。

【用法】猪胆和醋少许,以竹管套入谷道中一时许。

【主治】自汗大便闭结不通甚。(《万病回春·卷之二·伤寒》)

无名方十二

【组成】白蜜半盏,黄酒一钟。

【用法】同煎热服。

【主治】伤寒头疼,发热无汗。

【效果】登时汗出而瘥。(《种杏仙方·卷一·伤寒附伤风》)

【注】《济世全书·乾集·卷一·伤寒》录有本方。

无名方十三

【组成】葱、姜各半斤。

【用法】煎汤一斛,倾大盆中,用小板一块,横加盆上,令患人坐卧其上蒸之,以外席被围定,露其口鼻外,可进发汗药。

【主治】严冬伤寒,不得汗出。(《寿世保元·卷二·伤寒·发汗方》)

无名方十四

【组成】芥菜子七钱，干姜三钱。

【用法】为末，水调作一饼贴脐上，手帕缚住，上放盐，以熨斗熨之数次，汗出为度。又将病人小便扳阴茎往上，尽灸阴头处，用艾灸七壮。

【主治】阴证。

【效果】极效。（《济世全书·乾集·卷一·中寒》）

无名方十五

【组成】韭菜汁，京墨。

【用法】用韭汁磨京墨呷下。无韭汁，鸡清亦可。

【主治】伤寒吐血不止。（《种杏仙方·卷一·伤寒附伤风》）

无名方十六

【组成】苦参。

【用法】每服二钱，酒调服。

【主治】伤寒三四日，已呕吐。

【效果】得吐立瘥。（《寿世保元·卷十·单品杂治·方》）

无名方十七

【组成】苦参五两，乌梅二十个。

【用法】剉片，水煎。

【主治】伤寒四五日，头痛壮热，胸中烦苦。（《寿世保元·卷十·单品杂治·方》）

无名方十八

【组成】硫黄。

【用法】硫黄化开倾入井水内，取出为末，饭为丸，如梧子大，每服一钱，温酒送下。

【主治】阴证。（《济世全书·乾集·卷一·中寒》）

无名方十九

【组成】绿豆一两，麻黄八钱。

【用法】每一钱，无根水调服。

【主治】伤寒、伤风。

【效果】不用盖被,其汗自出。(《种杏仙方·卷一·伤寒附伤风》)

无名方二十

【组成】生葱,香油。

【用法】生葱火煨熟,去粗皮用心,扭出汁,蘸香油,点两目大小眦。

【主治】伤寒发热,目黄,不识人。一方用烧酒口噙,令病人开目喷之,其眼自明。(《种杏仙方·卷一·伤寒附伤风》)

无名方二十一

【组成】生姜带皮者二三两。

【用法】生姜捣烂,热酒泡饮。

【主治】伤寒初起。

【效果】出汗而愈。(《种杏仙方·卷一·伤寒附伤风》)

无名方二十二

【组成】鲜地黄汁,童便各半盏。

【用法】合一处,重汤煮数沸,温服。

【主治】伤寒心慌。(《种杏仙方·卷一·伤寒附伤风》)

无名方二十三

【组成】盐,麸皮一升。

【用法】服转药后,盐炒,将绢包于病人腹上,款款熨之,使药气得热则行。

【主治】伤寒热邪传里。

【效果】大便易通矣。(《古今医鉴·卷三·伤寒》)

葱熨法

【组成】葱切细、麦麸各三升,盐二升。

【用法】上用水和匀,分作二次,炒令极热,用重绢包之,乘热熨脐上,冷,再易一包。

【主治】三阴中寒,一切虚冷,厥逆呕哕,阴盛阳虚,及阴毒

伤寒，四肢厥冷，脐腹刺痛，咽痛，呕吐，下利，身背强，自汗，脉沉细，唇青面黑，诸虚寒等症。(《寿世保元·卷二·中寒》)

二圣救苦丸

【组成】大黄四两切片，酒拌蒸，牙皂二两，绿豆。

【用法】上为细末，水打稀糊为丸，如绿豆大，每服三五十丸，绿豆煎汤，待冷送下。众人病一般者，此瘟疫也。即服此药，汗出立已。

【主治】伤寒瘟疫，不论传经过经，俱可服。

【效果】汗出即愈。(《鲁府禁方·卷一·福集·伤寒》)

瓜蒂散

【组成】甜瓜蒂炒一钱，赤小豆一钱，豆豉。

【用法】上为末，每服一钱，豆豉煎汤调服，以吐为度。

【主治】伤寒痰壅胸膈，昏不知人。(《古今医鉴·卷三·伤寒》)

【注】《万病回春·卷之二·伤寒》录有本方，伤寒四五日，病在胸膈，痰气紧满于上不得息者。

行军散

【组成】绿豆、麻黄各一升，雄黄三钱。

【用法】共为末，每服一钱，重者二钱，无根水下走。

【主治】伤寒。

【效果】出汗愈。(《济世全书·乾集·卷一·伤寒》)

鹤顶丹

【组成】白矾一钱，银朱五分。

【用法】上同研为末，用小瓦盏置炭火上炒末一钱，入盏中熔化，急括为丸，如遇前证，每用一丸，研细，茶清调匀，温服或入姜汤少许。

【主治】阴阳二证结胸。

【效果】听其心上有隐隐微盛，结者自散。(《寿世保元·卷二·伤寒·伤寒方》)

回阳散

【组成】硫黄四分，胡椒六分。

【用法】为末，每三分，烧酒调服。

【主治】阴证腹痛身冷。(《济世全书·乾集·卷一·中寒》)

千金散

【组成】苦实去皮，香油，绿豆汤。

【用法】苦实用香油焙黄色。

【主治】伤寒头疼身痛，发热恶寒，无汗。

【效果】立苏。(《鲁府禁方·卷一·福集·伤寒》)

揉脐法

【组成】吴茱萸二三合，麸皮一升，食盐一合。

【用法】拌匀热炒，以绢布包之，于腹上下热揉熨之。

【主治】寒中厥阴者，则小腹疼痛也。

【效果】自然有效。(《万病回春·卷之二·伤寒》)

三白饮

【组成】鸡子用清一个，白蜜一大匙，芒硝三钱。

【用法】上合作一处，用凉水和下。如心不宁者，加珍珠末五分。

【主治】伤寒时气，热极狂乱者，及发热不退。(《古今医鉴·卷三·伤寒》)

四逆汤

【组成】大附子生用去皮研，甘草六钱炙，干姜五钱。

【用法】煎汤服。

【主治】寒中厥阴经，小腹至阴痛，四肢厥冷极。

【方歌】四逆汤中大附子，一枚生用去皮研。

更有甘草六钱炙，干姜五钱生用之。(《云林神彀·卷一·中寒》)

【注】《万病回春·卷之二·伤寒》录有本方，取少汗乃愈。《古今医鉴·卷三·中寒》也录有本方，上剉作二剂，水煎温服，

取微汗为度。寒邪直入三阴，自利不渴等症。《济世全书·乾集·卷一·中寒》也录有本方，治脉微欲绝。

熨法

【组成】葱切细三升，麦麸三升，盐一斤。

【用法】上用水和匀，分作二处，炒令极热，重绢包之，乘热熨脐，冷更易一包。其葱包既冷，再用水拌炒热，依前用之。

【主治】寒邪直入三阴，无头疼身热，恶寒腹痛，下利清白，唇青面黑，吐沫口噤，或身痛如被杖，四肢厥冷，上过乎肘，下过乎膝，引衣蜷卧，不渴，脉来沉迟无力，及一切虚寒。（《古今医鉴·卷三·中寒》）

【注】《济世全书·乾集·卷一·中寒》录有本方，至糜烂不用，别取葱、麸日夜不住熨之。三阴中寒，一切虚冷，厥逆呕哕，阴盛阳虚及阴毒伤寒伤毒，四肢厥冷，脐腹痛，咽喉痛，呕吐不利，身背强，自汗，脉沉细，唇青面黑，诸虚寒等症。

熨脐法

【组成】葱头一把，麝香，硫黄。

【用法】用葱头缚一把，切去叶留白根，切饼二寸许，连缚四五饼，先将麝香、硫黄二字填于脐中，放葱饼于脐上，以熨斗盛火于葱饼上熨之。如饼烂，再换饼再熨，热气入腹。

【主治】寒中厥阴者，则小腹疼痛也。

【效果】以通阳气，如大小便不通，以利即止。（《万病回春·卷之二·伤寒》）

无名方二十四

【组成】白果。

【用法】白果去壳捣烂，入蜜调和，重汤煮成块，频频服之，茶下。

【主治】伤寒结胸声哑。（《济世全书·乾集·卷一·伤寒》）

【注】《寿世保元·卷二·伤寒·伤寒方》录有本方，浓茶送下，立已。

无名方二十五

【组成】川乌头、干姜各等份。

【用法】为粗散，炒令转色，放冷，再捣为细末。每一钱，水一盏，盐一撮，煎取半盏，温服。

【主治】阴毒伤，手足逆冷，脉息沉细，头痛腰重，兼治阴毒咳逆等症。(《济世全书·乾集·卷一·中寒》)

无名方二十六

【组成】大附子一枚，面包煨去皮脐二钱，人参二钱，干姜炮一钱半。

【用法】水煎热服。

【主治】男子阴证伤寒因女色者，唇黑，甲青，四肢冷，阴缩入腹，腹痛不可忍者。(《济世全书·乾集·卷一·中寒》)

无名方二十七

【组成】干姜一两，牡蛎一两，酒。

【用法】为细末，以热酒调稠搽手上，男子用双手揉外肾，擦热仍按外肾。女子以男子手擦药急按两乳，仍揉擦热。

【主治】急冷阴外治法。

【效果】汗出则愈。(《济世全书·乾集·卷一·中寒》)

无名方二十八

【组成】瓜蒂、赤小豆、豉汤。

【用法】豉汤调一钱，以吐痰为妙。

【主治】伤寒痰与气，紧满在胸臆，上不得喘息。

【效果】吐之立可愈。

【方歌】瓜蒂赤小豆，等份为末候。

豉汤调一钱，以吐痰为妙。(《云林神彀·卷一·伤寒附伤风》)

无名方二十九

【组成】黄连、寒水石各二钱。

【用法】浓甘草汤，冷调服。

【主治】伤寒发狂，窬垣上屋。(《种杏仙方·卷一·伤寒附伤风》)

无名方三十

【组成】鸡子清一个，白蜜一大匙，芒硝三钱。

【用法】凉水和下。

【主治】伤寒时气，热极狂乱者及发热不退。(《种杏仙方·卷一·伤寒附伤风》)

【注】《济世全书·乾集·卷一·中寒》录有本方，如心下不宁者，北人谓之心慌也，加珍珠五分同服。

无名方三十一

【组成】苦参一两，黄芩五钱，干生地黄二两。

【用法】水煎服。

【主治】伤寒五四日，头痛壮热，胸中烦痛，口渴。(《济世全书·乾集·卷一·伤寒》)

无名方三十二

【组成】生姜、连须葱、淡豆豉等份。

【用法】共捣烂，为饼，搭脐上，帛紧勒。

【主治】伤寒发热，头痛身痛。

【效果】汗自出而已。(《寿世保元·卷二·伤寒·发汗方》)

无名方三十三

【组成】甜梨一个，生姜一块，童便一碗。

【用法】同捣取汁，入童便，重汤煮热。

【主治】伤寒无汗，或日久汗不出者。

【效果】服之即汗。(《济世全书·乾集·卷一·伤寒》)

无名方三十四

【组成】小芥子半碗，黄丹一撮。

【用法】为末，醋烧滚调糊摊脐上，纸盖住，如火热不妨，以一炷香为度，将药去了，青布沾水淳之，如忍的不用水。

【主治】紧阴及大小便不通。(《济世全书·乾集·卷一·中

寒》)

无名方三十五

【组成】鱼鳔一根，胡椒四十九个。

【用法】烧存性，为末，黄酒调下。

【主治】阴证。（《济世全书·乾集·卷一·中寒》）

白虎汤

【组成】甘草、知母、石膏、人参。

【用法】水煎。

【主治】伤寒脉长者，鼻干眼眶疼，身热不得卧，此病在阳明。若渴而有汗不解，或经汗过不解。

【方歌】黄帝素问白虎汤，甘草知母与石膏。

人参亦有加之用，热渴虚烦用米熬。（《云林神彀·卷一·伤寒附伤风》）

【注】《古今医鉴·卷三·伤寒》录有本方，上剉一剂，水煎，待米熟，去渣温服。身热不渴或渴不解者。《济世全书·乾集·卷一·伤寒》也录有本方，上每剉五钱，水一钟，煎六分，去渣温服无时候，日进二四服。或咳或呕，加半夏、橘红半两，生姜煎服。伤寒，大汗出后表证已解，必烦渴欲饮，及吐或下后七八日邪毒不解，热结在里，表里俱热，时时恶风，大渴，舌上干燥而烦渴，饮水数升者；三阳合病，腹满身重，口燥，面垢，谵语，发黄，厥逆，自汗。伤寒发汗未解，脉浮者加苍术，名苍术白虎汤。伤寒或汗或吐下后烦渴，口干舌燥，脉洪大，加人参半两，名人参白虎汤。伤寒下后自汗，虚热不已，加苍术、人参。一服通神，汗止身凉，此通仙之妙也。伤寒汗下之后自汗，虚热不退，不问有汗无汗，加苍术解之。又加人参亦妙。正伤寒或湿热病，若胸胁之间见红点者，发斑，加人参，名花斑汤。或再加玄参。

黄连解毒汤

【组成】黄连、黄柏、黄芩、栀子。

【用法】水煎。

【主治】伤寒汗吐下，烦躁口渴者，表里大热症，解毒致奔焦。

【效果】退黄解热又除烦，吐血便红诸热治。

【方歌】黄连解毒汤四味，黄柏黄芩栀子是。

　　　　退黄解热又除烦，吐血便红诸热治。（《云林神彀·卷一·伤寒附伤风》）

【注】《寿世保元·卷二·四时感冒》录有本方，喘满，阳厥极深，蓄热内甚，及汗吐下后，诸药不能退其热也。

理中汤

【组成】人参、白术、干姜、甘草各二钱半。

【用法】上剉一剂，水二钟煎至八分，去渣温服。如肾气动急，去白术，加肉桂二钱；如吐多者，去白术，加生姜三钱；如下多倍白术、人参，添水煎；寒多者，加干姜一钱半；腹痛满、下利、脉沉迟而微者，加炮附子二钱；如伤冷中寒，脉弱气虚变为阴疸，本方中加茵陈蒿二钱；如霍乱转筋，加石膏五钱火煅；如痞满而胃寒，或霍乱吐泻不渴，胸满未成结胸者，或厥阴饥不能食、食吐蛔者，用理中丸。以本方药为细末，炼蜜为丸，如弹子大。每服一丸，用白汤半盏化下。

【主治】即病太阴，自利不渴、寒多而呕、腹痛下利、鸭溏、蛔厥、霍乱等症。（《万病回春·卷之二·伤寒》）

【方歌】理中甘草及干姜，白术人参是本乡。

　　　　若是内中加附子，更名附子理中汤。（《云林神彀·卷一·中寒》）

【注】《济世全书·乾集·卷一·中寒》录有本方，姜枣煎服。主治五脏中寒，口禁失音，四肢强直，兼治胃脘停痰，冷气刺痛及治脏毒下寒泄利，腹胀，大便或黄或白，或毒黑或有清谷。若为寒气、湿气所干者，加附子一两，名附子理中汤。若霍乱吐泻，加青皮、陈皮，名治中汤。若干霍乱，必腹作痛，先以盐汤频服，候吐出即进此药。《云林神彀·卷一·中寒》也录有本方，主治寒中太阴经，中脘作疼痛，呕泻不作渴。

三建汤

【组成】乌头、大附子、天雄俱炮去皮脐各三钱，生姜十片。

【用法】上作一服，水煎热服。

【主治】真气不足，元阳久虚，寒邪攻冲，肢节烦疼，腰背酸困，自汗厥冷，大便滑泄，小便白浊及中风痰潮，不省人事，伤寒阴证厥逆，脉微。（《济世全书·乾集·卷一·瘤冷》）

四逆汤

【组成】大附子去皮脐，破八片，生用，炙甘草六钱，干姜五钱，人参。

【用法】上剉三剂，水煎温服。

【主治】伤寒阴证似阳者，水极似火。自得病手足便逆冷而不温者。（《万病回春·卷之二·伤寒》）

小陷胸汤

【组成】黄连炒二钱，半夏五钱，瓜蒌仁三钱，生姜三片。

【用法】上剉一剂，水煎，不拘时服。

【主治】小结胸，心下痞满而软，按之则痛。（《古今医鉴·卷三·伤寒》）

蒸脐法

【组成】麝香、半夏、皂荚各一字。

【用法】为末填脐中，用生姜切薄片贴脐上，放大艾火灸姜片上，蒸灸二七壮，灸关元、气海二七壮。

【主治】寒中厥阴者，则小腹疼痛也。

【效果】热气通于内，寒气逼于外，阴自退而阳自复矣。（《万病回春·卷之二·伤寒》）

治伤寒湿蜃方

【组成】黄连、生姜各一两，艾叶八两，苦参四两。

【用法】水煎服。

【主治】伤寒湿蜃。（《济世全书·乾集·卷一·伤寒》）

无名方三十六

【组成】葱带须气根，生姜连皮七片，糯米，醋。

【用法】葱、生姜共捣碎，加糯米一撮，水三碗，煎两碗，加好醋少许，乘热饮之。

【主治】伤寒。

【效果】待汗出即愈。(《种杏仙方·卷一·伤寒附伤风》)

无名方三十七

【组成】防风、羌活、苍术各五钱。

【用法】以童便二碗浸一时。煎滚，去渣温服。

【主治】伤寒遍身如锥剁，痛不可忍。(《种杏仙方·卷一·伤寒附伤风》)

无名方三十八

【组成】绿豆、麻黄各一升，雄黄三钱。

【用法】共为末，每服一钱，重者二钱，无根水下。

【主治】伤寒。

【效果】走出汗愈。(《寿世保元·卷二·四时感冒》)

无名方三十九

【组成】生姜、细茶、核桃仁去壳带皮研烂、白砂糖各三钱。

【用法】上四味同砂罐内，水煎温服。一方无白砂糖，用葱白等份，水煎服。

【主治】伤寒，瘟疫，头痛发热，身痛无汗。

【效果】被盖出汗。(《济世全书·乾集·卷一·伤寒》)

无名方四十

【组成】生姜一块，核桃七个打碎，连壳，葱白连须七根，茶叶一撮。

【用法】上，水三碗，煎热服，盖被。

【主治】伤寒发热头痛，感冒。

【效果】汗出。(《寿世保元·卷二·伤寒·发汗方》)

【注】《种杏仙方·卷一·伤寒附伤风》录有本方，发热无汗。

地龙水

【组成】地龙四条，姜汁一匙，白蜜半匙，薄荷叶一匙，片脑一分或半分。

【用法】地龙，洗净，研烂，片脑研匀，合一处，徐徐灌，令尽。

【主治】阳毒伤寒，药下虽痛，结胸不软，或发狂乱者。（《寿世保元·卷二·伤寒·伤寒方》）

【注】《古今医鉴·卷三·伤寒》录有本方，痛楚喘促。良久渐快，稳睡少顷，即与揉心下片时，再令睡，当汗则愈。

桂枝汤

【组成】桂枝二钱五分，芍药二钱五分，甘草一钱，生姜三片，大枣二枚。

【用法】上剉一剂，水煎温服。如汗不止，加黄芪。

【主治】冬月正伤风，发热头痛恶风，腰脊项强，浑身肢节疼痛，脉浮缓而自汗。（《古今医鉴·卷三·伤寒》）

黄连犀角汤

【组成】黄连、犀角、乌梅、木香、桃仁。

【用法】上剉一剂，水煎服。

【主治】伤寒狐惑者，唇口生疮声哑也。（《万病回春·卷之二·伤寒》）

麻黄汤

【组成】麻黄去节二钱，桂枝一钱三分，杏仁十四个，甘草六分，生姜三片。

【用法】上剉，作一剂，葱白三根，豆豉一撮，水煎热服，被覆取汗。如再不汗，加麝香半分，汗如雨注。

【主治】冬月正伤寒，头痛发热恶寒，腰脊项强，遍身骨节酸疼，脉浮紧而无汗。头如斧劈，身如火炽者。

【效果】若服二三剂，汗不出者，死。（《古今医鉴·卷三·伤寒》）

内府仙方

【组成】僵蚕二两，姜黄、蝉蜕各二钱半。

【用法】上为细末，合一处，姜汁打面糊为丸，每丸重一钱，小儿半丸，蜜水调服。

【主治】肿项大头病。

【效果】立愈。(《鲁府禁方·卷一·福集·伤寒》)

升麻葛根汤

【组成】升麻、葛根、白芍、甘草、生姜。

【用法】上剉一两，生姜煎服。头痛，加葱白，煎热服。

【主治】伤寒、时疫，憎寒壮热，头痛身痛，发热恶寒，鼻干，不得眠，兼治寒暄不时，人多病疫，乍暖脱衣，及小儿痘疹已发未发，疑似之间。(《寿世保元·卷二·四时感冒》)

【注】《万病回春·卷之二·伤寒》录有本方，咳嗽加桑白皮；上膈热加黄芩、薄荷；无汗加麻黄；咽痛加桔梗、甘草；发黄、丹毒加玄参。

四逆散

【组成】柴胡、芍药、枳实、甘草。

【用法】生姜一片水煎服。

【主治】伤寒阳似阴，火极似水列，自热以至温，由温乃至厥。此是传经邪，不可温热。

【效果】手足厥冷立时苏。

【方歌】四逆散内用柴胡，芍药枳实甘草扶。

　　　　生姜一片水煎服，手足厥冷立时苏。

　　　　伤寒阴似阳，水极似火象；

　　　　自病手足冷，莫把寒凉丧。(《云林神彀·卷一·伤寒附伤风》)

桃仁承气汤

【组成】桃仁去皮十个，桂枝一钱半，大黄三钱，芒硝一钱半，甘草一钱。

【用法】上剉一剂，生姜三片，水煎去渣，入芒硝，再煎一二沸温服，血尽为度。

【主治】热邪传里，热蓄膀胱，其人如狂，小水自利，大便黑，小腹满痛，身目黄，谵语燥渴，为蓄血证，脉沉有力。

【效果】下尽黑物则愈。(《古今医鉴·卷三·伤寒》)

小柴胡汤

【组成】柴胡、半夏、人参、黄芩、甘草。

【用法】生姜、枣子水煎汤。

【主治】伤寒脉弦者，耳聋胸胁痛，寒热呕口苦，此是少阳症。

【方歌】小柴胡汤只五般，半夏生姜一处攒。

更有黄芩与甘草，生姜枣子水煎汤。(《云林神彀·卷一·伤寒附伤风》)

【注】《古今医鉴·卷三·伤寒》录有本方，足少阳胆经受证，脉来弦数，属半表半里。不可汗、下、利小便也。《济世全书·离集·卷六·调经》也录有本方，肝胆经症，寒热往来，晡热、潮热，身热，默默不食，或怒火口苦耳聋，咳嗽发热，胁下作痛，甚者转侧不便，两胁痞满，或泻痢咳嗽，或吐酸食苦水。

玄参升麻汤

【组成】玄参，升麻，炙甘草三钱，石膏，知母。

【用法】上剉一剂，水煎温服。

【主治】伤寒失下，热毒在胃，发斑咽喉，甚则谵语。(《古今医鉴·卷三·伤寒》)

正阳散

【组成】大附子八分，干姜八分，甘草八分，麝香一厘，皂荚一钱。

【用法】上剉，水煎热服。

【主治】阴毒伤寒，面青心硬，四肢冷。(《寿世保元·卷二·中寒》)

竹叶石膏汤

【组成】石膏二钱，半夏二钱，麦门冬去心、人参、甘草各一钱。

【用法】上剉一剂，用青竹叶，生姜各五片、粳米百余粒，水煎温服。极热发狂，倍知母、石膏；热呕加姜汁。

【主治】治伤寒已经汗下，表里俱虚，津液枯竭，心烦发热，气逆欲吐，及诸烦热。(《万病回春·卷之二·伤寒》)

无名方四十一

【组成】黄连，犀角，乌梅，桃仁，木香。

【用法】共煎汤。

【主治】伤寒狐与惑，唇疮声哑得。

【效果】一药即安康。

【方歌】黄连犀角共煎汤，乌梅桃仁与木香。

　　　　不问伤寒狐惑病，须知一药即安康。(《云林神彀·卷一·伤寒附伤风》)

无名方四十二

【组成】升麻、葛根、甘草、白芍。

【用法】四味均匀水煎却。

【主治】头疼发热及恶寒，时行瘟疫。

【方歌】升麻葛根甘白芍，四味均匀水煎却。

　　　　头疼发热及恶寒，时行瘟疫香苏佐。(《云林神彀·卷一·伤寒附伤风》)

无名方四十三

【组成】皂荚末，半夏末，生矾末，麝香少许，姜水。

【用法】调服。

【主治】伤寒痰症，壅结胸中。

【效果】其痰立吐。(《古今医鉴·卷三·伤寒》)

三、 中暑小方

脉虚微细弦芤迟，皆为中暑，不可汗下，但解热利小便为要。(《寿世保元·卷二·中暑》)

无名方一

【组成】蒜。

【用法】用蒜研，热汤灌之。或用连皮生姜一大块，研烂，热汤灌下。卒急得热汤，以冷水研，捣亦可。

【主治】中暑迷闷。（《种杏仙方·卷一·中暑》）

清暑一元散

【组成】滑石六钱，甘草一钱。

【用法】水调服。

【主治】中暑作热渴，水便闭涩黄。

【效果】和中清下部，暑病一奇方。

【方歌】清暑一元散，滑石用六钱。

一钱甘草末，水调服下痊。（《云林神彀·卷一·中暑》）

无名方二

【组成】香薷、扁豆等份。

【用法】水煎，不拘时，频频服之。

【主治】伤暑霍乱。（《种杏仙方·卷一·中暑》）

梅苏丸

【组成】乌梅不拘多少，温水洗净，取肉半斤，白砂糖半斤。

【用法】上为细末，入南薄荷头末半斤，再捣成膏，丸如弹子大，每用一丸，口中噙化。

【功效】润肺生津。行路备之解渴，极妙。

【主治】治上焦热。（《鲁府禁方·卷一·福集·中暑》）

【注】《寿世保元》载本方，名为清上苏梅丸，主治伤暑，行人备之，解渴最妙。

生脉散一

【组成】人参去芦，五味子去梗，麦门冬去心。

【用法】上煎汤代茶。此一盏，可当茶三盏。

【效果】夏月服之，能生津液，通血脉，止烦渴，养元气，健

脾胃，益精神。(《古今医鉴·卷三·中暑》)

【注】《济世全书·乾集·卷一·伤暑》录有本方，夏属阴虚，阳气不足。

香茹散

【组成】川厚朴_{去皮姜炒}，白扁豆_{微炒}，香茹。

【用法】剉一剂，水煎服。

【主治】伏暑引饮，口燥咽干，或吐或泻。(《济世全书·乾集·卷一·伤暑》)

益元散

【组成】白滑石_{水飞六两}，大粉草_{微炒一两}。

【用法】上为细末。每服三钱，加蜜，热汤水任下。

【主治】中暑身热呕吐，烦躁不宁，小水赤黄，大便泄泻。

【效果】大善解暑毒。(《古今医鉴·卷三·中暑》)

【注】《鲁府禁方》载本方，名为天水丸。《济世全书·乾集·卷一·伤暑》录有本方，如欲发汗，以葱白豆豉汤调下。《寿世保元·卷二·中暑》也录有本方，用法载：或用生蜜和为丸，如弹子大，每服一丸，凉水研化服。(《万病回春·卷之二·中暑》也录有本方，如欲发汗，用葱白、豆豉汤调下。此药性凉，除胃脘积热，又淡能渗湿，故利小便散湿热也。

无名方三

【组成】乌梅一斤，甘草四两，白盐二两。

【用法】用乌梅一斤，槌碎核，用温水浸一宿，去水，用甘草四两，切碎，白盐二两相拌于砂锅内，入水，慢火煎得宜，收磁罐内，任意用汤点服。遇天热，冷水调亦可。

【功效】消暑止渴，生津液。(《种杏仙方·卷一·中暑》)

黄连香薷饮

【组成】川厚朴_{去皮，姜汁浸炒五钱}，白扁豆_{微炒五钱}，香薷_{去土}五钱，黄连_{姜汁炒}。

【用法】上剉一剂，水煎，入酒一分，澄清，不拘时服，热则作泻。心烦热多，或吐逆，加姜汁炒黄连。

【主治】伤暑，脉虚而身热，口燥咽干，或吐或泻，或背恶寒者。（《寿世保元·卷二·中暑》）

生脉散二

【组成】人参去芦三分，麦门冬去心三钱，五味子十五粒，白术去芦二钱。

【用法】上剉剂，水煎，不拘时服，渣再煎，则可充白茶汤。

【功效】滋生精气，培真元，清心润肺。（《万病回春·卷之二·中暑》）

【主治】中暑。

香薷饮

【组成】香薷，厚朴姜汁炒，白扁豆炒，黄连姜汁炒尤妙。

【用法】上剉剂，水煎熟，以凉水沉冷服。

【主治】治伏暑引饮、口燥咽干，或吐或泻并治。（《万病回春·卷之二·中暑》）

千里水葫芦

【组成】硼砂，柿霜，乌梅肉，薄荷叶，白砂糖。

【用法】上等份，捣烂为丸。每用一丸噙化。

【功效】止渴生津，化痰宁嗽。（《古今医鉴·卷三·中暑》）

【主治】路上行人暑热作渴，茶水不便。

五苓散

【组成】猪苓、泽泻各一钱，白术去芦、茯苓去皮各钱五分，肉桂五分。

【用法】上剉一剂，水煎服。

【主治】中暑烦渴、身热头痛、霍乱泄泻、小便赤少、心神恍惚。（《万病回春·卷之二·中暑》）

【注】《寿世保元·卷二·中暑》录有本方，脾胃虚而阴阳不分。《古今医鉴·卷三·中暑》也录有本方，中暑伤寒湿热，表里未解，头疼发热，口燥咽干，烦渴及饮水不止，腹中气块，黄疸发

渴等症。

无名方四

【组成】硼砂，薄荷，白糖，柿霜，乌梅。

【用法】捣为丸，噙化。

【主治】疰夏之症者，夏初春末时，烦渴沉困倦，元气血皆虚。

【方歌】行人千里水葫芦，硼砂薄荷白糖殊。

柿霜乌梅捣丸子，噙化一丸省用沽。（《云林神彀·卷一·中暑》）

四、 内伤发热

太白散

【组成】白石膏。

【用法】火煅，为末，新汲水调下方寸匙，以身无热为度。

【主治】骨蒸内热之病，是发外寒，寒过内热附骨，蒸盛之时，四肢微瘠，足跗肿者，其病在脏腑之中。（《寿世保元·卷二·中湿》）

当归补血汤

【组成】嫩黄芪蜜水炒一两，当归酒洗二钱。

【用法】上剉一剂，水煎温服。

【主治】男妇肌肉燥热，目赤面红，烦渴引饮，昼夜不息，其脉洪大而虚，重按全无。（《寿世保元·卷四·发热》）

大金华丸

【组成】黄连去毛、黄芩、黄柏去皮、栀子去壳各等份。

【用法】上为末，滴水为丸，如梧桐子大，每服四五十丸，白温水下。一方加桔梗、大黄酒煨。

【主治】上焦一切热症，兼治鼻红。

【效果】解诸热，藏伏火。（《寿世保元·卷二·中湿》）

颠倒散

【组成】大黄三钱，滑石三钱，皂角三钱。

【用法】如大便不通，加大黄三钱。如小便不通，加滑石三钱。如大小便俱不通，大黄、滑石各加三钱，为末，空心温酒调下。

【主治】脏腑实热，或小便不通，或大便不通，或大小便俱不通。(《古今医鉴·卷八·闭结》)

黄金丸

【组成】大黄煨、郁金、牙皂去筋膜各等份。

【用法】上为细末，用牛胆汁入磁罐内，煎成稀膏，和药为丸，如梧桐子大，每服三五十丸，量病轻重加减，白汤下。

【主治】积热积痰，并五脏三焦有余之热，夹热下利，食痞膈闷，咽痛，眼目赤肿，中暑中热烦躁等症及初发肿毒兼治。

【效果】大便少行一二次即止，不伤元气。(《寿世保元·卷二·中湿》)

黄连解毒汤

【组成】黄连、黄芩、黄柏、山栀子俱不炒。

【用法】上剉一剂，水煎服。

【主治】心火暴盛。(《古今医鉴·卷四·火证》)

五、 温病小方

无名方一

【组成】赤小豆。

【用法】以新布盛，入井中浸三日，举家各服二十一粒。

【主治】瘟疫，不相传染。(《种杏仙方·卷一·瘟疫》)

无名方二

【组成】降真香。

【用法】烧之，小儿带之。

【主治】天行时气，宅舍怪异。(《种杏仙方·卷一·瘟疫》)

无名方三

【组成】芥菜子。

【用法】芥菜子末填脐，以热物隔衣一层熨之。

【主治】疫气传染。

【效果】汗出而愈。(《种杏仙方·卷一·瘟疫》)

无名方四

【组成】苦参。

【用法】为片，微炒，水煎。

【主治】时疫热病，狂言心躁，结胸垂死。

【效果】有汗无汗即瘥。(《寿世保元·卷十·单品杂治·方》)

无名方五

【组成】雄黄末。

【用法】用笔尖浓点鼻内、两旁、中。

【主治】瘟疫，不相传染，疫气不能入。亦辟诸恶怪梦。(《种杏仙方·卷一·瘟疫》)

无名方六

【组成】黑豆二合炒令香熟、甘草。

【用法】上水煎，时时呷之。

【主治】感瘟疫发肿。(《济世全书·乾集·卷一·瘟疫》)

【注】《种杏仙方·卷一·瘟疫》录有本方，黑豆炒香熟，甘草炙黄，水煎，时时呷之。

无名方七

【组成】黑砂糖一盏，真生姜汁二盏。

【用法】化开服之。

【主治】四时瘟疫，头疼发热，众人病一般者。

【效果】当时憎寒壮热，汗出立已。(《济世全书·乾集·卷一·瘟疫》)

无名方八

【组成】苦参二两，酒二斤。

【用法】苦参切碎，酒炖之。

【主治】瘟疫发狂、心燥、结胸将死。

【效果】或汗或无汗，或吐或不吐，俱愈。(《种杏仙方·卷一

·瘟疫》)

无名方九

【组成】苦参一两，醋二升。

【用法】煮取一升二合，尽饮食。

【主治】天行时病四五日，结胸满痛，身体壮热。（《寿世保元·卷十·单品杂治·方》）

无名方十

【组成】朱砂。

【用法】朱砂研末，炼蜜和丸，麻子大，常以太岁日，一家大小勿食，面向东立，各吞三七丸，勿令近齿。

【主治】瘟疫，不相传染。

【效果】永无疫疾。（《种杏仙方·卷一·瘟疫》）

无名方十一

【组成】猪胆一枚，苦酒一合。

【用法】同煎二两，满日饮之。

【主治】热病有䘌。

【效果】虫立死即愈。（《济世全书·乾集·卷一·伤寒》）

二圣救苦丸

【组成】大黄酒蒸四分，牙皂二两。

【用法】共为末，稀糊为丸，绿豆大，每五七十丸，绿豆汤下。

【主治】天行瘟疫、伤寒，头面颈项肿大，一切大热之症。（《济世全书·乾集·卷一·瘟疫》）

【注】《古今医鉴·卷三·瘟疫》《万病回春·卷之二·瘟疫》录有本方，大汗为效。

黄金丸

【组成】大黄火煨、郁金、牙皂去筋膜各等份。

【用法】上为末，炼蜜为丸，如梧子大，每服三五十丸，量病轻重加减，白汤下。

【主治】积热，积痰，并三焦五脏有余之热，挟热下痢，食痞

膈闷，咽痛，眼目赤肿，中暑、中热烦躁等症及发肿毒。(《济世全书·乾集·卷一·积热》)

牛黄丸

【组成】大黄四两，黑牵牛四两半生姜炒。

【用法】为末，炼蜜为丸，如梧子大，每十丸，茶下。如要微动，加十五丸。

【主治】风热，积热，风壅。

【效果】疏积消食，化气导血，大解壅滞。(《济世全书·乾集·卷一·积热》)

三黄丸

【组成】黄连、黄芩、大黄各二两。

【用法】上为细末，炼蜜为丸，如梧子大，每三十丸，熟水下。

【主治】男女三焦积热。上焦有热攻冲，眼目赤肿，口舌生疮；中焦有热，心膈烦躁，不烦美饮食；下焦有热，小便赤涩，即生痈疖疮痍，五般痔疾，粪门肿痛或下鲜血。(《济世全书·乾集·卷一·积热》)

无名方十二

【组成】白粳米半升，连须葱二十根。

【用法】粳米，葱煮成粥汤，加好醋一小碗，再煮一小滚。

【主治】天行时疫传染。

【禁忌】曾出汗者不用。

【效果】取汗愈。(《种杏仙方·卷一·瘟疫》)

神效二圣救苦丸

【组成】大黄四两，牙皂二两。

【用法】大黄酒蒸研，牙皂糊丸子，绿豆冷汤送下。

【主治】四时瘟疫。(《云林神彀·卷一·瘟疫》)

发汗散

【组成】苍术四两，麻黄去节二两，甘草炙二两，牙皂四两。

【用法】上为末，每服三钱，水一盏，煎一二沸，不拘时，和渣温服。

【主治】四时寒疫。(《济世全书·乾集·卷一·瘟疫》)

蚕黄丸

【组成】僵蚕一两，大黄二两。

【用法】上为末，姜汁为丸，如弹子大，每服一丸，井水入蜜少许，徐徐呷之。

【主治】头面肿大并喉痹。(《济世全书·巽集·卷五·面病》)

升麻葛根汤

【组成】升麻、白芍、甘草各一钱，葛根一钱半，生姜三片。

【用法】上剉一剂，水煎热服。冬月加苏叶八分；四肢厥冷加桂枝一钱半；腰痛，当知是痘，加桂枝一钱半；时气酷烈，发热太甚，乃是毒气盛，加牛蒡子一钱半。

【主治】时行瘟疫，头痛发热，肢体烦疼，疮疹未发，疑似之间。(《济世全书·坤集·卷七·痘疮》)

六、 咳嗽小方

黄荆散

【组成】黄荆子不拘多少。

【用法】炒，水煎服。

【主治】伤寒发热而咳逆者。(《古今医鉴·卷五·咳逆》)

无名方一

【组成】款冬花不拘多少。

【用法】于密室中如香焚之。烟起，以笔管吸其烟则咽之。或坐于卧处如香焚之，不吸亦妙。

【主治】年深日久咳嗽，肺虚寒热。(《种杏仙方·卷一·咳嗽》)

无名方二

【组成】生姜四两。

【用法】煎浓汤，沐浴。

【主治】小儿咳嗽。

【效果】即愈。(《鲁府禁方·卷三·康集·咳嗽》)

无名方三

【组成】新槐花_{不拘多少}。

【用法】瓦上慢火炒焦，置怀中袖中，时时将一二粒口中咀嚼咽之，使喉中常有味。

【主治】声音不出。

【效果】久声自出。(《寿世保元·卷三·咳嗽》)

姜糖煎

【组成】生姜汁五合，砂糖四两。

【用法】上二味相合，微火温之一二十沸即止，每度含半匙，渐渐下汁。

【主治】老人咳嗽喘急，烦热不下食，食即吐逆，腹胀满。(《济世全书·坎集·卷二·咳嗽》)

蜜梨噙

【组成】甜梨一个。

【用法】刀切勿断，入蜜于梨内，面裹火煨熟，去面吃梨。

【主治】咳嗽痰喘。(《古今医鉴·卷十三·痰嗽》)

无名方四

【组成】半夏_{汤泡}六钱，生姜五钱。

【用法】水煎服。

【主治】呃逆。(《济世全书·坎集·卷二·咳逆》)

无名方五

【组成】川椒。

【用法】川椒为末，面糊丸，如梧桐子大。每二十丸，温水下。(《种杏仙方·卷一·咳逆》)

无名方六

【组成】橘皮_{汤浸去瓤}二两，枳壳一两。

【用法】剉，水煎，煎至五合，通热顿服。更加枳壳，去瓤，炒，同煎服。

【主治】诸吃意。(《济世全书·坎集·卷二·咳逆》)

无名方七

【组成】生姜汁半合，蜜一匙。

【用法】煎，令熟温服。

【主治】呃逆，连咳四五十声者。

【效果】如此三服瘥。(《济世全书·坎集·卷二·咳逆》)

无名方八

【组成】石膏，蜂蜜。

【用法】用石膏火煅红为末，每服二钱，食远用蜂蜜水调下。

【主治】肺热喘嗽久不愈者。(《鲁府禁方·卷一·咳嗽》)

无名方九

【组成】柿饼，青黛。

【用法】每晚临卧时，用大柿饼二三枚，蘸极细青黛末，慢慢嚼服。

【主治】咳嗽。(《种杏仙方·卷一·咳嗽》)

无名方十

【组成】柿蒂。

【用法】烧存性，为末，酒调服。

【主治】咳逆。(《种杏仙方·卷一·咳逆》)

无名方十一

【组成】甜梨一个，硼砂一分。

【用法】甜梨入硼砂，纸包水湿火煨，熟吃。

【主治】小儿痰嗽。

【效果】立愈。(《鲁府禁方·卷三·康集·咳嗽》)

无名方十二

【组成】雄黄二钱，酒一盏。

【用法】煎七分，急令患人嗅其热气。

【主治】咳逆服药无效者。

【效果】立已。(《济世全书·坎集·卷二·咳逆》)

百花膏

【组成】款冬花，百合蒸焙各等份。

【用法】为末，炼蜜为丸，龙眼大。每服一丸，食后临卧细嚼，姜汤咽下，噙化尤佳。

【主治】喘嗽不已或痰有血。

【效果】虚弱人最宜服之。(《济世全书·坎集·卷二·咳嗽》)

七粒散

【组成】柿蒂七个，黄酒，雄黄二钱。

【用法】柿蒂，焙干为末，黄酒调下，立止。外用雄黄，酒一盏，煎至七分，急令患人嗅其热气。或有硫黄、乳香等份，酒煎，嗅之亦可。

【主治】咳逆。

【效果】即止。(《鲁府禁方·卷一·福集·咳逆》)

嗅法

【组成】硫黄、乳香各等份。

【用法】以酒煎，急令患人嗅之。

【主治】咳逆服药无效者。(《古今医鉴·卷五·咳逆》)

无名方十三

【组成】白矾一两煅过，矿石灰一两半。

【用法】上研匀，每服一钱，或茶，或滚水，酒亦可。如作丸，用灰面一两合冷水为丸，如梧子大。每服二十五丸，前引送下。

【主治】痰火咳嗽，兼治酒痔。(《万病回春·卷之二·咳嗽》)

无名方十四

【组成】白糖、生姜、白萝卜。

【用法】白糖、生姜捣烂，露一宿，白萝卜汤下。

【主治】痰嗽。(《种杏仙方·卷一·咳嗽》)

无名方十五

【组成】川椒一百粒，杏仁一百粒，小红枣五十枚。

【用法】川椒，去目为末，杏仁，去皮尖，小红枣去核，共捣泥，丸如小枣大。每服一二枚，临卧时，细嚼咽下。

【主治】久嗽。（《鲁府禁方·卷一·福集·咳嗽》）

无名方十六

【组成】干姜，桂心紫色辛辣者，去皮，皂荚泡，去皮子、肥大无孔者。

【用法】上三味，并令捣，下筛子，各秤分两和合，后更捣筛一遍，炼白蜜搂和，又捣一二千杵，每服三丸，如梧桐子大，不限食之先后，嗽发即服，日进三五服。

【主治】一切咳嗽上气者。

【禁忌】忌葱、蒜、油腻、面物。（《寿世保元·卷三·咳嗽》）

无名方十七

【组成】槐花、杏仁去皮另研各四两，人参五钱。

【用法】上为末，炼蜜丸，龙眼大，每一丸，临卧嚼化下。

【效果】治咳嗽如神。（《鲁府禁方·卷一·福集·咳嗽》）

无名方十八

【组成】硫黄、乳香各等份。

【用法】为末，以酒煎，急令患人嗅之。

【主治】咳逆服药无效者。（《济世全书·坎集·卷二·咳逆》）

无名方十九

【组成】萝卜子二两，皂角，蜜。

【用法】萝卜子蒸熟，皂角烧灰存性为末。每服二钱，蜜水调下。

【主治】喘嗽。（《鲁府禁方·卷一·福集·咳嗽》）

无名方二十

【组成】青黛，蛤粉。

【用法】为末，蜜调嚼化。

【主治】咳嗽声嘶，血虚太多，咳嗽不出者。（《济世全书·坎集·卷二·咳嗽》）

无名方二十一

【组成】人参、天花粉各等份。

【用法】上为末，每服五分，蜜水调下。

【主治】咳嗽发热，气喘吐红。(《古今医鉴·卷十三·痰嗽》)

无名方二十二

【组成】桑白皮一两，枯白矾五钱。

【用法】上为末，面糊为丸，如梧子大，每服五十丸，食远淡姜汤下。

【主治】咳嗽。(《鲁府禁方·卷一·福集·咳嗽》)

无名方二十三

【组成】天花粉五两，人参五钱。

【用法】人参为末，每服二钱半，陈萝卜煎汤调服。

【主治】咳嗽喘急，不论新久。(《种杏仙方·卷一·咳嗽》)

无名方二十四

【组成】香油一两，蜜二两，生姜三两。

【用法】慢火熬似黑漆，五更滚水服一匙。

【主治】男妇远近咳嗽。

【效果】千年咳嗽无踪迹。若人诚心肯服之，除根去苗如刀利。

(《云林神彀·卷一·咳嗽》)

无名方二十五

【组成】猪板油四两，蜂蜜四两，米糖四两。

【用法】上三味，熬化成膏，时刻挑一匙，口中噙化。

【主治】年老日久咳嗽，不能卧者，多年不愈。

【效果】三五日其嗽即止。(《寿世保元·卷三·咳嗽》)

抑心清肺丸

【组成】黄连三两，赤茯苓三两，阿胶二两。

【用法】上，以上二味为极细末，水熬阿胶和丸，如梧桐子大。每服五六十丸，食后米饮送下。

【主治】肺热咯血咳嗽，血痢。

【效果】盖连、芩有降心火之功，阿胶具保肺金之力，则嗽除血止而病自愈矣。(《古今医鉴·卷七·虚劳》)

银杏膏

【组成】陈细茶四两略焙，为细末，白果肉四两一半去白膜，一半去红膜，擂烂，核桃肉四两擂，家蜜半斤。

【用法】上药入锅内，炼成膏，不拘时服。

【主治】久年咳嗽吐痰。(《寿世保元·卷三·咳嗽》)

三拗汤

【组成】甘草生、麻黄不去节、杏仁不去皮尖各二钱。

【用法】上剉剂，生姜煎服。

【主治】感冒风邪寒冷，鼻塞声重、语音不出、咳嗽多痰、胸满短气喘急。(《万病回春·卷之二·咳嗽》)

无名方二十六

【组成】半夏二两，白矾，生姜汁，甘草。

【用法】半夏，先用白矾滚水浸十日，再生姜汁浸五日，阴干为末，甘草，熬汁为丸，如樱桃大，早晚嚼化一丸。

【主治】吐脓血咳嗽。

【效果】神效。(《鲁府禁方·卷一·福集·咳嗽》)

无名方二十七

【组成】川芎、官桂、薄荷、细茶各等份。

【用法】上为末，用茶罐一个，盛火在内，以药末些许散入内，烟起即用书本覆上口，烟从罐嘴出，患人用口吸烟咽之，米汤随即压下。

【主治】寒热久嗽。

【效果】神效。(《鲁府禁方·卷一·福集·咳嗽》)

无名方二十八

【组成】枸杞、苁蓉、款冬各一两，苦参五钱。

【用法】四味分四剂，水煎服。次用烟筒散熏之，连熏五六次。

【主治】多年久咳嗽。

【效果】良愈。

【方歌】久年咳嗽用神功，枸杞苁蓉及款冬。

　　　　各秤一两分四剂，苦参减半水煎同。(《云林神彀·卷一·咳嗽》)

无名方二十九

【组成】瓜蒌三五个、连皮子三份，白矾一份。

【用法】捣和成饼，用竹蔑穿挂通风处阴干，研末，用姜汁打稀糊为丸，如梧桐子大。每五十丸，食远，淡姜汤送下。

【主治】新久痰喘咳嗽。(《种杏仙方·卷一·咳嗽》)

无名方三十

【组成】黄熟瓜蒌一个，杏仁，醋，白萝卜汤。

【用法】用熟瓜蒌，取出子若干数，照还去皮杏仁于内，火烧存性，醋糊为丸，如梧子大。每服二十丸，临卧时白萝卜汤送下。

【主治】痰嗽。(《鲁府禁方·卷一·福集·咳嗽》)

无名方三十一

【组成】杏仁去皮、尖、胡桃肉各等份。

【用法】上二味为膏，入蜜少许，每一匙，临卧姜汤下服之。

【主治】咳嗽。(《鲁府禁方·卷三·康集·咳嗽》)

无名方三十二

【组成】杏仁去皮尖，童便，薄荷，蜜。

【用法】杏仁，童便浸，一日一换，半月取出，焙干，研如泥，每服一指顶大，薄荷蜜水一匙，水一钟，煎半钟，食后服。

【主治】喘嗽。(《鲁府禁方·卷一·福集·咳嗽》)

无名方三十三

【组成】知母、贝母等份，老姜。

【用法】知母、贝母为细末，老姜切片，蘸药细嚼，白汤下。

【主治】喘嗽吐痰久不愈。(《种杏仙方·卷一·咳嗽》)

异功散

【组成】人参、白术去芦炒、白茯苓去皮各二钱，炙甘草一钱，陈皮。

【用法】上剉，姜枣煎服。

【主治】久咳不已，或腹满少食，或面肿气逆。脾胃虚弱，饮食少思等症。（《济世全书·震集·卷四·补益》）

无名方三十四

【组成】款冬花三钱，石膏三钱，硼砂七厘，甘草三钱，细茶三钱。

【用法】上为末，吹入喉内，用细茶漱下。

【主治】咳嗽。

【效果】即好。（《寿世保元·卷三·咳嗽》）

无名方三十五

【组成】清油一两，蜜三两，生姜自然汁三两，诃子皮、白矾各五钱。

【用法】慢火熬黑如漆，空心服二匙。

【主治】咳嗽。

【效果】最效。（《鲁府禁方·卷一·福集·咳嗽》）

无名方三十六

【组成】知母、贝母、白及、枯矾各等份。

【用法】上研细，每服三钱，生姜嚼服。

【主治】咳嗽吐脓乃肺伤也。

【效果】三五服后，即已。（《鲁府禁方·卷一·福集·咳嗽》）

无名方三十七

【组成】紫菀去芦头、款冬花各二两，百部五钱，生姜三钱，乌梅一个。

【用法】上为末，同煎汤调下，食后卧睡时各一服。

【主治】久咳不瘥，并虚劳喘嗽。（《寿世保元·卷三·咳嗽》）

七、哮证小方

无名方一

【组成】枯矾末一匙。

【用法】滚白汤调下。

【主治】齁喘。(《种杏仙方·卷一·哮吼》)

无名方二

【组成】甜瓜蒂七个。

【用法】研为粗末,用冷水一茶脚许,调澄取清汁,呷一小呷。

【主治】女子因食盐、虾过多,遂得齁喘之疾,乳食不进。

【效果】即吐痰涎。若胶黏状,胸次既宽,齁喘亦定,迟日再作,又服之。(《济世全书·坎集·卷二·哮吼》)

青金丸

【组成】萝卜子,姜汁。

【用法】萝卜子淘净蒸熟晒干为末,姜汁浸,蒸饼为细丸。每服二十粒,津送下。

【主治】哮喘。(《万病回春·卷之二·哮吼》)

治哮吼秘方

【组成】苎麻根,砂糖。

【用法】煮烂,时时嚼咽下。

【主治】哮吼。

【效果】永绝病根。(《济世全书·坎集·卷二·哮吼》)

无名方三

【组成】萝卜子,姜汁。

【用法】淘净,蒸熟,晒干为末,姜汁浸,蒸饼为丸,每三十丸,津下。

【主治】厚味发者。(《种杏仙方·卷一·哮吼》)

无名方四

【组成】小蓟草一握,猪精肉四两。

【用法】入水同炊,令熟食肉并汤。

【主治】喘气哮吼,上喘不休,或是盐水束肺窍。(《济世全书·坎集·卷二·哮吼》)

紫金丹一

【组成】白砒一钱生用，枯白矾三钱另研，淡豆豉出江西者，水润，去皮，蒸，研如泥，旋加二味末，合匀一两。

【用法】上捻作丸，如绿豆大，但觉举发，用冷茶送下七丸，甚者九丸，以不喘为愈。

【主治】凡遇天气欲作雨者，便发齁喘，甚至坐卧不得，饮食不进，此乃肺窍中积有冷痰，乘天阴，寒气从背自鼻而入，则肺胀作声。(《寿世保元·卷三·哮吼》)

无名方五

【组成】核桃肉一两，细茶末五钱，蜜三四匙。

【用法】和匀，入蜜，捣成丸，入弹子大，不拘时噙化。

【主治】哮吼。(《种杏仙方·卷一·哮吼》)

紫金丹二

【组成】人言赤者一钱，枯白矾二钱，淡豆豉一两。

【用法】共捣烂为丸，如绿豆大，老人、小儿只用五丸，壮者用七丸，不可过用，姜汤送下。

【主治】天欲作雨便齁喘，甚至坐卧不得，饮食不进。

【效果】吐出腥臭痰即效。(《济世全书·坎集·卷二·哮吼》)

紫金丹三

【组成】生信一钱，枯矾三钱，淡豆豉一两。

【用法】蒸捣烂，入药同研如豆丸，发时，冷茶下七丸。

【主治】哮吼。

【效果】但觉举发冷茶下，七丸妙药似神仙。

【方歌】紫金丹治久哮吼，一钱生信三枯矾。

　　　　淡豉一两蒸捣烂，入药同研如豆丸。

　　　　但觉举发冷茶下，七丸妙药似神仙。(《云林神彀·卷一·哮吼》)

无名方六

【组成】连翘一两，归尾一两，石膏五钱，威灵仙一两。

【用法】上剉水煎，烧香一柱，香尽半柱则服。

【主治】哮喘。

【效果】清火定喘有效。（《济世全书·坎集·卷二·哮吼》）

夺命丹

【组成】人言一钱，白矾二钱，白附子二钱，南星四钱，半夏_泡五钱。

【用法】先用人言与白矾一处，于石器内，火煅红，出火，黄色为度，切不可犯铁器，却和半夏、南星、白附子为末，生姜汁煮，面糊为丸，黍米大，朱砂为衣，每七丸，小儿三丸，井水化下。忌食热物。

【主治】上气喘息，经年咳嗽齁䶎，久不愈。

【效果】遇发即服，三五次，永不再发。（《寿世保元·卷三·哮吼》）

【注】《济世全书·坎集·卷二·哮吼》录有本方，治上气喘急，经岁咳嗽齁䶎久不愈。

二母丸

【组成】知母_{去皮毛}二两，贝母_{去心}二两，百药煎一两，乌梅肉。

【用法】上为细末，将乌梅肉蒸熟，捣烂为丸，如梧子大，每服三十丸，临卧或食后，连皮姜汤送下。（《寿世保元·卷三·哮吼》）

三白丸

【组成】白大半夏_{生用}一两，白砒三钱，白矾三钱，雄黄_{通明}三钱，巴豆仁_{去油}三钱。

【用法】上将白矾熔化入砒末在矾内，焙干取出擂烂，再炒成砂，同前药为细末，面糊为丸，如粟米大。大人服十丸，小儿三五丸，咳嗽茶下；吼气桑白皮汤送下。

【主治】诸般咳嗽吼气。（《万病回春·卷之二·哮吼》）

玉髓丹

【组成】软石膏三两，半夏_{泡七次}一两，白矾五钱。

【用法】上为末，淡姜汤打稀糊为丸，如绿豆大，每三十丸，食远茶清下。

【主治】痰火上涌或流入四肢，结聚胸背，或痰嗽或头目不清，或年久齁嗽喘吼。

【效果】清火化痰定喘殊效。(《济世全书·坎集·卷二·哮吼》)

八、 喘证小方

无名方一

【组成】韭菜汁。

【用法】饮用。

【主治】气喘。(《种杏仙方·卷一·喘急》)

无名方二

【组成】萝卜子一合。

【用法】煎汤，食后服。

【主治】积年上气喘促，咳嗽唾脓血者。(《种杏仙方·卷一·喘急》)

无名方三

【组成】生姜五合，砂糖四两。

【用法】相合，慢火熬二十沸。每用半匙咽下。

【主治】上气喘嗽，烦热，不下食，食即吐逆腹胀。(《种杏仙方·卷一·喘急》)

无名方四

【组成】甜葶苈一升，枣四枚。

【用法】葶苈炒，捣如膏，弹子大。每一丸，水一盏，枣四枚，煎五分，去渣温服。

【主治】气喘，身浮肿。(《种杏仙方·卷一·喘急》)

无名方五

【组成】小蓟草一把，精猪肉四两。

【用法】入水同炊，令熟，食肉并汤。

【主治】喘气哮吼，上喘不休，或是盐创水创肺窍。(《寿世保元·卷三·哮吼》)

三子汤

【组成】苏子、白芥子、萝卜子。

【用法】水煎服。

【效果】立愈。(《寿世保元·卷三·喘急》)

杏桃膏

【组成】杏仁泡去皮尖、胡桃去壳去皮净仁各等份。

【用法】上研为膏，入蜜为丸，丸如弹子大，每服一二丸，食后临卧细嚼，姜汤下。

【主治】老人久患喘急，咳嗽不已，睡卧不安。(《济世全书·坎集·卷二·喘证》)

参桃汤

【组成】人参二钱，胡桃肉去壳，不去皮二枚，生姜五片，大枣二枚。

【用法】上剉，水煎服，食后临卧时。

【主治】肺虚发喘，少气难以布息。(《古今医鉴·卷四·喘急》)

四磨汤

【组成】人参、槟榔、沉香、乌药。

【用法】上四味，各用水磨汁，合一处，温服之。

【主治】七情郁，上气而喘者。(《寿世保元·卷三·喘急》)

杏仁煎

【组成】杏仁水泡、去皮尖、炒、胡桃仁去皮各等份。

【用法】上二味共碾为膏，入炼蜜少许为丸，如弹子大。每服一丸，细嚼，姜汤送下。

【主治】老人久患喘嗽不已，睡卧不得者。

【效果】服之立效。(《万病回春·卷之二·咳嗽》)

沉香散

【组成】沉香二钱半，木香二钱半，枳壳麸炒三钱，萝卜子三钱，生姜三片。

【用法】上剉一剂，水煎温服。

【主治】腹胀气喘，坐卧不得者。(《寿世保元·卷三·喘急》)

五虎汤

【组成】麻黄三钱，杏仁去皮尖三钱，石膏五钱，甘草一钱，细茶一撮。

【用法】上剉一剂，生姜、葱，水煎热服。

【主治】外邪在表，无汗而喘者。(《寿世保元·卷三·喘急》)

【注】《济世全书·坎集·卷二·喘证》录有本方，汗出而愈。

无名方六

【组成】千叶雌雄黄、牛黄、片脑各一分。

【用法】上为末，面糊丸，如绿豆大。每服一丸，临卧温茶送下。

【主治】齁喘。

【效果】三五服后，即已。治痰嗽神效方。(《鲁府禁方·卷一·福集·齁喘》)

九、肺痈小方

保肺丹

【组成】矾蜡丸。

【用法】蜜水送下。

【主治】肺痈。(《寿世保元·卷六·肺痈》)

无名方一

【组成】薏苡仁，糯米饮。

【用法】调服，入粥煮吃亦可，或水煎服。

【主治】肺痈。

【效果】当下脓血而安。(《寿世保元·卷六·肺痈》)

【注】《鲁府禁方·卷二·寿集·肺痈》录有本方，薏苡仁略炒为末，糯米饮调服。

焊肺丹

【组成】生白矾三两，黄蜡一两。

【用法】上为末，溶蜡为丸，如梧子大，每服二十丸，蜜汤下。

【主治】肺痈。

【效果】护隔膜不致透心肺，最为切当。（《济世全书·巽集·卷五·肺痿、肺痈》）

【注】《鲁府禁方·卷二·寿集·肺痈》录有本方，凡治肺痈，必以此药间而服之。

无名方二

【组成】薏仁、杏仁各一两，白鸭一只。

【用法】药入鸭腹，饭上蒸熟，去药，只用鸭肉吃。

【主治】肺虚。

【效果】补肺。（《寿世保元·卷六·肺痈》）

化痰止咳丸

【组成】枯白矾二两，百草霜一两，人参、五味各三钱。

【用法】煎汤送下，作三日用。（《寿世保元·卷六·肺痈》）

无名方三

【组成】知母、贝母、白及、枯矾各等份。

【用法】上研为细末，每服三钱，生姜三片嚼服。

【主治】咳嗽吐脓，乃肺伤。

【效果】三五服后即已。（《济世全书·巽集·卷五·肺痿、肺痈》）

十、 肺痨小方

无名方一

【组成】鳗鲤鱼。

【用法】白水煮食之，用骨烧烟，熏病人。

【主治】传尸劳瘵及传染灭门者。

【效果】断根。(《鲁府禁方·卷一·福集·劳瘵》)

无名方二

【组成】鳖头一个,麻黄根二两。

【用法】皮硝,以水煮一炷香,取出麻黄根,切碎晒干。鳖头用面包煨熟焦,去面。将此为细末,以皮硝水打面糊为丸,如绿豆大。每服三十五丸,无根水送下,自然安眠。任意食肉饮酒,不可用烧酒。宜十全大补汤调治。

【主治】劳疾眠阳。(《鲁府禁方·卷一·福集·劳瘵》)

无名方三

【组成】川椒二分,苦楝根皮一分。

【用法】丸服。

【主治】凡人得传尸劳病,气血未甚虚损,元气未尽脱绝者。

【效果】尸虫尽从大便中出。(《济世全书·震集·卷四·劳瘵》)

无名方四

【组成】川椒二斤,米。

【用法】去目并合口者,炒出汗,取净椒,研取红皮末,白膜去之。每服二钱,空心米汤调下。须痹闷少倾。如不能禁,即以酒糊为丸,如梧桐子大,每空心,酒下或米汤下二三十丸,渐加至八九十丸,一妇人用椒二分,苦楝根皮一分丸服。

【主治】凡得传尸、劳瘵,气血未尽虚损,元气未脱者。

【效果】尸虫从大便中出。(《种杏仙方·卷一·劳瘵》)

无名方五

【组成】款冬花一钱四分,藕节六分。

【用法】上共剉,为一罐内,扑灰火上,放熟炭四五块,将药全放火上,用布围罐口,病人以口鼻受烟气入腹,每日清晨一次。

【主治】劳嗽吐脓血。

【效果】不过三次愈。(《鲁府禁方·卷一·福集·劳瘵》)

还元酒

【组成】全猪腰一对，童便二盏，无灰酒一盏。

【用法】以新瓦瓮贮之密封，慢火养熟至中夜，五更初温热，饮酒食腰子。

【主治】男子劳伤而得瘵疾，渐见疲瘠。

【效果】病笃者，一月效。平日疲怯者亦可服。盖以血养血，全胜金石药。（《济世全书·震集·卷四·劳瘵》）

神授丸

【组成】真川椒二斤，酒，米饮。

【用法】真川椒去子并合者，炒为末，酒糊为丸，每服二钱，空心米饮送下。

【主治】传尸虫。

【效果】多服奏效。（《济世全书·震集·卷四·劳瘵》）

无名方六

【组成】天花粉一两，拣参五钱，麦门冬。

【用法】为末。每服二三钱，麦门冬汤调服。

【主治】虚劳咳嗽吐血，或伤力吐痰不出，咳则连声不绝。（《种杏仙方·卷一·劳瘵》）

无名方七

【组成】紫河车一具，花椒、盐。

【用法】紫河车，男用男胎，女用女胎，取首胎者佳，用长流水洗令净，入砂锅内慢火蒸熟。花椒末、盐花少许食之。

【主治】劳瘵虚怯，痰嗽汗热。（《种杏仙方·卷一·劳瘵》）

无名方八

【组成】鳗鲡鱼、酒、醋、五味。

【用法】煮熟食之。

【主治】骨蒸劳热及五痔，血证便血方，传尸劳病并虫咬心痛。

【效果】此物能杀虫故也。（《济世全书·震集·卷四·劳瘵》）

无名方九

【组成】人乳一盏，童便_{白者}一钟，竹沥半盏，姜汁二匙。

【用法】上四味，合一处入磁碗内，重汤煮熟，空心一服，午间一服，晚一服。

【主治】阴虚火动发热咳嗽痰喘。（《鲁府禁方·卷一·福集·劳瘵》）

五龙汤

【组成】蛤蚧_炙一对，阿胶、鹿角胶、生犀角、羚羊角各一两。

【用法】上除二胶外，皆镑为屑，次入胶分四服，每服用河水三升于银器中慢火煮至半升，滤去渣，临卧微温，细细呷服。

【主治】久咳不已，肺间积热，久则成疮，故咳出脓血，晓夕不止，嗽中气塞，胸膈噎痛。

【效果】极效。（《济世全书·震集·卷四·劳瘵》）

无名方十

【组成】人中白一两，黄柏_{盐洒炒}、青黛、生甘草各五钱。

【用法】为末。每二钱，童便调服。

【主治】阴虚火盛，五心烦热。（《种杏仙方·卷一·劳瘵》）

无名方十一

【组成】钟乳一钱，绿豆粉一钱半，生姜三片，连须葱白三根，牙猪肺管一条。

【用法】俱捣。用牙猪肺管一条，不见水，将药入管内，两头线扎住。用水三碗，炒锅内煮熟，细嚼咽下。其汤亦饮之。

【主治】劳嗽，发热，吐痰。（《种杏仙方·卷一·劳瘵》）

十一、 肺胀小方

香朴汤

【组成】厚朴_{姜炒}一两，大附子_{炮去皮脐}七钱半，木香三钱，姜七片，枣一枚。

【用法】上剉一剂，水煎服。

【主治】老人中寒下虚，心腹膨胀，不喜饮食，脉浮迟而弱。（《万病回春·卷之三·臌胀》）

十二、 肺痿小方

天门冬膏

【组成】天门冬。

【用法】天门冬为膏，每日用白滚汤调服二三次。冬月用酒调亦可。如咳嗽，加蜜一斤，生姜自然汁一碗，同熬成膏。

【主治】血虚肺燥，皮肤折裂及肺痿咳咯脓血等症。

【效果】滋阴降火，充旺元气，润燥。（《济世全书·巽集·卷五·肺痿、肺痈》）

鹿子丸

【组成】嫩鹿茸去毛，酥炙微黄、大附子泡去皮脐、盐花各等份。

【用法】上为末，枣肉为丸。每服三十丸，空心好酒送下。

【主治】胸前有孔，兼治腰痛。（《万病回春·卷之五·肺痿》）

十三、 肺风小方

苦参丸

【组成】苦参为末一斤，皂角去皮，并子。

【用法】上用水一斗，将皂角浸揉去浓汁，滤去渣，熬成膏，和苦参末为丸，如梧桐子大。每服三十丸，荆芥薄荷酒下，惟酒下亦可。

【主治】肺风皮肤瘙痒，或生瘾疥癣，有人病遍身风热，细疹痒痛，不可忍者，连胸胫脐腹，及近隐处皆然，涎痰亦多，也不得睡。（《古今医鉴·卷九·面病》）

第二节 心系病证

一、 心悸小方

定心汤秘方

【组成】生地汁、童便各半盏。

【用法】二味和合，重汤煮数沸服。

【主治】伤寒瘥后心下怔忡。(《古今医鉴·卷三·伤寒》)

参归腰子

【组成】人参五钱，当归身五钱，猪腰子一对。

【用法】上，先以腰子，用水二碗，煮至一碗半，将腰子细切，入二味药，同煎至八分，吃腰子，以药汁送下。如吃不尽腰子，同上二味药渣焙干，为细末，山药糊为丸，如梧桐子大，每服三五十丸，米汤送下。

【主治】心气怔忡，而自汗者。(《寿世保元·卷五·怔忡》)

【注】《济世全书·离集·卷六·心悸方》录有本方，不过一二服即愈。

朱砂安神丸

【组成】黄连酒洗六钱，炙甘草、当归各二钱半，生地钱半。

【用法】蒸饼为丸黍米大，朱砂为衣，每服不拘三五十，低头仰卧用津咽。

【主治】怔忡。

【歌诀】奇效朱砂安神丸，黄连酒洗六钱先。

炙草当归二钱半，钱半生地一同研。

蒸饼为丸黍米大，五钱朱砂作衣穿。

每服不拘三五十，低头仰卧用津咽。(《云林神彀·卷二·怔忡》)

【注】《古今医鉴·卷八·心悸方》录有本方，血虚心烦懊憹，惊悸，胸中气乱。

二、 心漏小方

鹿子丸

【组成】嫩鹿茸炙、大附子炮、盐花各等份。

【用法】上为末，枣肉为丸，每服三十丸，空心酒送下。

【主治】胸前有孔，常出血水者。(《寿世保元·卷六·心漏》)

无名方

【组成】蛇皮二钱_{烧灰}，五倍子、龙骨各五钱，川续断五钱，乳香三分。

【用法】上为末，津唾调，敷患处。

【主治】漏疮，血水出不止。

【效果】立止。（《寿世保元·卷六·心漏》）

三、 心痛小方

无名方

【组成】百草霜，童便。

【用法】调下。

【主治】热气心痛。（《寿世保元·卷十·单品杂治·百草霜治验》）

四、 胸痹小方

脉：寸口脉数而虚，肺痿也。肺痿之候，久嗽不已，汗出过度，重亡津液，便如烂瓜，下如永脂，小便数而不渴。（《万病回春·卷之五·心痛》）

苦楝汤

【组成】苦楝根皮。

【用法】煎汤服之。

【主治】虫咬心痛。（《万病回春·卷之五·心痛》）

仓卒散

【组成】山栀仁_{炒黑}五钱，生姜三片。

【用法】上锉一剂，煎服。一方加川芎一钱。

【主治】心痛。（《古今医鉴·卷十·心痛》）

独步散

【组成】紫色香附，黄酒。

【用法】旧笔头烧灰，作一服，白滚汤调下。

【主治】心腹暴痛不可忍。

【效果】神效。(《鲁府禁方·卷二·寿集·心痛》)

红玉散

【组成】生白矾九钱，朱砂一钱。

【用法】共研细，每服，钱抄一字，温水调下。

【效果】即止。(《鲁府禁方·卷二·寿集·心痛》)

灸心疼神法

【用法】两手肘后陷出酸痛是穴，先用香油半钟重汤煮温服，即用艾水入粉揉烂为柱，每处灸五壮。

【主治】心疼。

【效果】立止疼。(《鲁府禁方·卷二·寿集·心痛》)

神效散

【组成】胆矾一分。

【用法】为末，温黄酒调下，以吐痰尽为度。

【主治】心痛作酸；又治水停心下，作声如雷；又治口眼㖞斜，不省人事。(《万病回春·卷之五·心痛》)

治心疼方一

【组成】黑砂糖半钟。

【用法】热烧酒调服。

【主治】心疼。

【效果】立止。(《济世全书·巽集·卷五·心痛》)

治心疼方二

【组成】黄荆子，米饮。

【用法】炒焦为末，每服三钱，米饮调下。

【主治】心疼。(《济世全书·巽集·卷五·心痛》)

无名方一

【组成】白菜子一合，黄酒。

【用法】炒为末，热黄酒调下。

【主治】心疼。(《种杏仙方·卷二·心痛》)

无名方二

【组成】白矾末一钱，烧酒。

【用法】烧酒调服。

【主治】心疼。(《种杏仙方·卷二·心痛》)

无名方三

【组成】隔年老葱白三五根，香油四两。

【用法】灌下。

【主治】心疼，噤了牙关，欲死者。

【效果】其人即苏，少时将腹中所停虫积等物化为黄水，从大小便出，微利为佳，永不再发。(《寿世保元·卷十·单品杂治·香油治验》)

无名方四

【组成】黑矾七粒。

【用法】用透明黑矾，研末，好热黄酒送下。

【主治】心疼。(《种杏仙方·卷二·心痛》)

无名方五

【组成】火硝七钱，雄黄三钱。

【用法】为末，俱点大眼角。

【主治】治不拘心疼，腰疼，骡马骨眼。(《种杏仙方·卷二·心痛》)

无名方六

【组成】糖霜一两。

【用法】黄酒调下。

【主治】妇人心胃虫痛。(《种杏仙方·卷二·心痛》)

无名方七

【组成】五灵脂末。

【用法】每五分，黄酒调下。

【主治】心疼，肚腹疼。(《种杏仙方·卷二·心痛》)

无名方八

【组成】栀子。

【用法】炒，为末。每服二三匙，姜汤调下。痢作肚痛，黄酒调下；四肢浮肿，米饮调下；小便淋沥，白汤调下。

【主治】心痛。(《古今医鉴·卷十·心痛》)

备急丹

【组成】大黄、巴豆去壳油、干姜各等份。

【用法】为细末，炼蜜为丸，如小豆大，每服三丸，量老幼虚实用之。

【主治】中恶客忤，心腹胀满痒痛，如锥刀刺痛，气急口噤，停尸卒死。(《寿世保元·卷十·邪祟》)

碧玉丸

【组成】生白矾，枯白矾。

【用法】上等份为末，稀糊丸如樱桃大。每四丸，烧酒下。

【主治】心胃刺痛。

【效果】治心胃刺痛，其效如神。立止。(《鲁府禁方·卷二·寿集·心痛》)

失笑散

【组成】蒲黄，五灵脂。

【用法】为散，酽醋冲服。

【主治】心气痛不可忍及小肠气痛。(《云林神彀·卷三·心痛》)

心红散

【组成】银朱、鸡粪炒焦干，为末各等份。

【用法】和一处，每服一钱，熟黄酒调服。

【主治】心痛、气痛，及治孕妇心疼。

【效果】即出冷汗立止。(《古今医鉴·卷十·心痛》)

治心疼方三

【组成】槐子炒黄色一两，古石灰炒黄色一两。

【用法】上共为细末，每服一钱，黄酒或温水送下。

【主治】心疼。

【效果】效。(《鲁府禁方·卷二·寿集·心痛》)

治心疼方四

【组成】独蒜五个，黄丹二两。

【用法】五月五日午时，取独蒜捣如泥，入黄丹为丸，如鸡头子大，晒干，醋汤磨一丸，服之。

【主治】心疼。

【效果】愈。(《济世全书·巽集·卷五·心痛》)

无名方九

【组成】蜂蜜，酒一碗。

【用法】蜜酒同煎，调枯矾末一钱，温服。

【主治】心疼。

【效果】出汗。(《济世全书·巽集·卷五·心痛》)

无名方十

【组成】凤眼草即椿树枯用子、乳香各等份。

【用法】上为末，面糊丸，如樱桃大。每服一丸，黄酒送下。

【主治】虫咬心痛。(《万病回春·卷之五·心痛》)

无名方十一

【组成】山栀子十五个去皮，姜汁浸，炒，川芎一钱，香附童便浸，炒一钱。

【用法】水煎热服。

【主治】心胃痛不可忍者。

【效果】痛止，不可就食。(《种杏仙方·卷二·心痛》)

无名方十二

【组成】兔血，荞麦，黄酒。

【用法】用兔血和荞麦为丸，如弹子大。每服一丸，槌碎，热黄酒送下。

【主治】心疼，立止。(《鲁府禁方·卷二·寿集·心痛》)

无名方十三

【组成】五灵脂一钱，枯矾二分。

【用法】为末，温酒调下。

【主治】心气痛。(《济世全书·巽集·卷五·心痛》)

无名方十四

【组成】雄黄，醋一钱，姜。

【用法】雄黄研细，好醋慢火熬成膏，捣饼丸如梧桐子大。每七丸，姜汤下。

【主治】心疼时发不定，吐清水，不食。(《种杏仙方·卷二·心痛》)

丁胡三建汤

【组成】丁香、良姜、官桂各一钱五分，胡椒五十粒。

【用法】上剉一剂，水一碗，煎七分；胡椒炒黄为末，调入汤药内，顿服。

【主治】冷心疼，面青唇黑，手足厥冷。(《古今医鉴·卷十·心痛》)

红白散

【组成】官粉二钱，红碱一钱半，极辣葱。

【用法】上二味为极细末，用极辣葱捣汁和一处，烧酒调下。

【主治】心疼。

【效果】立止。(《万病回春·卷之五·心痛》)

九气汤

【组成】香附米，郁金，甘草，生姜三片。

【用法】上剉，煎服。

【主治】膈气、风气、寒气、忧气、惊气、喜气、怒气、山岚瘴气、积聚痃气，心腹刺痛，不能饮食，时止时发，攻则欲死，并治。

【效果】神效。(《万病回春·卷之五·心痛》)

三仙丹

【组成】白信煨、巴豆去皮油、黄蜡各等份。

【用法】上共为末，熔黄蜡为丸，如黍米大。每服三丸，烧酒下。

【主治】心疼至危。

【禁忌】忌醋。

【效果】将此即起。(《万病回春·卷之五·心痛》)

追虫丸

【组成】干漆炒去烟五钱，雄黄二钱五分，巴豆霜一钱。

【用法】上为末，面糊为丸，如黍米大。每服十二三丸，有子苦楝根煎汤送下。

【主治】虫咬心痛。(《古今医鉴·卷十·心痛》)

无名方十五

【组成】白矾枯一两，白硼砂一钱五分。

【用法】上为细末，姜汁打糊为丸，如黄豆大，每服一丸，温酒送下。

【主治】心痛。(《寿世保元·卷五·心胃痛》)

无名方十六

【组成】乳香、没药、真麝各一分。

【用法】为末，滚烧酒调服。

【主治】心痛如锥剜，要人两手重按其上，百药不效。(《种杏仙方·卷二·心痛》)

无名方十七

【组成】五灵脂一两，玄胡索、栀子炒各五钱。

【用法】为末每服二钱，热黄酒调下。

【主治】心腹痛，青筋，去血，心嘈杂及妇人经行作痛。(《种杏仙方·卷二·心痛》)

无名方十八

【组成】杏仁七个，枣八个，乌梅九个。

【用法】一处捣，黄酒送下五七丸。

【主治】心痛。

【效果】心里不疼直到老。(《种杏仙方·卷二·心痛》)

无名方十九

【组成】椰瓢用荞面包裹，烧面去烟为度，多用些，磁石少许，青盐少许，黄酒。

【用法】上共为细末，每服七分，或一钱，黄酒调下。

【主治】心疼。(《鲁府禁方·卷二·寿集·心痛》)

拈痛丸

【组成】五灵脂、蓬术煨、木香、当归各半两。

【用法】为细末，炼蜜为丸，如桐子大。每服二十丸，食前橘皮煎汤下。

【主治】九种心疼。

【效果】神效。(《鲁府禁方·卷二·寿集·心痛》)

无名方二十

【组成】肥栀子去壳，姜汁炒黑十五枚，抚芎一钱，香附童便炒一钱，姜汁三四匙，百草霜二匙。

【用法】上剉，水煎三滚，入姜汁三四匙，再煎一滚，去渣，入百草霜，调和服。

【主治】心气及胃脘诸痛，郁火所致者。(《寿世保元·卷五·心胃痛》)

五、 不寐小方

健忘惊悸、怔忡失志、不寐心风，皆从痰涎沃心，以致心气不足。(《万病回春·卷之四·不寐》)

无名方一

【组成】酸枣仁一两。

【用法】炒香为末。每二钱，不拘时，竹叶汤调下。

【主治】胆虚睡卧不安，心多惊悸。(《种杏仙方·卷二·不寐》)

无名方二

【组成】猪心，朱砂。

【用法】猪心，劈开，入朱砂末于内，纸包火煨熟食之。

【主治】被惊骇，心神不宁，心跳不宁。（《种杏仙方·卷二·不寐》）

无名方三

【组成】酸枣仁半两，酒三合，粳米三合。

【用法】酸枣仁，研末，入酒，取浸汁。先以粳米煮作粥，临熟，下酸枣汁，更煮三五沸，空心食之。

【主治】夜不得寐。（《种杏仙方·卷二·不寐》）

无名方四

【组成】远志肉、酸枣仁炒、石莲肉等份。

【用法】水煎服。（《种杏仙方·卷二·不寐》）

酸枣仁汤

【组成】酸枣仁、人参、茯苓各等份。

【用法】煎服。如不要睡即热服，要睡冷服。

【主治】不寐。

【方歌】酸枣仁汤参茯苓，等份煎服不相同。

　　　　　如不要睡即热服，要睡冷服有奇功。（《云林神彀·卷二·不寐》）

六、 神昏小方

无名方一

【组成】半夏。

【用法】为末，冷水为丸，如豆大，纳鼻中。

【主治】五绝。心温一日可治。（《济世全书·震集·卷四·五绝》）

无名方二

【组成】菖蒲。

【用法】生根捣，绞汁灌之。

【主治】中恶卒死。(《济世全书·震集·卷四·中恶》)

无名方三

【组成】韭。

【用法】捣汁灌鼻中。又宜葱心黄，刺鼻孔中。

【主治】卒中恶。(《济世全书·震集·卷四·中恶》)

无名方四

【组成】蓝汁。

【用法】灌之，或灸涌泉穴，男左女右，灸三壮。又方，心下犹温者，刺鸡冠血滴入口中，男用雌鸡，女用雄鸡。

【主治】自缢，气已脱极重者。(《济世全书·震集·卷四·五绝·救自缢死》)

无名方五

【组成】蚯蚓五七条。

【用法】研烂，投凉水一碗，搅匀，澄清去泥滓，饮水。

【主治】热疾，不知人事，欲死者。(《古今医鉴·卷八·淋闭》)

姜附汤

【组成】干姜五钱，附子去皮脐，生用一枚。

【用法】上剉一剂，水煎服。肢节痛，加桂。挟气攻刺痛，加木香。挟风不仁，加防风。挟湿重着，加白术。筋脉拘急，加木瓜。

【主治】体虚中寒，昏不知人，身体强直，口噤不语，手足厥冷，脐腹疼痛，霍乱转筋。(《古今医鉴·卷三·中寒》)

芎归汤

【组成】川芎，当归。

【用法】虚甚加大附子制，剉散，水煎服。

【主治】一切失血过多，眩晕不苏。(《济世全书·离集·卷六·眩晕》)

无名方六

【组成】酒、姜汁各半盏。

【用法】灌服。稍醒后,进汤药救之。

【主治】中寒卒倒,昏迷不省者。(《云林神彀·卷一·中寒》)

无名方七

【组成】石菖蒲末。

【用法】吹鼻中,仍以桂末安于舌上。

【主治】尸厥脉动,静而若死。(《济世全书·震集·卷四·中恶》)

无名方八

【组成】香油一盏,姜汁少许。

【用法】合,灌入喉中。

【主治】卒暴痰厥,不省人事。

【效果】须臾逐痰涎立愈。(《济世全书·震集·卷四·厥症》)

夺命通关散

【组成】皂角如猪牙者,去皮弦,二两。用白矾一两,以苎布包,入水与牙皂同煮化,去帛,再煮,令干,取出,为末,辽细辛去土叶,为末五钱。

【用法】上合匀,先以少许吹鼻。

【主治】痰厥或喉闭,不省人事。

【效果】候有嚏可治,无嚏不可治。(《寿世保元·卷二·中风恶证》)

还魂汤

【组成】麻黄去节三钱,杏仁去皮尖七个,甘草一钱。

【用法】上剉,水煎去渣灌之。

【主治】客忤卒死。(《济世全书·震集·卷四·中恶》)

【注】《寿世保元·卷十·邪祟·补遗》录有本方,水二碗,煎至一碗。

仓公散

【组成】白矾、皂荚、雄黄、藜芦各等份。

【用法】为细末，每用如豆大，吹鼻内。

【主治】卒鬼、系鬼、痱鬼，心腹痛如锥刺，下血便死，不知人事，及卧魇，啮脚踵不觉者，诸恶毒气病。(《寿世保元·卷十·邪祟》)

【注】《济世全书·震集·卷四·中恶》录有本方，得嚏则气通便活。

无名方九

【组成】白芍药酒炒、五灵脂、木通去皮各等份。

【用法】上剉六钱，酒水各半钟，煎七分，去渣温服。

【主治】妇人脐腹疼痛，不省人事。

【效果】只一服立止。(《济世全书·离集·卷六·调经》)

无名方十

【组成】牙皂二根，白矾二钱。

【用法】前二味生研为末，吹入鼻中，即烧竹沥，姜汁灌之。

【主治】痰厥，卒然不省人事，喉中有水鸡声者。

【效果】自醒。(《济世全书·震集·卷四·厥症》)

无名方十一

【组成】皂荚、半夏、生白矾各一钱五分。

【用法】共为末，入姜汁调服探吐。

【主治】伤寒，昏迷不省人事。

【效果】痰去苏醒为效。(《寿世保元·卷二·伤寒·发汗方》)

【注】《济世全书·乾集·卷一·伤寒》录有本方，先以皂荚燃烟入鼻，有嚏可治，无则不治，可治者。

茯神散

【组成】茯神一钱半，茯苓、人参、石菖蒲各一钱，赤小豆五分。

【用法】上剉散，水煎服。

【主治】妄有所见，言语杂乱，时或昏昧，痰热。(《济世全书·震集·卷四·邪祟》)

七、 呆病、 健忘小方

无名方一

【组成】紫河车。

【用法】用紫河车入补药内服之。

【主治】癫狂健忘、怔忡失志及恍惚惊怖，人心神不守舍，多言不定，一切真气虚损。

【效果】安心养血宁神。(《万病回春·卷之四·健忘》)

无名方二

【组成】远志、石菖蒲。

【用法】每日煎汤服。

【主治】多忘事。

【效果】心通万卷书。(《万病回春·卷之四·健忘》)

聪明汤

【组成】白茯苓、远志肉甘草水泡、石菖蒲去毛，一寸九节者佳各三两。

【用法】制后共为极细末。每日用三五钱，煎汤，空心食后服，一日不拘数次。

【主治】不善记而多忘者。

【效果】久久服之，能日诵千言。(《古今医鉴·卷八·健忘》)

无名方三

【组成】龙骨、远志制等份为末。

【用法】食后酒调方寸匕，日三服。

【效果】久服聪明益智。(《种杏仙方·卷二·健忘》)

聪明丸

【组成】败龟甲炙酥、龙骨入鸡腹中，煮一宿、远志去心苗、石菖蒲九节者各等份。

【用法】上为末，每服一钱，酒调下，日三服。

【主治】健忘。(《寿世保元·卷五·健忘》)

孔子大圣枕中方

【组成】龟甲即龟板自败者佳、龙骨煅、远志去心、石菖蒲去毛各等份。

【用法】上四味，为末，酒调方寸匕，日三服。

【主治】健忘。

【效果】令人聪明。(《万病回春·卷之四·健忘》)

八、 不语小方

无名方

【组成】密陀僧。

【用法】每五分，为末，好茶调服。

【主治】惊气入心络，不能言。(《种杏仙方·卷一·诸气》)

九、 痫病、 抽搐小方

瓜蒂散

【组成】甜瓜蒂，葱白。

【用法】不拘多少，为末，每服一钱，井水和一盏，投之即大吐。如吐不止，煎葱白汤咽三五口。

【主治】癫狂不止，得之惊忧极者。

【效果】立解。吐后熟睡，勿令惊起，即效。(《济世全书·离集·卷六·五痫》)

无名方一

【组成】白矾、细茶各一两。

【用法】为末，炼蜜丸如梧桐子大，每三十丸，茶下。

【主治】风痫，久服其涎自小便出。 (《种杏仙方·卷二·五痫》)

无名方二

【组成】辰砂，猪心血，人参。

【用法】辰砂为末，猪心血和匀，以蒸饼裹剂，蒸熟取出，丸如梧桐子大。每十丸，临卧，人参汤下。

【主治】诸痫。(《种杏仙方·卷二·五痫》)

无名方三

【组成】紫河车一具。

【用法】用紫河车,男用男胎,女用女胎,薄酒洗净,入砂锅,水煮烂,入盐少许食之,好酒送下。

【主治】猪羊痫风,倾仆不省。(《种杏仙方·卷二·五痫》)

黄白丹

【组成】黄丹一两,白矾一两。

【用法】上用砖一块,凿一窝,可容二两许,置丹在下,矾在上,用木炭五斤,煅令炭尽,取为末,以不经水猪心血为丸,如绿豆大。每服三十丸,陈皮汤下。

【主治】五癫五痫。(《古今医鉴·卷七·癫狂》)

清明丸

【组成】白矾、细茶各一两。

【用法】上为细末,炼蜜为丸,如梧桐子大。每服三十丸,茶清送下。

【主治】风痫。

【效果】久服其涎随小便出。(《鲁府禁方·卷一·福集·五痫》)

清神丹

【组成】石菖蒲去毛二两,辰砂研细,水飞过,以一半为衣六钱。

【用法】上为末,猪心血打面糊为丸,如桐子大。每服七八十丸,空心白汤送下。

【主治】痫症。(《古今医鉴·卷七·五痫》)

清心滚痰丸

【组成】白矾一两半生半枯,荆芥穗二两。

【用法】上为末,面糊为丸,如黍米大,朱砂为衣,每服二十丸,姜汤送下。

【主治】惊痫。(《寿世保元·卷五·痫证》)

三圣散

【组成】防风三两，瓜蒂二两，藜芦一两。

【用法】上为粗末，每服五钱，韭汁二盏煎。

【主治】风痫搐搦，心志发狂，弃衣而走，登高而歌，或数日不愈，窬垣上屋，妄言骂詈，不避亲疏，妄见鬼神，一切潮热，及风中厥逆，牙关紧闭。(《寿世保元·卷五·痫证》)

无名方四

【组成】蛇含石，醋，狗胆，人参。

【用法】蛇含石，火煅九次，醋淬至酥，研令极细，取狗胆汁，丸如龙眼大。发时用一粒，人参煎汤磨下。每日一服。男子用雄、女子用雌狗胆。

【主治】风痫年久。病癫狂，羊声，倒地不省人事，或狂走持刃，宜摧服伏邪。(《种杏仙方·卷二·五痫》)

十、癫病小方

大黄汤

【组成】大黄酒浸一宿四两。

【用法】水三升煎之，分三服。

【主治】癫疾热病。(《济世全书·离集·卷六·狂疾》)

十一、狂病小方

无名方一

【组成】白雄鸡二只。

【用法】煮熟，五味调和，作羹食。

【主治】邪狂癫痫，不欲眠，妄行不止。(《寿世保元·卷五·癫狂》)

无名方二

【组成】醋一大碗。

【用法】病人卧室生火一盆，将醋浇于火上，令病人闻之。

【主治】伤寒发狂奔走，人难制伏。

【效果】即安。(《古今医鉴·卷三·伤寒》)

无名方三

【组成】伏龙肝末。

【用法】水调方寸匕，日三服。

【主治】癫狂不识人。(《种杏仙方·卷二·癫狂》)

无名方四

【组成】蚯蚓数条。

【用法】研烂，井水调服。

【主治】口中胡说，一片鬼话。

【效果】立愈。(《寿世保元·卷五·癫狂》)

无名方五

【组成】甜瓜蒂半两。

【用法】为末，每服一钱，井水调一盏投之。

【主治】癫狂不止，得之惊忧，极者。

【效果】即大吐，后熟睡，勿令惊起，神效。(《寿世保元·卷五·癫狂》)

无名方六

【组成】熊胆一分。

【用法】研末，净水调服。

【主治】伤寒热极发狂，不认亲疏，燥热之极。

【效果】立已。(《济世全书·乾集·卷一·伤寒》)

白金丸

【组成】白矾三两，郁金七两。

【用法】为末，水糊丸，梧子大，每五六十丸，温汤下。

【主治】癫疾失心。(《济世全书·离集·卷六·癫疾》)

【注】《寿世保元·卷五·癫狂》录有本方，因忧郁得之，痰涎包络心窍。

独参丸

【组成】苦参不拘多少。

【用法】上为末，炼蜜为丸如梧子，每五十丸，薄荷汤下。

【主治】狂邪发作五时，披头大叫，不避水火。（《古今医鉴·卷七·癫狂》）

【注】《寿世保元》载，为末，炼蜜为丸，如梧桐子大，每服二三十丸，薄荷汤送下。主治发狂无时，披发大叫，欲杀人，不避水火。

河车丸

【组成】紫河车焙极干不拘几个。

【用法】上为末，炼蜜为丸，如梧子，每七十丸，空心酒下。

【主治】久患心风癫，气血两虚之症。（《古今医鉴·卷七·癫狂》）

将军汤

【组成】大黄四两酒浸一宿。

【用法】上，用水三升煎至，分作三服。

【主治】癫狂诸病。（《寿世保元·卷五·癫狂》）

苦参丸

【组成】蛤蟆一个。

【用法】烧存性为末，酒调服。

【主治】狂言鬼语。（《济世全书·离集·卷六·狂疾》）

【注】《寿世保元·卷五·癫狂》录有本方，治狂言乱语。

无名方七

【组成】蚕退纸。

【用法】用蚕退纸即蚕蛾抛子在上者，烧灰存性，温酒调服。

【主治】发狂，跳叫如着了鬼祟一般者。（《种杏仙方·卷二·癫狂》）

无名方八

【组成】蛤蟆、朱砂等份。

【用法】蛤蟆烧灰，每一钱，水调服。

【主治】风邪。（《种杏仙方·卷二·癫狂》）

无名方九

【组成】花蕊石。

【用法】以花蕊石煅，黄酒淬一次，为末。每服一钱，黄酒送下。

【主治】气心风，即是痰迷心窍。(《鲁府禁方·卷一·福集·癫狂》)

【注】《济世全书·离集·卷六·狂疾》录有本方，发狂乱作。

无名方十

【组成】紫河车、猪牛肚。

【用法】用紫河车煮烂，杂于猪牛肚内吃。

【主治】失心风。

【效果】神效。(《万病回春·卷之四·癫狂》)

遂心丹

【组成】甘遂一钱，猪血心，辰砂末一钱。

【用法】甘遂，坚实者，为末；用猪血心取管血三条和遂末，将心刀劈作两边，以遂末入在内；将线缚定，外用绵纸裹湿，慢火煨熟，不可焦了；取末研细，入辰砂和匀，分作四丸。每服一丸，将煨猪心煎汤化下。

【主治】癫痫风疾，妇人心风血邪。

【效果】大便下出恶物取效。(《万病回春·卷之四·癫狂》)

甘露散

【组成】寒水石，石膏，甘草炙。

【用法】为末，新汲水入姜汁调服。

【主治】伤寒时气作热发狂。

【效果】解五毒，治烦热。(《济世全书·乾集·卷一·伤寒》)

宁志膏

【组成】辰砂一两，酸枣仁淡五钱，乳香五钱，人参一两。

【用法】上为细末，炼蜜为丸，如弹子大，每服一丸，薄荷汤化下。

【主治】癫狂失心，不寐。(《寿世保元·卷五·癫狂》)

第三节　脾胃系病证

一、胃脘痛小方

黄连六一汤

【组成】黄连六钱，炙甘草一钱。

【用法】上剉作一服，水一钟，煎七分，去渣温服。

【主治】胃脘当心而痛，或呕吐不已，渐成反胃。(《济世全书·巽集·卷五·心痛》)

【注】《寿世保元》载其主治：因多食煎炒、烧饼、米拌热面之类，以致热郁胃脘，当心而痛，或呕吐不已，渐成翻胃。

无名方一

【组成】炒盐一钱，生姜七片。

【用法】水煎一钟，温服。

【主治】胃脘痛。

【效果】立止。(《寿世保元·卷五·心胃痛》)

无名方二

【组成】黑砂糖半钟。

【用法】热酒调服。

【主治】心胃刺痛。(《寿世保元·卷五·心胃痛》)

无名方三

【组成】黄荆子，米饮。

【用法】炒焦，为末，米饮调下。

【主治】心疼。(《寿世保元·卷五·心胃痛》)

无名方四

【组成】良姜末三分。

【用法】米汤调下。

【主治】心胃痛至死。

【效果】立已。(《寿世保元·卷五·心胃痛》)

绛雪散

【组成】白矾枯一两，朱砂一钱，金箔三片。

【用法】上为末，每服一钱五分，轻者一钱，空心白汤送下。

【主治】诸心气痛，不可忍。(《寿世保元·卷五·心胃痛》)

无名方五

【组成】酒饼炒、栀子炒、石膏煅各三钱。

【用法】上剉，水煎。

【主治】胃脘心气作痛，有热者。

【效果】一服立止。(《寿世保元·卷五·心胃痛》)

【注】《济世全书·巽集·卷五·心痛》录有本方，胃痛手不敢揉者。

无名方六

【组成】生矾、枯矾等份。

【用法】为末，面糊丸如樱桃大，每服三丸，烧酒送下。

【主治】心胃气痛。

【效果】立止。(《寿世保元·卷五·心胃痛》)

无名方七

【组成】五灵脂一钱，枯矾二分。

【用法】为末，温酒调下。

【主治】心气痛。(《寿世保元·卷五·心胃痛》)

丁胡三建汤

【组成】丁香、良姜、官桂各一钱五分。

【用法】上剉一剂，水一碗，煎七分，用胡椒五十粒，炒为末，调入药内，顿服。一方用良姜末三分，米汤调下。

【主治】胃脘痛，属寒者。

【效果】立止。(《寿世保元·卷五·心胃痛》)

连附六一汤

【组成】黄连六钱，大附子_{炮去皮脐}一钱，生姜三片，枣一枚。

【用法】上剉作一服，水煎，稍热服。

【主治】胃脘痛甚，诸药不效。（《济世全书·巽集·卷五·心痛》）

桃灵丹

【组成】桃仁五钱，五灵脂五钱_{火煨制}。

【用法】上为末，醋糊为丸，如梧桐子大，每服二十丸，酒下或醋汤下。

【主治】诸般心腹气痛，或瘀血作痛。（《寿世保元·卷五·心胃痛》）

无名方八

【组成】黄连_{姜炒倍}，栀子_{炒黑倍}，茯苓、茯神二味减半。

【用法】上剉，水煎温服。

【主治】胃气痛，心神慌乱。

【效果】立止。（《济世全书·巽集·卷五·心痛》）

无名方九

【组成】山栀子_{大者四十九个，连皮捣碎，炒黑}，大附子一枚_{炮，去皮脐}。

【用法】上为粗末，每服二三钱，酒煎八分，入盐，温服。

【主治】气自腰腹间攻心，痛不可忍，腹中冰冷，自汗如洗，手足挛急厥冷。（《寿世保元·卷五·心胃痛》）

曲术丸

【组成】神曲_炒三两，苍术_{米泔浸}一两半，陈皮一两，砂仁一两。

【用法】上为细末，生姜汁煮神曲糊为丸，如梧桐子大。每服七十丸，姜汤送下。

【主治】中脘宿食留饮，酸螫心痛，口吐清水。（《古今医鉴·卷五·吞酸》）

神保丸

【组成】木香二钱五分，胡椒二钱五分，全蝎全者七枚，巴豆十枚去皮心，研，去油，朱砂三钱。

【用法】上为末，入巴豆霜，再研，汤浸，蒸饼为丸，如麻子大，朱砂三钱为衣。每服三十丸。

【主治】诸积气为痛，心膈痛、腹痛、血积痛、肾气痛、胁下痛、大便不通、气噎、宿食不消等症。(《寿世保元·卷五·心胃痛》)

无名方十

【组成】肥栀子去壳，姜汁炒黑十五枚，抚芎一钱，香附童便炒一钱，姜汁三四匙，百草霜二匙。

【用法】上剉，水煎三滚，入姜汁三四匙，再煎一滚，去渣，入百草霜，调和服。

【主治】心气及胃脘诸痛，郁火所致者。(《寿世保元·卷五·心胃痛》)

无名方十一

【组成】干姜炒，官桂，苍术米泔浸，炒，半夏姜汁炒，生姜。

【用法】上剉，煎服。

【主治】心胃刺痛不可忍，胃口冷气所致者。(《寿世保元·卷五·心胃痛》)

无名方十二

【组成】良姜一两三钱，吴茱萸四两炒，胡椒一两。

【用法】上为末，每服五分，轻者三分，用飞盐，温酒调服。

【主治】气痛、心痛、肚痛及冷气痛。

【效果】立止。(《寿世保元·卷五·心胃痛》)

无名方十三

【组成】栀子略炒、大黄略煨、滑石生各二钱，木香五分。

【用法】上共为末，和一处搅匀，每服三钱，姜汤调服。

【主治】胃脘痛，内有积热，脉洪大急数。(《济世全书·巽集·卷五·心痛》)

二、 痞满小方

无名方一

【组成】槟榔。

【用法】为末，每二钱，水煎，食前服。

【主治】腹内胀气。(《种杏仙方·卷一·胀满》)

无名方二

【组成】萝卜子。

【用法】用萝卜子，捣，研，水半升，顿服。

【主治】心腹肿胀。

【效果】少倾得利，或吐或汗，腹中自宽。(《种杏仙方·卷一·胀满》)

蟠桃酒

【组成】不落干桃子三两。

【用法】为末，每服二钱，空心温酒调下。

【主治】气结聚心下不散。(《鲁府禁方·卷一·福集·痞满》)。

枳术散

【组成】枳实麸炒三钱，白术土炒三钱。

【用法】上剉一剂，水二钟，煎一钟，温服。

【主治】心下窄狭不快。(《鲁府禁方·卷一·福集·痞满》)。

无名方三

【组成】半夏，姜汁，盐。

【用法】半夏，洗，焙干为末，姜汁和作饼，纸裹水湿火煨。用饼一块，入盐半钱，水煎温服。

【主治】胸膈壅滞，去痰开胃，消酒食。(《种杏仙方·卷一·痞满》)

香砂枳术丸

【组成】枳实尖，炒一两，白术二两，香附子各五钱。

【用法】为末，汤浸蒸饼为丸，如桐子大。每服三十丸，食远白汤下。

【主治】脾胃虚弱，饭食减少，胸膈痞闷。（《鲁府禁方·卷一·福集·痞满》）

沉香降气汤

【组成】香附子炒，去毛一两半，沉香一钱，砂仁三钱，甘草七钱半，盐。

【用法】上为末，每服一钱，入盐少许，沸汤点之。清晨雾露，空心服之。

【主治】滞气，胸膈痞塞，心腹胀满，喘促短气，干哕，烦满，咳嗽，痰涎。

【效果】去邪恶气，使无瘴疫。（《小儿推拿方脉活婴秘旨全书·卷二·内吊惊歌》）

牛皮丸

【组成】黑丑头末九钱，木香九钱，陈皮九钱。

【用法】上为末，黄蜡化开为丸，如梧桐子大，每服三十丸，黄酒送下。

【主治】腹中水响如雷，上攻即呕吐，胸膈胀满，或手足作肿。（《古今医鉴·卷六·胀满》）

香朴汤

【组成】厚朴姜炒、大附子泡，去皮脐各七钱，木香三钱，姜七片，枣二枚。

【用法】上剉，水煎服。

【主治】中寒下虚，心腹膨胀，不喜饮食，脉浮迟而弱。（《古今医鉴·卷六·胀满》）

无名方四

【组成】枳壳、桔梗各二钱，甘草五分，生姜五片，香附一钱。

【用法】煎服。

【主治】诸气痞结满闷。（《种杏仙方·卷一·痞满》）

三、嘈杂小方

三圣丸

【组成】白术_{去油、芦}四两，红陈皮一两，黄连_{姜汁炒}五钱。

【用法】上为末，神曲糊为丸，如绿豆大。每服五十丸，津液下，或姜汤半口亦可。

【主治】嘈杂。（《鲁府禁方·卷一·福集·嘈杂》）

四、呕吐小方

无名方一

【组成】伏龙肝。

【用法】为末，水丸，塞两鼻孔，却服对证药。

【主治】患呕吐，闻药即吐，百方不效。

【效果】遂不再吐，如神。（《寿世保元·卷三·呕吐》）

【注】《济世全书·坎集·卷二·呕吐》录有本方，却服对症药。

无名方二

【组成】人参一两。

【用法】切片，水煎，徐徐服之。

【主治】卒暴呕吐，虚弱困乏无力，及久病人呕吐，饮食入口即吐者。

【效果】立已。（《寿世保元·卷三·呕吐》）

无名方三

【组成】生姜一大块。

【用法】切薄片，层层擦盐，用水湿苎麻布裹之，外用纸裹，水湿，火煨，令纸干，取出苎麻布并纸，将生姜捣烂，和稀米汤呷服。

【主治】呕吐不止。

【效果】即止。（《寿世保元·卷十·单品杂治·生姜治验》）

无名方四

【组成】白豆蔻五钱。

【用法】为末，好酒微温调服，日三盏。

【主治】胃气冷，饮食即欲吐。(《寿世保元·卷三·呕吐》)

【注】《济世全书·坎集·卷二·呕吐》录有本方。

无名方五

【组成】陈皮三钱，生姜六钱。

【用法】水煎热服。

【主治】畏寒呕吐不止。(《种杏仙方·卷一·呕吐》)

无名方六

【组成】黄连姜炒一钱，石膏火煅二钱。

【用法】上为末，白滚水送下。

【主治】呕吐属热者。(《寿世保元·卷三·呕吐》)

无名方七

【组成】生半夏五钱，生姜五片。

【用法】生半夏捣碎，生姜，水煎热服。

【主治】呕吐日夜不止。

【效果】立止。(《种杏仙方·卷一·呕吐》)

【注】《济世全书·坎集·卷二·呕吐》录有本方，干哕。心下痞坚不能食，胸中呕哕。

无名方八

【组成】生姜一大块。

【用法】直切薄片，勿令折断，层层掺盐于内，以水湿苎麻密缠外，又用纸包、水湿、火煨令熟，取出麻、纸，用姜捣烂和稀捣烂服之。

【主治】呕吐不已，恶心。(《济世全书·坎集·卷二·呕吐》)

无名方九

【组成】粟米汁二合，生姜汁一合。

【用法】同服之。

【主治】胃虚呕吐。

【效果】立止。(《种杏仙方·卷一·呕吐》)

无名方十

【组成】栀子炒黑、朴硝各等份。

【用法】上为末，每服二三匙，白滚水送下。

【主治】呕吐属热。(《寿世保元·卷三·呕吐》)

定吐饮

【组成】半夏汤泡透切片，焙干为末二两，生姜洗净，和皮一两，薄桂去粗皮、剉三钱。

【用法】上姜切作小方块，如绿豆大，同前半夏和匀，入小铫内，慢火顺手炒，令香熟带干，方下桂再炒匀，微有香气，以纸摊开地上去火毒，候冷，略播去黑焦末。每服二钱，水一盏、姜三片，煎七分，空心，少与缓服。

【主治】吐逆，投诸药不止。(《万病回春·卷之七·呕吐》)

煨姜散

【组成】生姜一大块。

【用法】生姜直切薄片，勿令折断，层层渗盐于内，以水湿苎麻密缚，外又用纸包水蘸湿火煨，令熟，去纸捣烂，和稀米饮服之。

【主治】呕吐恶心。(《古今医鉴·卷五·呕吐》)

无名方十一

【组成】陈皮二钱，栀子三钱，炒青竹茹一钱半。

【用法】水煎，入姜汁，温服。

【主治】胃中素热，恶心，呕哕。(《种杏仙方·卷一·呕吐》)

无名方十二

【组成】黄丹四两，米醋半升。

【用法】好黄丹，好米醋，同药入铫内，令煮干。却用炭火煅透红，研末，粟米饭为丸，如梧桐子大。每七丸，煎醋汤下。

【主治】吐逆不止。(《种杏仙方·卷一·呕吐》)

无名方十三

【组成】人参二钱，半夏一两制，生姜七片，蜜少许。

【用法】煎服。

【主治】气虚有痰呕吐，反胃。

【效果】殊效。(《济世全书·坎集·卷二·呕吐》)

无名方十四

【组成】人参三分，大枣五个，吴茱萸沸汤泡洗一两五钱，生姜一两半。

【用法】水煎，食前服。

【主治】冷涎呕吐，阴证干呕。(《济世全书·坎集·卷二·呕吐》)

椒茶饼

【组成】川椒去目，隔纸焙三两，芽茶一两五钱，桑白皮末一两半，飞罗面炒一两五钱，米汤。

【用法】上为细末，炼蜜作饼。每重一钱许，细嚼米汤下。

【主治】呕吐，翻胃。(《古今医鉴·卷五·呕吐》)

竹茹汤

【组成】干葛二钱，竹茹一钱五分，半夏制一钱，甘草三分，生姜三片。

【用法】上到一剂，水二钟，煎八分，食前温服。

【主治】饮酒过度，呕吐痰涎酸水，饮食不下。(《古今医鉴·卷五·呕吐》)

五、 呕吐泄泻小方

烧针丸

【组成】黄丹水飞过、朱砂、白矾火煅各等份。

【用法】上为末，枣肉为丸，如黄豆大，每服三四丸，戳针尖上，放灯焰上烧过存性，研烂，凉米泔水调服，泻者食前，吐者无时。外用绿豆粉，以鸡子清和作膏，涂两脚心，如泻，涂囟门上，止则去之。

【主治】吐泻。

【效果】如神。(《寿世保元·卷八·吐泻》)

无名方

【组成】寒水石一两，硫黄煅过四钱。

【用法】上为末，藿香煮水，打糊为丸，如鸡头子大。每服一丸，针扎灯上烧红，研末，米汤送下。

【主治】小儿吐泻。（《鲁府禁方·卷三·康集·吐泻》）

五味异功散

【组成】人参、白术、茯苓、陈皮、甘草。

【用法】上判散，姜、枣煎服。

【主治】脾胃虚弱，吐泻不食，虚寒证。（《寿世保元·卷八·吐泻》）

六、 吞酸小方

无名方一

【组成】吴茱萸一合。

【用法】水煎去渣，顿服。纵浓，亦须强饮。

【主治】吞酸醋心。（《种杏仙方·卷一·吞酸》）

【注】《济世全书·坎集·卷二·吞酸》录有本方，煎汤待冷，涎流出后服，治口中常流冷涎如泉涌，不二三次而愈。醋气上攻入醭醋。近有人心如蛰破，服此方后二十年不发。

无名方二

【组成】吴茱萸、黄连各一两。

【用法】以黄连细切，同吴茱萸以井花水浸七日，去连，姜茱萸焙干。每日以米汤送下四十粒。（《种杏仙方·卷一·吞酸》）

无名方三

【组成】干姜、吴茱萸各二两。

【用法】用下筛，酒服方寸匕，日二次。

【主治】食后吐酸水。

【效果】胃冷服之立验。（《济世全书·坎集·卷二·吞酸》）

无名方四

【组成】苍术米泔浸，陈壁土炒，茯苓，滑石，白术。

【用法】上剉，水煎服。

【主治】吐清水。(《济世全书·坎集·卷二·吞酸》)

三白汤五

【组成】白术，苍术，滑石_{壁土炒}，陈皮，白茯苓。

【用法】五味水煎服。

【主治】口吐清水，湿在胃口，利水燥湿。

【效果】自然安。

【方歌】三白汤中用白术，苍术壁土炒滑石。

更有陈皮白茯苓，五味将来水煎吃。(《云林神彀·卷二·吞酸》)

【注】《寿世保元》载此方，剂量如下：苍术二钱_{壁土炒}，白术一钱半_{去芦，炒}，陈皮一钱五分，白茯苓三钱，滑石_炒三钱。

无名方六

【用法】水煎服。

【主治】口吐清水。(《寿世保元·卷三·吞酸》)

七、 伤食小方

宽中丸

【组成】山楂_{蒸，去核，曝干}。

【用法】上为末，每服五钱，米汤调下。

【主治】一切饮食不消，腹胀发热之症。(《古今医鉴·卷四·伤食》)食不化，腹胀发热。(《济世全书·坎集·卷二·伤食》)

无名方一

【组成】砂仁。

【用法】煎汤。

【主治】食生冷伤脾。(《种杏仙方·卷一·伤食》)

无名方二

【组成】山楂_{去核一两}。

【用法】水煮，先饮汤后食山楂。

【主治】食肉太多不化，腹胀发热。（《种杏仙方·卷一·伤食》）

无名方三

【组成】杏仁。

【用法】杏仁去皮，水浓煎，去渣服，下肉为度。

【主治】食狗肉不消，心下坚或胀，口干，忽发热，妄语。（《种杏仙方·卷一·伤食》）

无名方四

【组成】酒曲一块。

【用法】酒曲烧存性，为末，黄酒调服。

【主治】食糍粽过多，胸膈停滞一块，作痛塞闷。（《种杏仙方·卷一·伤食》）

无名方五

【组成】宿米半升，盐。

【用法】用宿米半升捣末，水丸如梧桐子大，煮熟，入盐少许，空心和汁吞下。日再服。

【主治】脾胃气弱，食不消化，呕逆反胃，汤饮不下。（《种杏仙方·卷一·伤食》）

百消丸

【组成】黑丑头末二两，香附米炒、五灵脂各一两。

【用法】上为细末，炼蜜为丸，如绿豆大，每服二三十丸，或五六十丸，食后姜汤送下。（《寿世保元·卷二·饮食》）

消滞丸一

【组成】黑牵牛，香附，五灵脂。

【用法】醋糊为丸。

【主治】饮食多停滞，痞胀痛难当，便难凝热积。

【效果】病自瘳。

【方歌】消滞丸子黑牵牛，炒来为末二两头。

香附五灵各一两，醋糊为丸病自瘳。（《云林神彀·卷

一·伤食》)

无名方六

【组成】白术二两，枳实_{麸炒}一两，荷叶一掌大。

【用法】前二味为细末，入薄荷，煎汤煮粥为丸，如梧桐子大。每服五十丸，不拘时，白汤下。

【效果】平人常服，治痞，消食和胃。(《种杏仙方·卷一·伤食》)

无名方七

【组成】青皮二两，炒葛根一两，砂仁五钱。

【用法】上三味为末，茶调服。

【主治】酒食过饱。

【效果】消食、化气、醒酒。(《种杏仙方·卷一·伤食》)

消滞丸二

【组成】黑牵牛_{炒，取头末}二两，南香附米_炒，五灵脂各一两。

【用法】上为细末，醋糊为丸，如绿豆大，每服二三十丸，食后淡姜汤送下。

【效果】消酒消食，消水消气，消痞消胀，消肿消积消痛。(《鲁府禁方·卷一·福集·伤食》)

【注】《古今医鉴·卷四·伤食》《万病回春·卷之二·饮食》录有本方，饮食停积，痞胀作痛者。此药消而不见，响而不动，药本寻常，其功甚捷。

枳实大黄汤

【组成】枳实、大黄、厚朴、槟榔、甘草。

【用法】同煎。

【主治】饮食多停滞，痞胀痛难当，便难凝热积。

【方歌】枳实大黄汤厚朴，槟榔甘草同煎着。

腹痛甚者加木香，一剂教君即安乐。(《云林神彀·卷一·伤食》)

【注】《万病回春·卷之二·饮食》录有本方，空心温服。以利

为度，不可再服。腹痛甚加木香。

八、 呃逆小方

无名方一

【组成】黄荆子。

【用法】不拘多少，炒，水煎服。

【主治】伤寒发热而呃逆者。

【效果】立止。(《万病回春·卷之三·呃逆》)

鲜陈汤

【组成】半夏五钱，生姜二钱半。

【用法】上剉一剂，水煎服。

【主治】呃逆欲死。(《古今医鉴·卷五·咳逆》)

【注】《寿世保元·卷三·呃逆》录有本方，其肺脉弱者不治。

咳逆丸

【组成】花椒。

【用法】微炒出汗，去目为末，醋糊丸，如梧桐子大。每服十五丸，醋汤下。

【主治】呃逆。(《万病回春·卷之三·呃逆》)

无名方二

【组成】姜汁半合、蜜一匙。

【用法】共煎令熟，温服，如此三服。

【主治】咳逆，连咳四五十声者。

【效果】瘥。(《寿世保元·卷三·呃逆》)

无名方三

【组成】雄黄二钱、酒一盏。

【用法】煎七分，急令患人嗅之。

【主治】咳逆服药无效者。

【效果】愈。(《万病回春·卷之三·呃逆》)

无名方四

【组成】硫黄、乳香各等份。

【用法】为细末，以酒煎，急令患人嗅之。

【主治】咳逆服药无效者。

【效果】即止。(《万病回春·卷之三·呃逆》)

小陷胸汤

【组成】黄连二钱，半夏姜炒二钱，瓜蒌实三钱，生姜三片。

【用法】上剉一剂，水煎服。

【主治】伤寒发渴，而饮水太过，成结胸，而发呃者。(《寿世保元·卷三·呃逆》)

九、 噎膈小方

治噎食秘方

【组成】活蝎虎一个。

【用法】入烧酒内，浸七日，将酒顿熟，去蝎虎，只饮酒。

【主治】噎食。

【效果】即愈。(《万病回春·卷之三·翻胃》)

治噎膈方

【组成】新石灰三钱，大黄一钱，黄酒一钟。

【用法】上用黄酒煎，去渣服酒。

【主治】噎膈。(《万病回春·卷之三·翻胃》)

太仓方

【组成】白豆蔻二两，砂仁二两，陈仓米一升黄土炒熟。

【用法】上为细末，姜汁为丸，如梧桐子大。每服百丸，淡姜汤送下。

【主治】噎膈翻胃，脾胃虚弱，不思饮食。(《万病回春·卷之三·翻胃》)

七伤通气散

【组成】牙皂二两火煅，大黄二两面包烧熟，硇砂二钱，巴豆六钱去油，当归二钱半。

【用法】上为末，每服一分或二分，量人大小虚实加减用之。

饮用好酒一口调服；不饮酒者，滚白水亦可。

【主治】十膈五噎、腹内久积、气块伤力、呕吐膨胀。

【效果】此药服之，不吐则泻，不泻则吐。兼治小儿惊风痰响、上窜天吊，吐痰即愈。(《万病回春·卷之三·翻胃》)

五子散

【组成】白萝卜子、紫苏子、白芥子各五钱，山楂子去核、香附子去毛各一钱。

【用法】上各为末，合一处，作芥末用。

【主治】气膈臌胀噎食。(《万病回春·卷之三·翻胃》)

十、 翻胃小方

无名方一

【组成】人参一两。

【用法】人参切片，水一钟半，煎至七分，热服，兼以人参煮粥啜之。

【主治】治翻胃、呕吐，困弱无力垂死者。(《种杏仙方·卷一·翻胃》)

无名方二

【组成】白芥子。

【用法】晒干为末，酒调服。

【主治】翻胃吐食上气者。(《济世全书·坎集·卷二·翻胃》)

无名方三

【组成】甘蔗七升汁，生姜一升汁。

【用法】二味和匀，分作二服。

【主治】翻胃。

【效果】效。

无名方四

【组成】干柿饼三个。

【用法】干柿饼，连蒂捣为细末，酒调服。

【主治】翻胃转食。

【效果】如神。(《鲁府禁方·卷一·福集·翻胃》)

无名方五

【组成】鸡子壳。

【用法】用抱出鸡子壳烧灰。每二钱，酒下。

【主治】翻胃、噎膈。(《种杏仙方·卷一·翻胃》)

无名方六

【组成】粟米。

【用法】粟米捣作面，水和为丸，楮子大，烂煮纳醋中，细细吞之。

【主治】翻胃食即吐。

【效果】得下便已。(《济世全书·坎集·卷二·翻胃》)

无名方七

【组成】甜梨一个。

【用法】用甜梨一个，去皮，用箸刺梨七孔，每一孔，入巴豆去壳半边于梨内，纸包水湿，煨熟去豆，令吃梨。

【主治】翻胃、噎膈，探病可否。

【效果】咽得下、吐痰可治；否则，不治。(《种杏仙方·卷一·翻胃》)

无名方八

【组成】枣子一个，全斑蝥一个。

【用法】去核裹全斑蝥，用文武火煨毕，去蝥用枣，空心服，白汤下。

【主治】翻胃。(《济世全书·坎集·卷二·翻胃》)

【注】《鲁府禁方·卷一·福集·翻胃》录有本方，用枣一枚去核，裹全斑蝥一个，湿纸包，慢火煨熟，将斑蝥弃之，用枣。细嚼，空心米汤送下。

刘海田治翻胃方

【组成】马蛇儿即野地蝎虎，公鸡一只。

【用法】公鸡笼住饿一日，只与水吃，换净肚肠，把蛇儿切烂，与鸡食之，取粪焙干为末。每服一钱，烧酒下。

【主治】翻胃。(《万病回春·卷之三·翻胃》)

人参粥

【组成】人参末五钱，生姜汁五钱，粟米一合。

【用法】水煮粥食之。

【主治】翻胃吐酸水。(《济世全书·坎集·卷二·翻胃》)

三子散

【组成】白芥子、萝卜子、胡荽各等份。

【用法】为末，每五分，烧酒食后调和啜。

【主治】翻胃噎。

【方歌】三子散治胃翻噎，白芥萝卜胡荽列。

等份为末每五分，烧酒食后调和啜。(《云林神彀·卷二·翻胃》)

无名方九

【组成】大附子一个，生姜汁，粟米。

【用法】附子，坐于砖上，四面着火渐逼，淬入生姜自然汁中，又依前火逼干，复淬之，约生姜汁可尽半碗许，捣罗为末，每服一钱，用粟米饮下。

【主治】翻胃，脾胃虚寒呕吐或翻胃膈噎。

【效果】不过三服效。(《济世全书·坎集·卷二·翻胃》)

无名方十

【组成】胡椒四十九粒，杏仁四十九粒，细花烧酒。

【用法】二味为末，用酒调服。

【主治】吐食翻胃，诸药不效。(《济世全书·坎集·卷二·翻胃》)

无名方十一

【组成】胡桃肉、旧铜钱、蜂蜜各五钱。

【用法】上捣三千下，丸如弹子大。噙舌下，不可嚼，待消自化下。若随食随吐者，加珍珠末二分。

【主治】翻胃。

【效果】即愈。(《鲁府禁方·卷一·福集·翻胃》)

无名方十二

【组成】螺蛳二升。

【用法】螺蛳，米泔浸一宿，去螺取水，澄取泥，焙干为末，酒下。病重加一服。

【主治】五噎。

【禁忌】忌一日饮食不吃。

【效果】治五噎如神。(《鲁府禁方·卷一·福集·翻胃》)

无名方十三

【组成】螳螂五个，木香五分。

【用法】用螳螂五个烧干。每一钱，加木香五分，为末，炼蜜丸，每丸重五分，烧酒送下。(《种杏仙方·卷一·翻胃》)

治噎食方

【组成】皮硝二钱飞过，孩儿茶一钱，麝香半分，黄酒。

【用法】上为细末，作三服，黄酒送下。

【主治】噎食。

【效果】永除根不发。(《万病回春·卷之三·翻胃》)

无名方十四

【组成】白雄乌鸡。

【用法】鸡笼二日，撒去旧屎，将屋龙斩烂与鸡吃撒屎，以豆豉为丸，令滴烧酒，吞下二三十丸。

【主治】翻胃。

【效果】即愈。(《济世全书·坎集·卷二·翻胃》)

无名方十五

【组成】干糟六两，生姜四两，甘草炙二两。

【用法】上为末，同捣作饼，焙干为末，每服二钱，用盐汤调下。

【主治】翻胃。(《鲁府禁方·卷一·福集·翻胃》)

无名方十六

【组成】莱菔子、白芥子、胡荽子各等份，烧酒。

【用法】为细末，每服五钱，好烧酒调服。

【主治】翻胃。(《济世全书·坎集·卷二·翻胃》)

无名方十七

【组成】螃蟹，香油，白面，烧酒。

【用法】以螃蟹洗净，入水中高四指，以香油一小酒盏入水中，以二指捻白面撒水上，涎即出。次日去蟹，留水晒干涎为末，每服五分，烧酒下。

【主治】翻胃噎膈。(《古今医鉴·卷五·翻胃》)

无名方十八

【组成】雄黄、五灵脂各五钱。

【用法】上为末，黑狗胆丸，如梧桐子大。每服七丸，靛缸水送下。

【主治】五噎。

【效果】如神。(《鲁府禁方·卷一·福集·翻胃》)

夺命丹

【组成】裘一个，麝香一分，孩儿茶二分，金丝黄矾三分，朱砂春二分、夏四分、秋六分、冬八分。

【用法】上，裘乃土糖裘，即蜣螂所滚之弹丸，粪土之下皆有。用弹中有白虫者如指大与大蝤蛴一样，将弹少破一点，盖住火煅过大黄色存性，不要烧焦了。入前药内，并弹共为末，烧酒调，空心服。如觉饥，用大小米煮粥，渐渐少进，一日二三次，不可多吃，一日徐徐进一碗半足矣。慎不可多服，多则病复不可治矣。

【禁忌】忌生冷酱炒，厚味葱蒜、酒面炙煿等物，及气恼五十以后。

【效果】起死回生。(《万病回春·卷之三·翻胃》)

经验方

【组成】韭汁二两，牛乳一盏，生姜五钱取汁，竹沥半盏，童便一盏。

【用法】上和一处，重汤煮熟温服。

【主治】翻胃。

【效果】盖韭菜汁能下膈上瘀血，又令多服驴尿，以防生虫。（《济世全书·坎集·卷二·翻胃》）

羊面羹

【组成】滑石六钱，石膏一两，白茯苓一两，半夏三钱，甘草一钱。

【用法】上为细末，和匀。每服五钱，以白面二两和剂，搜作小棋子块，用好羊肉二两，加葱花、盐、椒、酱、醋一处熬汁，擂生姜自然汁五钱，将面药棋子先于原汁内煮熟食之，隔一日再依前法食之。

【主治】翻胃吐食，膈气噎塞。

【效果】其效如神。（《济世全书·坎集·卷二·翻胃》）

噎食方

【组成】皂矾、黄糟正发者，控干各二两，硼砂、硇砂各一分半。

【用法】俱拌在前二味内，装入老酒瓶内，封固令干。先文后武火煨半日，取出。利就三钱作三服，先一服将药末放舌上，即用酒送下；第二服以酒调作一硬块，放舌上，亦用酒送下；第三服亦用酒调服。

【效果】连三服，一日服尽，立愈。（《鲁府禁方·卷一·福集·翻胃》）

无名方十九

【组成】辰砂一两，大黄二两，狗胆，盐，面。

【用法】辰砂、大黄，为末，用狗胆浸二日，干，再研末，面糊为丸，如梧桐子大。每服三十丸，空心盐汤送下。

【主治】翻胃。（《种杏仙方·卷一·翻胃》）

无名方二十

【组成】反翅鸡一只，人参、当归、盐各五钱。

【用法】鸡煮熟去骨，入后药，再将原煮鸡汤再煮，取与食之。勿令人共食。

【主治】转食。(《济世全书·坎集·卷二·翻胃》)

十一、 关格小方

无名方

【组成】独头大蒜。

【用法】烧熟去皮，绵裹纳下部。

【主治】关格胀满，大小便不通。

【效果】气立通。(《济世全书·艮集·卷三·大小便秘》)

【注】《寿世保元·卷十·单品杂治·大蒜治验》录有本方。

十二、 腹痛小方

无名方一

【组成】芥菜子。

【用法】为末，水搅匀，澄去清水。用膏贴患处。

【主治】痰火凝滞作痛。

【效果】立止。(《种杏仙方·卷二·腹痛》)

无名方二

【组成】烧盐。

【用法】温汤和服，探吐。

【主治】腹痛连于胁膈，手足冷，脉来服匿。

【效果】立已。(《济世全书·巽集·卷五·腹痛》)

无名方三

【组成】白矾末一钱，好醋一盏。

【用法】温服。

【主治】心腹作痛。(《种杏仙方·卷二·腹痛》)

无名方四

【组成】炒山栀子一两，生姜五片。

【用法】煎服。

【主治】妇人每怒心腹作痛，久而不愈，此肝火伤脾气也。

【效果】痛止。(《济世全书·巽集·卷五·心痛》)

无名方五

【组成】明矾。

【用法】用明矾不拘多少，为细末，以葱白捣烂和丸。每用一丸，研烂，白滚水调下。

【主治】肚痛。(《鲁府禁方·卷二·寿集·腹痛》)

无名方六

【组成】枳实。

【用法】炒黄为末，每二钱，米饮调下。

【主治】肚腹胀痛。(《种杏仙方·卷二·腹痛》)

备急丹

【组成】大黄、巴豆去壳、干姜各一两。

【用法】上为细末，炼蜜为丸，如梧桐子大，每服三丸，温水送下。若卒中客忤，心腹胀满，卒痛如锥，气急口噤，停尸卒死者，热酒灌下。

【主治】胃中停滞寒冷之物，及疗心腹诸卒暴痛，并胀满不快。(《寿世保元·卷二·饮食》)

椒矾散

【组成】胡椒、白矾各一钱。

【用法】上为末，每服五分，黄酒调下。

【主治】心腹刺痛。(《鲁府禁方·卷二·寿集·腹痛》)

三仙丸

【组成】雄黄、白矾、槟榔各等份。

【用法】上为末，饭丸如黍米大，每服五分，食远白水下。

【主治】虫痛。(《寿世保元·卷五·腹痛》)

【注】《济世全书·巽集·卷五·腹痛》录有本方，腹中干痛有时者。

神品芍药汤

【组成】白芍药三钱，肉桂一钱，甘草一钱。

【用法】上剉一剂，水煎服。有寒加香苏散；有热加芩、连；大便闭加枳壳、大黄。

【主治】腹痛。(《济世全书·巽集·卷五·腹痛》)

无名方七

【组成】白矾、胡椒各一钱。

【用法】每服五钱，黄酒调服。

【主治】心腹冷痛。(《种杏仙方·卷二·腹痛》)

无名方八

【组成】白芍药、甘草炙等份，生姜五片。

【用法】煎服。寒痛加干姜；热痛加黄连；因气加香附。

【主治】四时腹痛。(《种杏仙方·卷二·腹痛》)

无名方九

【组成】陈樟木、陈皮、陈壁土各等份。

【用法】水浓煎去渣，连进三四服。

【主治】绞肠痧。

【效果】即安。(《济世全书·坎集·卷二·发痧》)

无名方十

【组成】葱头七寸，艾叶一撮，黑砂糖二匙。

【用法】入大碗内，用小碗盖住，将极滚水四周溜下，须臾取出，去渣温服。

【主治】一切心腹疼痛不可忍者。(《种杏仙方·卷二·腹痛》)

无名方十一

【组成】官桂一钱五分，白芍二钱酒炒，甘草五分。

【用法】上剉，水煎服。如感冒寒邪，加香、苏。如有热，加芩、连。如大便闭，及下痢初起，任服凉药不通，腹痛不止，加大黄、枳壳。

【主治】心腹痛，不问寒热新久。

【效果】立效。(《寿世保元·卷五·心胃痛》)

无名方十二

【组成】花椒，醋，艾叶。

【用法】花椒为细末，醋和为饼，贴痛处。上用艾叶捣烂铺上。发火烧艾。

【主治】一切心腹胸胁腰背疼痛。

【效果】痛即止。(《种杏仙方·卷二·腹痛》)

无名方十三

【组成】蒲黄微炒、五灵脂各等份。

【用法】醋熬成膏。每一二匙，食前，滚烫调服。

【主治】心腹刺痛及小腹气痛，服诸药不效者。(《种杏仙方·卷二·腹痛》)

无名方十四

【组成】煅盐一钱半，吴茱萸每岁一粒炒黄。

【用法】为末，热酒调服。

【主治】绞肠痧。(《济世全书·坎集·卷二·发痧》)

仓卒如神散

【组成】山栀子连皮捣碎炒四十九个，大附子炮去皮脐一个。

【用法】上为末，每服二钱，酒一盏入盐少许煎，温服。

【主治】气自腰腹间，攻心挛急痛不可忍，腹中冰冷，自汗如洗，手足厥冷。又治寒疝入腹，心腹卒痛，及小肠膀胱气痛，刺脾肾气攻，挛急痛不可忍，屈伸不能，腹中冷重如石，自汗出。(《济世全书·巽集·卷五·腹痛》)

二仙汤

【组成】白芍、黄连、甘草各二钱。

【用法】酒同煎。

【主治】肚腹热痛，时痛时止。

【效果】一服除根立可。

【方歌】二仙汤治腹刺痛，白芍黄连甘草共。

　　　　各秤二钱同酒煎，一服除根立可中。（《云林神彀·卷三·腹痛》）

利气丸

【组成】白芍、黄连、甘草各三钱。

【用法】上剉一剂，金华酒，水一钟，煎服。

【主治】肚腹痛如锥剜。

【效果】立瘥。（《济世全书·巽集·卷五·腹痛》）

痛泻药方

【组成】白术炒三钱，白芍炒一钱，陈皮炒一钱五分，防风一钱。

【用法】上剉，水煎温服。

【主治】伤食腹痛，得泻便减，今泻而痛不止。（《寿世保元·卷三·泄泻》）

桃仁承气汤

【组成】桃仁五钱，大黄炒一两，甘草二钱，肉桂一钱，生姜。

【用法】上剉，生姜煎，五更服。

【主治】瘀血小腹急痛，大便不利，或谵语口干，漱水不咽，遍身黄色，小便自利，或血结胸中，手不敢近腹，或寒热昏迷，其人如狂。（《济世全书·巽集·卷五·腹痛》）

枳实大黄汤

【组成】枳实、大黄、厚朴、槟榔、甘草。

【用法】同煎。腹痛甚者加木香。

【主治】腹中满硬，手不可按，积热便难，实痛可断。

【效果】一剂教君即安乐。（《云林神彀·卷三·腹痛》）

十三、 泄泻小方

无名方一

【组成】百草霜末。

【用法】每二钱，米饮调下。

【主治】暴泻痢。(《种杏仙方·卷一·痢疾》)

无名方二

【组成】车前子。

【用法】炒为末，每服二钱，米饮调下。其根叶亦可捣汁服。

【主治】暴泻不止，小便不通。

【效果】此药利水道而不动元气。(《寿世保元·卷三·泄泻》)

无名方三

【组成】陈萝卜。

【用法】煎汤。

【主治】久泻不止。(《济世全书·坎集·卷二·泄泻》)

无名方四

【组成】莲肉二两。

【用法】五更空心，无根水调服。

【主治】泻痢。

【禁忌】忌半日勿饮食，仍忌荤腥生冷一切。(《万病回春·卷之三·泄泻》)

无名方五

【组成】生红柿核。

【用法】纸包，水湿，灰火烧熟食之。

【主治】食下即响，响而即泻，不敢食，一些食之即泻，诸药不效。

【效果】不三四个即止。(《寿世保元·卷三·泄泻》)

无名方六

【组成】五倍子。

【用法】为末，面糊为丸，如梧桐子大，米饮下，日三服。

【主治】久病大肠滑泄。(《济世全书·坎集·卷二·泄泻》)

无名方七

【组成】益智子。

【用法】煎浓汤服。

【主治】腹胀经久，忽泻数升，昼夜不止，服药不验，乃为气脱。

【效果】立愈。(《万病回春·卷之八·奇病》)

金丹散

【组成】菥壳子。

【用法】菥壳子不拘多少，炒去刺，黄色为末。每服三钱，姜汤调下。

【主治】水泻。

【效果】小儿服一钱半即止。(《鲁府禁方·卷一·福集·泄泻》)

无名方八

【组成】白术去芦、油半斤土炒，干山药四两。

【用法】为末。每日煮粥放一合在内，再煮滚，空心食之。

【主治】久泻肌瘦，不思饮食。(《种杏仙方·卷一·痢疾》)

无名方九

【组成】黄米，砂糖。

【用法】炒为末，每数匙，用砂糖调吃。

【主治】久泻不止，饮食不进。(《种杏仙方·卷一·痢疾》)

无名方十

【组成】糯米，百草霜。

【用法】糯米为末，入百草霜十分之二，水和为饼，烙熟食之。一法：单用糯米，半生半炒，煮粥食之。

【主治】久泻。(《种杏仙方·卷一·痢疾》)

无名方十一

【组成】生姜一块，艾一把。

【用法】水煎。

【主治】泄泻。(《种杏仙方·卷一·痢疾》)

无名方十二

【组成】五倍子末、南枣肉。

【用法】捣为丸，大人二三十丸，小儿十五丸，熟水送下。（《种杏仙方·卷一·痢疾》）

无名方十三

【组成】白矾、五倍子等份。

【用法】面糊丸，入梧桐子大。每三十五丸，空心白滚水下。

【主治】水泻。（《种杏仙方·卷一·痢疾》）

无名方十四

【组成】白术一两。

【用法】白术黄土炒，入米一撮同煎，空心服。

【主治】泄泻，不拘新久。（《种杏仙方·卷一·痢疾》）

白龙丸

【组成】枯矾，醋。

【用法】不拘多少，为末，好醋煮，面糊丸，如鸡头大，每一丸。红痢，甘草汤下；白痢，姜汤下，如不止，再服一二丸；霍乱，姜汤下；疟疾，东南桃心七个煎汤下；血崩，酒下。

【主治】久泻，痢疾，霍乱，疟疾，血崩。

【禁忌】忌荤、腥、油腻、煎炒之物。（《济世全书·坎集·卷二·泄泻》）

黄芩汤

【组成】黄芩炒五钱，芍药炒三钱，甘草一钱。

【用法】上剉一剂，水煎服。

【主治】肠垢热泄，所下粘垢，小便赤涩，脉数烦渴。（《古今医鉴·卷五·泄泻》）

家莲散

【组成】莲肉泡去皮、心，微火焙干四两，厚朴姜炒一两，干姜炒黑一两。

【用法】上三味，共为细末，每服二、三匙，米饮下，日三次。

【主治】经年久泻冷泄，及休息痢。（《古今医鉴·卷五·泄泻》）

神圣香黄散

【组成】宣黄连一两，生姜四两。

【用法】切作一处慢火炒，令姜干，去姜取连，腊茶清。上为末，每服二钱匕，空心下。

【主治】久患脾泄。

【效果】甚者不过二服。（《济世全书·坎集·卷二·泄泻》）

实肠丸

【组成】臭椿树根皮不拘多少，酒，真阿胶。

【用法】椿皮，切碎，酒拌，炒为细末，用真阿胶水化开，和为丸如桐子大，每服三五十丸，空心米汤下。

【主治】久泻久痢，虚滑不禁及脱肛。（《古今医鉴·卷五·泄泻》）

戊己丸

【组成】酒黄连、芍药煨、吴茱萸炒各等份。

【用法】为末，饭丸剂。空心每服五十丸，米汤送下。

【主治】脾泻痢。

【效果】立时止。

【方歌】水谷不化腹痛剧，酒连煨芍炒吴黄。

　　　　等份为末饭丸剂，空心每服五十丸。

　　　　米汤送下立时止。（《云林神彀·卷二·泄泻》）

养元散

【组成】糯米水浸一宿，滤干燥，慢火炒，令极热一升，干山药少许，胡椒少许。

【用法】上各为细末，和匀。每日清晨用半盏，再入砂糖少许，滚汤调服。

【主治】泄泻，饮食少进。

【效果】其味极佳，且不厌人，大有滋补。其女人子宫虚冷，

不能成孕，久服之，亦能怀孕。(《古今医鉴·卷五·泄泻》)

无名方十五

【组成】黄连一两，生姜四两。

【用法】俱切碎，用慢火同炒，待姜枯，取去姜，将黄连为细末。每服二钱，空心米汤下。

【主治】脾泄泻，久有热者。(《种杏仙方·卷一·痢疾》)

无名方十六

【组成】鸡子一个，胡椒七粒，酒。

【用法】鸡子，将小头破开，入胡椒，纸糊顶，煨熟，好酒送下，烧酒更妙，将胡椒完吞下。

【主治】泄泻。(《寿世保元·卷三·泄泻》)

无名方十七

【组成】枯白矾三钱，五倍子炒为末一两，米汤。

【用法】水糊丸，梧子大，每三十五丸，空心米汤下。

【主治】久泻不止及脱肛。(《济世全书·坎集·卷二·泄泻》)

【注】《鲁府禁方·卷三·康集·吐泻》录有本方，每服五七丸。

无名方十八

【组成】生姜，胡椒，豆豉。

【用法】煎汤热服。

【主治】泄泻二三日。

【效果】立已。(《济世全书·坎集·卷二·泄泻》)

【注】《寿世保元·卷三·泄泻》录有本方，或腹疼痛。

无名方十九

【组成】石莲肉为末二钱，细茶五钱，生姜三钱。

【用法】上茶、姜二味，煎汤调莲肉末服。

【主治】水泻痢疾。

【效果】神效。(《万病回春·卷之三·泄泻》)

无名方二十

【组成】五味子二两，吴茱萸去梗五钱，陈米。

【用法】同炒为末，每服二钱，陈米饮下。

【主治】五更而泄者。(《济世全书·坎集·卷二·泄泻》)

无名方二十一

【组成】宣黄连一两，生姜四两，腊茶清。

【用法】上为一处，以慢火炒令姜干脆色，去姜取连，捣末，每服二钱，空心腊茶清下。

【主治】久患脾泄。

【效果】甚者不过二服。(《寿世保元·卷三·泄泻》)

四圣散

【组成】破故纸、肉豆蔻、五味子、吴茱萸。

【用法】为丸。

【主治】泄及小便频多，皆因伤肾经。(《种杏仙方·卷一·痢疾》)

二神丸

【组成】破故纸炒四两，肉豆蔻生用二两，大红枣四十九个，生姜四两，盐汤。

【用法】上为末，同枣用水煮熟，去姜，取枣肉和为丸，如梧桐子大。每服五十丸，空心盐汤下。

【功效】使脾肾之气交通，则水谷自然克化。此所谓妙和而凝者也。凡饭后随大便者，盖脾肾交济，所以有水谷之分，脾气虽强而肾气不足，故饮食下咽而大腑为之飧泄也。(《种杏仙方·卷一·痢疾》)

【主治】泄泻，脾肾虚弱，清晨五更作泻，或全不思食，或食而不化，大便不实者。(《寿世保元·卷三·泄泻》)

平胃散

【组成】苍术、厚朴、陈皮、甘草各一钱五分。

【用法】上剉一剂，水煎服。

【主治】濡泄肠鸣多水。(《古今医鉴·卷五·泄泻》)

四神丸

【组成】破故纸酒炒四两，肉豆蔻面裹煨二两，吴茱萸炮过、炒二两，五味子二两。

【用法】上为末，用红枣四十九个，生姜四两切碎，同枣用水煮熟，去姜取枣肉和为丸。每服五十丸，空心盐汤下。

【主治】脾肾虚弱，清晨五更作泻，或全不思食，或食而不化，大便不实。(《济世全书·坎集·卷二·泄泻》)

戊己丸

【组成】黄连酒炒、白芍煨、吴茱萸炒各等份。

【用法】上为末，用小米饮为丸，梧子大，每服五六十丸，空心米汤送下。

【主治】脾经受湿，泻泄不止，米谷不下，脐腹刺痛。(《济世全书·坎集·卷二·泄泻》)

【注】《寿世保元·卷三·泄泻》录有本方，或腹疼痛。

无名方二十二

【组成】人参、白术、干姜、甘草。

【用法】水煎热服。中寒重者，加附子。

【主治】泄泻，手足冷，不渴，腹痛。(《寿世保元·卷三·泄泻》)

无名方二十三

【组成】肉豆蔻一个，乳香少许。

【用法】用肉豆蔻。剜窍，入乳香少许，面裹煨，去面为末，作一服。空心陈米汤送下。

【主治】脾泻，久有寒者。(《种杏仙方·卷一·痢疾》)

万补丸

【组成】苍术八两，厚朴去皮、陈皮各五两，甘草、小茴香略炒各三两。

【用法】上为末，听用。将牙猪肚一个，莲肉为末半斤，将猪肚擦洗极净，入莲肉末于中，线扎住，用猪腰二个同煮，用童便煮，极烂为度，取出捣如泥，和前药再捣极匀为丸，如梧子大。每服七八十丸，姜汤送下，百水亦可。

【主治】脾胃不和，溏泄晨泄，一切脾气不足。治男子遗精，女人赤白带下。(《鲁府禁方·卷一·福集·泄泻》)

五苓散

【组成】猪苓，白术，茯苓，泽泻，肉桂。

【用法】白水煎。

【主治】中暑烦热渴，大便泄泻溏，小便赤涩少。

【效果】分利阴阳。

【方歌】五苓散内用猪苓，白术茯苓泽泻停。

　　　　　肉桂用之多与少，白水煎来止渴行。(《云林神彀·卷一·中暑》)

【注】《古今医鉴·卷五·泄泻》录有本方，濡泄肠鸣多水。

十四、 便秘小方

蜜导法

【组成】蜜。

【用法】蜜炼如饴，乘热捻如指，长二寸，两头如锐，纳谷道中。

【主治】大便闭结不通，日久不能服药者。

【效果】良久下燥粪。加皂角末少许，更效。且便于老人。(《寿世保元·卷五·大便闭》)

无名方一

【组成】黄荆子。

【用法】凉水吞服。

【主治】大便不通。(《济世全书·艮集·卷三·大便秘》)

无名方二

【组成】商陆。

【用法】捣烂敷脐上。

【主治】大便闭结。

【效果】立通。(《济世全书·艮集·卷三·大便秘》)

无名方三

【组成】乌桕木一寸。

【用法】劈破,以水煎,取小半盏服之。

【主治】大便不通。

【效果】立通。(《济世全书·艮集·卷三·大便秘》)

无名方四

【组成】牙皂。

【用法】烧存性,为末,空心米饮或酒调下三钱。

【效果】立通。(《种杏仙方·卷二·大便闭》)

蜜煎导法

【组成】蜜,皂角末。

【用法】炼蜜如饴,乘热捻如指大,长三寸,两头如锐,纳入谷道中,良久,下结粪。加皂角末少许尤妙。如无蜜,以香油灌入谷道中。

【主治】自汗,大便闭结不通甚。(《万病回春·卷之二·伤寒》)

【注】《济世全书·艮集·卷三·大便秘》录有本方,且便于老人,并日久不能服药者。良久下燥粪。

仁子粥

【组成】火麻仁、紫苏子。

【用法】不拘多少,二味研烂,水滤取汁,煮粥食之。

【主治】大便不通。

【效果】能顺气,滑大便。(《济世全书·艮集·卷三·大便秘》)

猪胆导法

【组成】猪胆一枚。

【用法】猪胆,倾去一小半,仍入好醋在内,用竹管相接,套入谷道中，以手捻之，令胆汁直射在内。

【主治】大便闭结不通。

【效果】少许即通，盖酸苦益阴，以润燥也。（《寿世保元·卷五·大便闭》）

【注】《古今医鉴·卷三·伤寒》录有本方，阳明自汗，小便利，大便结，不可攻者。一时通许。《济世全书·艮集·卷三·大便秘》也录有本方，自汗，小便利而大便燥硬，不可攻。少时即通。

无名方五

【组成】大麦芽，黄酒。

【用法】大麦芽，不拘多少，捣碎入黄酒壶煮一沸，服之。

【主治】大便不通。

【效果】立通。（《鲁府禁方·卷二·寿集·大便闭》）

无名方六

【组成】大田螺二三枚，盐一撮。

【用法】和壳生捣碎，置患者脐下一寸三分，用宽帛紧系之。

【主治】大便闭结至极，昏不知人，亦治脚气。

【效果】即通。（《济世全书·艮集·卷三·大便秘》）

无名方七

【组成】黑丑。

【用法】用黑丑，半生半炒，为末。每服二钱，姜汤调下，热茶亦可。（《种杏仙方·卷二·大便闭》）

无名方八

【组成】荆芥、大黄。

【用法】各为末。如小便不通，荆七黄三；如大便不通，荆三黄七；大小便俱不通，各五钱，水调服。（《种杏仙方·卷二·大便闭》）

无名方九

【组成】萝卜子一合，皂灰。

【用法】萝卜子，擂，冷水调皂灰末。每服二三钱。

【效果】服即通。(《种杏仙方·卷二·大便闭》)

无名方十

【组成】蜜一盏，芒硝二钱。

【用法】滚汤调，空心服。(《种杏仙方·卷二·大便闭》)

【注】《济世全书·艮集·卷三·大便秘》录有本方，大便闭塞不通。

无名方十一

【组成】生姜，盐。

【用法】削如小指，长二寸，盐涂之，内下部中。

【主治】大便不通。

【效果】去燥粪。(《济世全书·艮集·卷三·大便秘》)

无名方十二

【组成】粟米，火麻仁微炒，不拘多少。

【用法】粟米，水煮熟，入火麻仁，入粥再煮一二沸，饮汤。(《种杏仙方·卷二·大便闭》)

【注】《寿世保元·卷五·大便闭》录有本方，大便不通，并伤寒杂证。即通。《济世全书·艮集·卷三·大便秘》也录有本方，大便不通并伤寒杂症，用药不行者。立效。

润肠丸

【组成】蜂蜜一两，香油五钱，朴硝一撮。

【用法】上合一处，水一钟，煎数沸，温服。

【主治】虚老人大便闭结。(《古今医鉴·卷八·闭结》)

香油导法

【组成】葱汁，香油，猪尿胞。

【用法】用竹管蘸葱汁，深入大便内，以香油一半，温水一半，同入猪胞内，捻入竹管，将病人倒放，脚向上。

【主治】大肠实热，大便闭结不通。

【效果】立时即通。(《寿世保元·卷五·大便闭》)

无名方十三

【组成】大黄^{研末}三钱，皮硝五钱，烧酒。

【用法】一处合，烧酒调服。

【主治】大便不通腹胀满。

【方歌】大便不通腹胀满，大黄研末三钱管。

五钱皮硝一处和，烧酒调服只一碗。（《云林神彀·卷三·大便闭》）

无名方十四

【组成】大黄、皮硝、牙皂等份。

【用法】水煎。

【主治】大便不通。

【效果】一服立通。（《鲁府禁方·卷二·寿集·大便闭》）

【注】《寿世保元·卷五·大便闭》录有本方，大肠实热。又方，用大黄末三钱、皮硝五钱，用好烧酒一碗，泡化服之。又方，用皮硝五钱，热酒化开，澄去渣，加香油三四茶匙，温服。立效。

无名方十五

【组成】皮硝五钱。

【用法】皮硝热酒化开，澄去渣加香油三四匙，温服。

【主治】大便闭结。

【效果】立通。（《济世全书·艮集·卷三·大便秘》）

通肠饮

【组成】皮硝^{提过净者}，五子，葱白连须五枝^{捣烂}，加蜜少许。

【用法】用黄酒调饮。

【主治】大便不通。

【效果】即通。（《鲁府禁方·卷二·寿集·大便闭》）

无名方十六

【组成】大黄一两，皮硝一两半，细茶一两，蜂蜜三匙。

【用法】上用水煎，去渣温服。

【主治】大便不通。

【禁忌】忌生冷之物。(《鲁府禁方·卷二·寿集·大便闭》)

无名方十七

【组成】皮硝水化一撮,香油一盏,皂角末少许,猪尿胞。

【用法】用竹管,一头套入谷道中,一头以猪尿胞,将三味入内,放竹管里,用手着力一捻。

【主治】大便不通。

【效果】药入即通。(《古今医鉴·卷八·闭结》)

东流饮

【组成】细茶一撮,生芝麻一撮,生桃仁七枚,大黄一钱或二三钱,甘草五分。

【用法】上用长流水,生擂碎服。

【主治】大便热结闭塞。

【效果】立效。(《古今医鉴·卷八·闭结》)

无名方十八

【组成】细茶一撮,生芝麻一撮,生桃仁七枚,生大黄一钱或二三钱,甘草五钱。

【用法】上用长流水生捣烂服。

【主治】大便闭结。

【效果】立通。(《济世全书·艮集·卷三·大便秘》)

十五、 便秘癃闭小方

无名方一

【组成】大蜣螂。

【用法】不拘多少,用线串起来,阴干,放净砖上,四面以灰火烘干,以刀从腰切断,大便闭用上半截,小便闭用下半截,各为末,新汲水调服。二便俱不通者全用之。

【主治】大小便不通。(《济世全书·艮集·卷三·大小便秘》)

【注】《古今医鉴·卷八·闭结》也录有本方,六七月份,寻牛粪中大蜣螂,用线串起,阴干收贮。用时取一个要全者,放净砖上,四面以灰火烘干,以刀从腰切断。如大便闭,用上半截;小便

闭，用下半截。各为末，新汲水调服。二便俱闭，则全用之。

无名方二

【组成】皂角，米汤。

【用法】烧灰，以米汤调下三钱。

【主治】大小便不通经三五日者。（《济世全书·艮集·卷三·大小便秘》）

铁脚丸子

【组成】皂角，酒。

【用法】用皂角去皮子，炙研细末，酒糊丸用三十丸，酒下。

【主治】大小便闭结，脏腑有实热。

【效果】二便即通活。

【歌诀】铁脚丸子用皂角，去皮子炙研细末。

酒糊丸用三十丸，酒下二便即通活。（《云林神彀·卷三·大小便闭》）

蜗牛膏

【组成】蜗牛三枚，麝香。

【用法】去壳，捣如泥，加麝香少许，纳脐中，以手揉按之。

【主治】大小便不通。

【效果】立通。（《寿世保元·卷五·二便闭》）

倒换散

【组成】大黄，杏仁。

【用法】大便不通，大黄一两，杏仁三钱。小便不通，大黄三钱，杏仁一两，水煎服。

【主治】大小便不通。（《古今医鉴·卷八·闭结》）

无名方三

【组成】蜜一钟，皮硝二钱，滚白汤一钟。

【用法】空心调下。

【主治】大小便闭不通。（《万病回春·卷之四·大小便闭》）

无名方四

【组成】木通。

【用法】为末，黄酒送下。大人多用，小人少用。

【主治】大小便闭不通。(《万病回春·卷之四·大小便闭》)

无名方五

【组成】盐，蒜片。

【用法】急炒盐来塞满脐，蒜片覆盐堆艾熨。

【主治】二便俱闭。(《济世全书·艮集·卷三·大小便秘》)

无名方六

【组成】猪胆，猪皂牙角末。

【用法】猪胆调，竹筒吹入粪门。

【主治】大小便不通。(《济世全书·艮集·卷三·大小便秘》)

无名方七

【组成】甘遂五分，麝香三厘。

【用法】甘遂面裹火煨熟，取出为末，入麝香，捣饭为丸，淡姜汤下。

【主治】大小便闭结不通，肚腹胀满，咽喉闭塞，水浆不入，痰壅气喘，伤寒结胸，卧不倒床，此幽门气闭不通，死在须臾。(《济世全书·艮集·卷三·大小便秘》)

无名方八

【组成】猪牙皂角末，猪胆汁，葱汁。

【用法】猪胆汁调，竹管吹入粪口，葱汁吹入马口。

【主治】大小便不通。

【效果】愈。(《寿世保元·卷五·二便闭》)

颠倒散

【组成】大黄六钱，滑石、牙皂各三钱。

【用法】上为末，黄酒送下。如大便不通，依前分服之。如小便不通，大黄用三钱，滑石六钱，皂角如前。如大小便俱不通，大黄、滑石均分，皂角亦如前。

【主治】大小便闭结，脏腑有实热。

【歌诀】颠倒大黄用六钱，滑石牙皂减半研。

　　　　大便小便不同研，临时对症可加添。(《云林神彀·卷三·大小便闭》)

无名方九

【组成】带土生姜一块，淡豆豉二十一个，盐两匙，连根葱一茎洗。

【用法】同研烂，捏饼烘热掩脐中，以帛敷定。

【主治】大小二便不通。

【效果】良久气自透，即通。(《济世全书·艮集·卷三·大小便秘》)

无名方十

【组成】生姜半两，葱白根叶一大茎，盐一捻，豆豉三十粒。

【用法】上捣烂，安脐中，须烘热，以帛扎定，良久气透。

【主治】老人大小便不通。(《寿世保元·卷五·二便闭》)

十六、痢疾小方

无名方一

【组成】陈久萝卜缨。

【用法】煎汤服之。

【主治】痢久不愈者。

【效果】止痢如神。(《万病回春·卷之三·痢疾》)

【注】《济世全书·坎集·卷二·痢疾》录有本方，脏腑实热，或小便不通，或大便不通。《寿世保元·卷八·痢疾》也录有本方，一方，用苋菜煎汤服。

无名方二

【组成】陈苋菜。

【用法】煎汤。

【主治】老年久痢不止，肌瘦如柴，昼夜无度，命已将危。

【效果】一服立止。(《济世全书·坎集·卷二·痢疾》)

干柿散

【组成】干柿不拘多少。

【用法】焙干，烧存性每服二钱，米饮调下。

【主治】肠风，脏毒，肠澼。

【效果】神效。(《古今医鉴·卷八·肠澼》)

无名方三

【组成】干柿饼。

【用法】烧存性为末，每服一钱，空心米汤调下。

【主治】大便下血。(《鲁府禁方·卷二·寿集·肠澼》)

【注】《种杏仙方·卷二·肠澼》录有本方，主治肠风、脏毒、肠澼。

无名方四

【组成】苦参。

【用法】用苦参炒为末，每服半钱，米汤调下。

【主治】血痢。(《寿世保元·卷八·痢疾》)

无名方五

【组成】茅根不拘多少。

【用法】煎汤服之。

【主治】大便下血。

【效果】立止。(《鲁府禁方·卷二·寿集·肠澼》)

无名方六

【组成】木鳖子。

【用法】用烧饼一个，乘热分作两边，将一边纳木鳖子泥，搭脐上，冷则易之。

【主治】噤口痢，并泻。(《古今医鉴·卷十三·痢疾》)

无名方七

【组成】南草乌三两。

【用法】一两烧存性，一两去皮尖，火煨，一两去皮尖，生用。上为末，水打面糊丸，如绿豆大。每三五丸或八九丸。水泻，熟水待冷送下；去血，黄连甘草汤下；白痢，干姜汤下，俱用冷服。

【主治】泻痢。

【禁忌】忌一切热物，鸡肉鱼胙腥腻等物。（《古今医鉴·卷十三·痢疾》）

无名方八

【组成】人参一两。

【用法】水煎服之。

【主治】老年久痢不止，肌瘦如柴，昼夜无度，命已将危。（《济世全书·坎集·卷二·痢疾》）

无名方九

【组成】石莲肉，陈仓米汤。

【用法】石莲肉为末，每服二三钱，用陈仓米汤调下。呕加生姜汁二三匙。

【主治】噤口痢、米谷不下者。（《万病回春·卷之三·痢疾》）

【注】《寿世保元·卷八·痢疾》录有本方，去壳并内红皮及心，为细末每服量儿大小，或五分。

无名方十

【组成】石莲子。

【用法】去壳并内红皮及心，为末。每二三钱，用井花水调下。日进二服。

【主治】噤口痢，汤饮米谷不下。（《种杏仙方·卷一·痢疾》）

无名方十一

【组成】酸石榴皮一个。

【用法】酸石榴皮劈破，火烧黑灰为末。每服二钱，不拘时，米汤调下。作丸服亦可。

【主治】久痢。（《鲁府禁方·卷一·福集·痢疾》）

参连汤

【组成】人参五钱，黄连一两。

【用法】上剉一剂，水煎，终日时呷之。

【主治】下痢噤口不食者，脾虚胃热甚也。（《万病回春·卷之三·痢疾》）

仓连煎

【组成】陈仓米赤痢用三钱，白痢用七钱，赤白痢兼用五钱，黄连赤痢用七钱，白痢用三钱，赤白相兼用五钱。

【用法】上剉，水一钟半，煎至七分，露一宵，空心温服。

【主治】噤口痢，不拘赤白。（《古今医鉴·卷五·痢疾》）

封脐治痢良方

【组成】王瓜藤经霜，晒干，烧存性，香油。

【用法】上为末，香油调，纳脐中。

【主治】痢疾。

【效果】立效。（《古今医鉴·卷十三·痢疾》）

【注】《济世全书·坎集·卷二·痢疾》录有本方，治噤口。登时愈。

凤凰煎

【组成】鸡子一枚，黄蜡一块。

【用法】鸡子打破，黄蜡铫内熔，以鸡子拌炒热，空心食之。

【主治】休息痢及疳泻日久，不能愈者。（《古今医鉴·卷十三·痢疾》）

海上方

【组成】丝瓜根，香油。

【用法】丝瓜根经霜一二次，收采洗净，夜露十余宿，悬当风处阴干，每服三五钱，剉散，水煎热，去渣，滴香油如钱大，空心温服。

【主治】痢疾，痔漏，脱肛。

【禁忌】忌鸡、烧酒。

【效果】一日一服，即效。（《古今医鉴·卷八·肠澼》）

鲫鱼脍

【组成】枯白矾四钱，赤石脂一钱。

【用法】上为细末，每大人用二匙，小者一匙，随意加减。用活鲫鱼一尾，去鳞、肠，将前药擦入肚内，用真香油、葱花、醋、酱煎炼，如常碗盛，碟盖。噤口者，放在鼻边熏之二三次，即时胃开，食之无妨。

【主治】赤白痢，噤口痢。

【效果】赤白痢，亦食之有效，初痢不用。（《济世全书·坎集·卷二·痢疾》）

将军饮

【组成】锦纹大黄一两，好酒二钟。

【用法】剉，酒浸半日，煎至七分，去渣，分作二次服，以利为度。

【主治】痢脓血稠黏，里急后重，昼夜无度，不问新久，及愈而又发，止而复作，名曰休息痢。（《古今医鉴·卷五·痢疾》）

姜茶汤

【组成】老生姜细切二钱，细茶叶三钱。

【用法】上用新汲水煎服。一方，加连根韭菜一握，三味同捣汁，酒调服。

【主治】痢疾腹痛，不问赤白冷热。

【效果】又且调平阴阳，况于暑毒酒食毒，皆能解之也。（《古今医鉴·卷五·痢疾》）

六一散

【组成】白滑石六两，粉草炙一两。

【用法】共为细末，每服三钱，白水调，无时服。

【主治】痢疾。

【效果】治痢之圣药。（《济世全书·坎集·卷二·痢疾》）

秘方

【组成】白萝卜汁一钟，蜜一钟。

【用法】共煎滚调匀，温服。

【主治】痢疾久不愈者。

【效果】立止。(《万病回春·卷之三·痢疾》)

纳脐膏

【组成】黄瓜藤不拘多少，香油。

【用法】黄瓜藤连茎叶经霜者，晒干烧灰存性，出火毒，上用香油调，纳脐中。

【主治】噤口痢，危急之证。

【效果】用之立愈。(《古今医鉴·卷五·痢疾》)

舒凫饮

【组成】白鸭一只。

【用法】杀取血，以滚酒和饮之。

【主治】白痢如鱼冻色，久不愈者。

【效果】立止。(《古今医鉴·卷五·痢疾》)

【注】《种杏仙方·卷一·痢疾》录有本方。

无名方十二

【组成】白萝卜，蜂蜜。

【用法】白萝卜捣汁，与蜂蜜停对服。

【主治】痢不拘赤白。

【效果】三四匙即愈。(《鲁府禁方·卷一·福集·痢疾》)

【注】《寿世保元·卷八·痢疾》录有本方，脏腑实热，或小便不通，或大便不通。

无名方十三

【组成】百草霜，酒。

【用法】为末，空心用酒调服，米汤亦可。

【主治】白痢，肚腹疼痛。(《寿世保元·卷十·单品杂治·百草霜治验》)

无名方十四

【组成】蝉蜕。

【用法】炒为末，每服一钱，白痢，烧酒下；红痢，黄酒下。(《种杏仙方·卷一·痢疾》)

【注】《济世全书·坎集·卷二·痢疾》录有本方。

无名方十五

【组成】车前草并子，蜜一合。

【用法】捣汁一盏，入蜜，煎温分二服。

【主治】热痢不止。（《济世全书·坎集·卷二·痢疾》）

无名方十六

【组成】椿根皮。

【用法】炒为末。白痢，白糖加凉水服；赤痢，用蜜水和凉水服。

【主治】痢疾。（《济世全书·坎集·卷二·痢疾》）

无名方十七

【组成】大黄一两，酒二钟。

【用法】浸半日，煎至八分，作二次服之。

【主治】痢脓血稠黏，里急后重，昼夜无度。（《种杏仙方·卷一·痢疾》）

无名方十八

【组成】枫球。

【用法】微炒，晒干为末，每服三钱，酒调下。米汤亦可。

【主治】血证便血方。（《济世全书·震集·卷四·失血·肠澼》）

无名方十九

【组成】槐枝，艾稞。

【用法】煎水一盆，先熏后洗，坐荡其小腹下。

【主治】下痢，里急后重，腹中痛楚难禁者。

【效果】即时通快也。（《济世全书·坎集·卷二·痢疾》）

无名方二十

【组成】槐子不拘多少。

【用法】槐子不拘多少，炒为末，雄猪胆为丸，梧子大。每服五十丸，空心白滚水送下。

【主治】大便下血。(《鲁府禁方·卷二·寿集·肠澼》)

无名方二十一

【组成】黄连，人参。

【用法】煎汤终日呷之。

【主治】噤口痢。

【效果】加上石莲为绝妙。

【方歌】噤口痢是胃口热，黄连人参减半切。

　　　　煎汤终日细呷之，加上石莲为绝妙。(《云林神彀·卷二·痢疾》)

无名方二十二

【组成】黄连一两，金华酒。

【用法】煎服。

【主治】大便下血如流水不止者。

【效果】一服立止。(《鲁府禁方·卷二·寿集·肠澼》)

无名方二十三

【组成】鸡一只，胡椒末五钱。

【用法】鸡，去毛粪，切片，入罐内，用胡椒末，入水同炊，用皮纸重重密封，待熟，用簪子刺孔，令患痢人鼻孔闻之。

【主治】下痢噤口。

【效果】即立时思食。(《寿世保元·卷三·痢疾》)

【注】《济世全书·坎集·卷二·痢疾》录有本方。

无名方二十四

【组成】老生姜、细茶末各三钱。

【用法】新汲水煎服。一方加连根韭菜，三味同捣汁，酒调服亦可。

【主治】痢疾腹痛，不问赤白冷热。(《种杏仙方·卷一·痢疾》)

无名方二十五

【组成】莲肉，蜜。

【用法】莲肉不拘多少，为细末。每服二钱，蜜水调下。

【主治】噤口痢不思饮食。(《鲁府禁方·卷一·福集·痢疾》)

无名方二十六

【组成】绿豆，白糖。

【用法】绿豆炒为末，入白糖，和凉水服。

无名方二十七

【组成】马齿苋，蜜一匙。

【用法】绞汁二合，和蜜，空心服。

【主治】血痢。(《济世全书·坎集·卷二·痢疾》)

无名方二十八

【组成】糯米半升，生姜汁。

【用法】糯米入生姜汁，浸，炒为末，每服三钱，白汤调下。

【主治】噤口痢不思饮食。(《鲁府禁方·卷一·福集·痢疾》)

无名方二十九

【组成】肉豆蔻，乳香一粒。

【用法】肉豆蔻面包煨过，入乳香，为末。每服二三分，米汤调下。

【主治】白痢。(《鲁府禁方·卷一·福集·痢疾》)

无名方三十

【组成】肉豆蔻，乳香一粒。

【用法】肉豆蔻，面包煨，乳香共为末，每服二三分，米汤调下。

【主治】白痢。(《寿世保元·卷八·痢疾》)

无名方三十一

【组成】石莲，陈仓米，姜汁。

【用法】石莲，研末每服二三钱，陈仓米调匀服，呕加姜汁。

【主治】痢疾噤口。

【效果】立时痊。

【方歌】痢疾噤口用石莲，研末每服二三钱。

陈仓米汤调匀服，呕加姜汁立时痊。（《云林神彀·卷二·痢疾》）

无名方三十二

【组成】石莲肉四两，公猪肚。

【用法】去壳槌碎，入猪肚内水煮烂，去莲肉，将肚并汤食之。

【主治】大便下血。

【效果】立止。（《济世全书·震集·卷四·失血·肠澼》）

无名方三十三

【组成】甜梨一个，蜜。

【用法】梨挖空，入蜜，填满，纸包，火煨熟吃。

【主治】小儿噤口痢。

【效果】立止。（《寿世保元·卷八·痢疾》）

无名方三十四

【组成】王瓜。

【用法】削去皮，蘸蜜吃一二个。

【效果】当日腹痛一阵，利下积滞而愈。（《种杏仙方·卷一·痢疾》）

无名方三十五

【组成】乌梅六七个，黄酒。

【用法】乌梅，烧存性，为末。空心黄酒调。

【主治】赤白痢疾久不止者。

【效果】一服见神效。（《鲁府禁方·卷一·福集·痢疾》）

无名方三十六

【组成】乌梅三钱，陈细茶三钱。

【用法】为末，米汤调服。

【主治】噤口痢。（《种杏仙方·卷一·痢疾》）

无名方三十七

【组成】五倍子。

【用法】为末，每三钱，茶调服。

【主治】红白痢。(《种杏仙方·卷一·痢疾》)

无名方三十八

【组成】白砂糖一两,鸡子清一个,烧酒一钟半。

【用法】煎八分。

【主治】痢疾。

【效果】温服立止。(《济世全书·坎集·卷二·痢疾》)

立效散一

【组成】净黄连四两酒洗,吴茱萸三两同炒,去茱萸不用,陈枳壳二两去瓤,麸炒。

【用法】上二味为细末,每服三钱,空心,黄酒调下;泄泻,米汤下;噤口痢疾,陈仓米送下。

【主治】赤白痢疾,脓血相兼,里急后重,疼痛。

【效果】一服即止。(《万病回春·卷之三·痢疾》)

三白汤

【组成】白砂糖一两,鸡子清一个,烧酒一钟半。

【用法】煎八分温服。

【主治】痢不拘赤白。(《古今医鉴·卷五·痢疾》)

仙梅丸

【组成】细茶、乌梅各一两。

【用法】上为末,生蜜捣作丸,弹子大。每一丸,冷水送下。

【主治】痢疾发热发渴。(《古今医鉴·卷五·痢疾》)

香连丸

【组成】川黄连,吴茱萸二两,南木香一两。

【用法】川黄连,以水润切薄片,吴茱萸水泡乘湿以黄连合和碗盛,另器盛之蒸时许,取出同炒,拣去吴茱萸不用,上为细末,醋煮,面糊为丸,如梧子大,每服二十丸,空心米汤下。

【主治】冷热不调,下痢赤白,脓血相杂,里急后重。(《济世全书·坎集·卷二·痢疾》)

【加减】噤口痢加石莲肉二两。

枳连丸

【组成】黄连炒四两，枳壳炒四两。

【用法】上为末，水糊为丸，如梧子大，每服七十丸，茶清下。

【主治】肠胃闭闷下血，积热脏毒。（《济世全书·震集·卷四·失血·肠澼》）

无名方三十九

【组成】槐花一两，黄连一两。

【用法】同炒，血在粪前槐调酒，血中粪后酒调连。

【主治】肠风脏毒。（《济世全书·震集·卷四·失血·肠澼》）

无名方四十

【组成】黄连、细茶、生姜各等份。

【用法】水煎服。

【主治】热痢。（《古今医鉴·卷十三·痢疾》）

无名方四十一

【组成】黄连、生姜四两，仓米。

【用法】生姜捣烂同连炒，炒干去姜连研细，仓米饭丸每二钱，白痢陈皮汤送去；赤痢甘草汤送下；赤白痢陈皮甘草汤送下；脾泄腊茶清可吞。

【主治】一切噤口赤白痢。

【方歌】一切噤口赤白痢，黄连生姜四两制。

生姜捣烂同连炒，炒干去姜连研细。

仓米饭丸每二钱，白痢陈皮汤送去。

赤痢甘草可煎汤，赤白陈皮甘草是。

脾泄腊茶清可吞，妙方留下君须记。（《云林神彀·卷二·痢疾》）

无名方四十二

【组成】黄连末，木香末，猪脏，米汤。

【用法】十分之一，入猪脏头，去油入药，煮烂捣为丸，每五十丸，空心米汤下。

【主治】久痢、休息痢百方不效。(《济世全书·坎集·卷二·痢疾》)

无名方四十三

【组成】肉豆蔻煨，去油三钱，麦面四两。

【用法】为末，麦面同和，切面，入葱、盐煮，如常食之。

【主治】泻痢久不止。(《寿世保元·卷八·痢疾》)

无名方四十四

【组成】松花，薄荷，蜜。

【用法】松花筛细末。每二钱，用薄荷煎汤，入蜜调下。

【主治】疫毒热痢。(《种杏仙方·卷一·痢疾》)

无名方四十五

【组成】五倍子、枯白矾、石榴皮等份。

【用法】为末，炼蜜为丸，如黄豆大。每服一丸，空心冷水下。

【主治】久痢。(《种杏仙方·卷一·痢疾》)

椿根散

【组成】椿根白皮二两，松花面、地榆、荷叶蒂约四指长各一两。

【用法】上和匀为末。若白痢白糖调服，红痢黑糖调服。

【主治】痢疾。

【效果】治痢疾如神。立止。(《鲁府禁方·卷一·福集·痢疾》)

椿鸡丸

【组成】雪里炭一只，黄连一两，椿根白皮一两，酒。

【用法】鸡吊死，去肠毛，入黄连、椿皮于肚内，好酒辉熟。去药食鸡。

【主治】久痢不止。

【效果】神效。(《古今医鉴·卷五·痢疾》)

立效散二

【组成】黄连酒洗四两，吴茱萸二两，枳壳麸炒二两。

【用法】黄连、吴茱萸同炒，去茱萸不用。上为末。每服三钱，空心酒送下。泄泻，米汤下；噤口痢，陈仓米汤下。

【主治】痢，腹中疠痛，赤白相兼。

【效果】即止。(《古今医鉴·卷五·痢疾》)

【注】《济世全书》载，名为立法效无双方，酒洗吴茱萸，同连炒，去吴茱萸不用，枳壳麸炒，上共为末，稀粥和为丸，梧子大。每服七八十丸，空心温酒送下。泄泻，米汤送下。(《济世全书·坎集·卷二·痢疾》)

实肠散

【组成】干山药炒黄色一两，好莲肉炒，去心一两，炒黄米一合。砂糖。

【用法】上共为细末，用砂糖调热汤和匀前药末，不干不稀，渐渐调服，后用清米汤漱口。

【主治】久痢去多。

【效果】常服之最效。(《万病回春·卷之三·痢疾》)

汤泡汤

【组成】粟壳蜜水炒三钱，乌梅一个去核，甘草三分，蜜三匙。

【用法】上剉碎，用滚水一钟，泡浸一时，去渣，三次服之。

【主治】久痢不愈。(《万病回春·卷之三·痢疾》)

驻车丸

【组成】黄连三两炒，当归一两半，干姜一两炮，阿胶一两半蛤粉炒。

【用法】上为末，醋糊为丸，如梧子大。每三十丸，米饮下。

【主治】下痢赤白，腹痛甚者及休息痢。(《济世全书·坎集·卷二·痢疾》)

无名方四十六

【组成】黄鸡一只。

【用法】制如食法，以炭火炙之，盐、醋、椒末搭之。炙令香，熟食。患人在侧，闻香即食其肉。

【主治】下痢禁口不饮食。(《鲁府禁方·卷一·福集·痢疾》)

无名方四十七

【组成】醇酒半盏，姜汁半盏，仓米汤半盏，陈干松菜一撮。

【用法】三味合一处，入陈干松菜，揉烂，一并食之。

【主治】下痢诸药不效者。

【效果】胃口立开。如口不开，用铁箸拨开牙齿，灌下立已。
(《寿世保元·卷三·痢疾》)

无名方四十八

【组成】大团鱼一个，生姜七片，砂糖一小块，米粉。

【用法】大团鱼，水煮去肠甲，加生姜，砂糖，不用盐酱，少
入米粉作羹吃一二碗。

【主治】痢久不愈者。

【效果】其痢立止。(《万病回春·卷之三·痢疾》)

无名方四十九

【组成】黄连三钱，人参一钱五分，甘草五分，石莲肉一钱。

【用法】上用水煎，终日呷之。如吐，再强饮，但得一呷下咽。

【主治】下痢噤口，饮食不下，多是胃气热甚。

【效果】便好。(《寿世保元·卷三·痢疾》)

无名方五十

【组成】黄连四两，吴茱萸二两，酒，枳壳麸炒二两。

【用法】炒干去吴茱萸不用，为末，三钱空肚服。

【主治】泻肠痢疾。

【效果】立安痊。

【方歌】立效四两净黄连，二两吴茱共酒眠。

    炒干去吴茱不用，麸炒枳壳二两全。

    为末三钱空肚服，泻肠痢酒立安痊。(《云林神彀·卷
二·痢疾》)

不二饮

【组成】槟榔、常山、知母、贝母等份，酒。

【用法】酒煎露一宿，五更温服。

【主治】疟疾人壮盛。

【禁忌】煎此药，勿犯妇人手，又不宜太煎过了。

【效果】用药可单截，不拘新与久，一服如神捷。

【方歌】不二饮内用槟榔，常山知母贝母良。

等份酒煎露一宿，五更温服见神方。（《云林神彀·卷
二·痢疾》）

独将军丸

【组成】大黄一斤。

【用法】分四份，四两用黄连一两泡水浸，同炒。四两用吴茱
萸一两先泡水浸，同炒，四两用童便浸炒，四两用乳汁浸炒上为细
末，米糊为丸，梧子大，将一半蒸过各收贮，每服将蒸过者一半，
未蒸过者一半。赤痢，黄连汤下；白痢，吴茱萸汤下；赤白痢，
连、茱汤下。

【主治】痢。

【效果】治痢如神。（《济世全书·坎集·卷二·痢疾》）

槐黄丸

【组成】黄连酒炒四两，槐花炒四两，猪大肠头上一尺，韭菜
二斤。

【用法】上为末，入猪大肠，用韭菜煮烂，去菜用肠药，捣烂，
丸如梧子大。如湿，加神曲丸。每服八十丸，空心米汤下。

【主治】肠风，脏毒、便血、痔漏。

【效果】神效。（《古今医鉴·卷八·肠澼》）

无名方五十一

【组成】红麻子百粒，巴豆四十九个，雄黄、朱砂各五钱，蜂
蜜量加。

【用法】共捣烂，小儿痢贴印堂如钱大，二炷香即起。久痢贴
三日，一日一换。男女五七岁，贴三炷香。口疮贴鼻尖，久，贴三
日，一日一换。如少合，二麻子一豆，雄、朱一分。

【主治】痢疾口疮。

【效果】神效。(《鲁府禁方·卷三·康集·痢疾》)

无名方五十二

【组成】生姜三片，枣三个，乌梅三个，甘草一寸，榴皮半个。

【用法】榴皮锅内炒，二钟水煎一钟，温服。

【主治】痢疾。(《种杏仙方·卷一·痢疾》)

第四节　肝胆病证

一、胁痛小方

无名方一

【组成】芥菜子。

【用法】水研敷。服亦可。

【效果】此方经验甚效。(《种杏仙方·卷二·胁痛》)

治诸痛熨法

【组成】韭菜，醋。

【用法】连根捣烂，醋拌炒，绢布熨痛处。

【主治】诸痛。(《济世全书·巽集·卷五·腰痛》)

【注】《种杏仙方·卷二·胁痛》录有本方，胁肋诸痛。

无名方二

【组成】柴胡五钱，青皮一两。

【用法】水煎服。

【主治】腰痛。

【效果】尤妙。(《云林神彀·卷三·胁痛》)

无名方三

【组成】吴茱萸，醋。

【用法】醋研匀，敷。(《种杏仙方·卷二·胁痛》)

大黄附子汤

【组成】大黄一两，大附子一两重一枚，细辛一两。

【用法】上判，水煎温服。

【主治】胁下偏痛，发热，其脉紧弦，次寒也。(《济世全书·巽集·卷五·腰痛》)

开气散

【组成】枳壳去瓤，麸炒二两半，甘草炙七钱五分。

【用法】上为末，每服二钱，浓煎，葱白汤下，不拘时服。

【主治】胁间痛，如有物刺，是气实也。(《鲁府禁方·卷二·寿集·胁痛》)

【注】《种杏仙方·卷二·胁痛》录有本方。

无名方四

【组成】小茴香炒一两，枳壳麸炒五钱。

【用法】为末。每服二钱，盐汤调下。

【主治】胁肋痛。(《种杏仙方·卷二·胁痛》)

无名方五

【组成】香附子醋一碗，盐一两煮干四两，白芍药二两，肉桂二两，玄胡索炒二两。

【用法】上为末，每服三钱，空心滚汤调。

【主治】妇人胁痛。(《古今医鉴·卷十·诸痛》)

推气散

【组成】片姜黄、枳壳麸炒各一钱，桂心少许，甘草炙五分，生姜三片。

【用法】上判一剂，水煎，食远服。

【主治】右胁痛者，肝邪入肺。(《寿世保元·卷五·胁痛》)

【注】《济世全书·巽集·卷五·腰痛》录有本方，上共为末，每服二钱，姜汤调下，水煎亦可。胀满不食。《万病回春·卷之五·胁痛》录有本方，胀满不食。

二、黄疸小方

《内经》曰：诸湿肿满，皆属脾土。夫黄疸为病，肌肉必虚肿而色黄。盖湿热郁结于脾胃之中，久而不散，故其土色形于面与肌肤也。盖脾主肌肉，肺主皮毛，母能令子虚，母病子亦病，是故有诸内者，必形诸外。

其证有五：曰黄汗，曰黄疸，曰酒疸，曰谷疸，曰女痨疸。虽有五者之分，终无寒热之异。（《寿世保元·卷三·五疸》）

露珠饮

【组成】露珠。

【用法】露珠即土豆，形如姜，捣烂取汁，半碗服之。

【主治】五疸黄病。

【效果】神效。（《鲁府禁方·卷二·寿集·五疸》）

三川刘尚书方

【组成】乌骨白雄鸡一只。

【用法】干捋去毛，破开，刳去肠杂，刀切烂，铺心胸间。

【主治】湿热发黄，死在旦夕。

【效果】黄退病愈，神效。（《古今医鉴·卷三·伤寒》）

无名方一

【组成】生姜渣。

【用法】时时周身擦之。

【主治】伤寒发黄。

【效果】其黄自退。（《古今医鉴·卷三·伤寒》）

无名方二

【组成】鳖。

【用法】不拘多寡，烹熟如常。

【主治】酒疸。

【效果】食至数个愈。（《种杏仙方·卷一·五疸》）

无名方三

【组成】甜瓜蒂。

【用法】甜瓜蒂为末，口内噙水，吹两鼻。

【主治】面黄。

【效果】流黄水，一二日见效。（《种杏仙方·卷一·五疸》）

酒煮茵陈汤

【组成】好茵陈一两，黄酒一钟半。

【用法】煎至八分，食后温服。

【主治】酒疸，遍身眼目发黄，如金色者。

【效果】不过五六剂全安。(《鲁府禁方·卷二·寿集·五疸》)

治黄病方

【组成】黑矾。

【用法】不拘多少，日晒夜露二十一日为末，枣肉为丸，如绿豆大。每服九丸，早、午、晚各进一服，日进三服。小儿服三丸。

【主治】黄病。

【效果】二十一日即止。(《万病回春·卷之三·五疸》)

无名方四

【组成】生香油一盏，鸡子白一枚。

【用法】水半盏，和之令匀，顿服之。

【主治】伤寒三五日，忽有黄。(《寿世保元·卷十·单品杂治·香油治验》)

无名方五

【组成】丝瓜连子。

【用法】烧灰为末。因面得病面汤下，因酒得病酒调服。

【主治】黄疸。

【效果】数服可愈。(《种杏仙方·卷一·五疸》)

地黄散

【组成】地龙一两，黄瓜一两。

【用法】共为细末，每服二钱，用黄酒或茶清调下。

【主治】遍身黄肿。(《鲁府禁方·卷二·寿集·五疸》)

茵陈汤

【组成】茵陈去梗五钱，大黄二钱五分，山栀子五个。

【用法】上剉一剂，水煎服，以利为度。

【主治】阳明里热极甚，烦渴热郁，留饮不散，以致湿热相搏，

而身发黄疸。(《古今医鉴·卷三·伤寒》)

治气黄病方

【组成】蛇蜕，陈麻楷围烧灰各等份。

【用法】蛇蜕用棍子挑于灯上点着火，滴成珠，上二味为末，黄酒调服。

【主治】气黄病。(《万病回春·卷之三·五疸》)

无名方六

【组成】大蛤蟆一个，黑矾三钱，猪肚一个。

【用法】上二味，装入肚内，煮烂，蛤蟆去骨，用煮汤洗令肚净，吃之。

【主治】黄疸。

【效果】即愈。(《寿世保元·卷三·五疸》)

无名方七

【组成】苦参三两，龙胆草一合。

【用法】为末，牛胆丸如梧桐子大，生大麦汤下五丸，日进三服。劳疸，加栀子仁三七个。

【主治】发黄、谷疸、劳食，头旋恶心，怫郁不安而发黄。(《寿世保元·卷十·单品杂治·方》)

无名方八

【组成】绿矾不拘多少，炒至白色。

【用法】上为细末，煮枣肉为丸，如樱桃大。每服五丸，早晨、午间、晚上各一服，用冷黄酒送下。

【主治】五疸黄肿。

【禁忌】忌醋、生冷、发物。

【效果】百发百中，或有虫即吐出。(《鲁府禁方·卷二·寿集·五疸》)

【注】《济世全书·艮集·卷三·五疸》)录有本方，绿矾不拘多少，炒至白色。《古今医鉴·卷六·五疸》也录有本方，绿矾炒至白色为度，入瓶中，火煅白尤佳。若有蛊，服之亦吐出，神效。

加味姜附汤

【组成】茵陈二两，大附子一枚_{面裹煨，去皮脐}，干姜炮一两五钱，甘草炙一两。

【用法】上㕮咀四剂，水煎服。

【主治】发黄，脉沉细而迟，体逆冷，腰以上自汗。(《寿世保元·卷三·五疸》)

茵陈四逆汤

【组成】茵陈一两，大附子一枚，干姜炮一两半，炙甘草一两。

【用法】上切四剂，水煎服。

【主治】发黄脉沉细而迟，肢体逆冷，腰以上自汗。(《济世全书·艮集·卷三·五疸》)

无名方九

【组成】香附子一斤，黑矾半斤，醋，茶。

【用法】前两味，罐内煅为末，醋糊为丸如梧桐子大，晒干，炒黑。每五七十丸，茶下。

【主治】黄胖。(《种杏仙方·卷一·五疸》)

牛黄散子

【组成】黑牵牛_{春八分，夏九分，秋七分，冬一钱}，大黄_{春八分，夏九分，秋七分，冬一钱}，槟榔_{春八分，夏九分，秋七分，冬四分}，甘草_{春八分，夏九分，秋七分，冬四分}。

【用法】上为细末。每服五钱，五更面朝东南，用井花水调服。

【主治】酒疸、食黄，及水气蛊证。

【禁忌】忌生冷发物。

【效果】疾随下；而不动，面朝太阳，吸气三口，疾速，蛊症全消，酒疸、宿食俱愈。(《古今医鉴·卷六·五疸》)

无名方十

【组成】黑矾火煅、人参三钱，鸡内金一钱。

【用法】枣肉为丸，如梧桐子大。每二十丸，黄酒下。

【主治】黄病。(《种杏仙方·卷一·五疸》)

三、癥瘕积聚小方

葱熨法

【组成】葱头。

【用法】细切，杵烂炒熟，敷患处，冷则易之。再熨。

【主治】虚怯人肢体患肿块，或作痛，或不痛；或风袭于经络，肢体疼痛；或四肢筋挛骨痛。又治流注，跌扑伤损肿痛杖打刺痛，及妇人吹乳乳痛，阴证腹痛，手足厥冷。

【效果】肿痛即止，其效如神。(《古今医鉴·卷十五·诸疮》)

无名方一

【组成】蒜。

【用法】食之。

【主治】蛇虫蛊瘕。(《寿世保元·卷十·单品杂治·大蒜治验》)

乌龙肝

【组成】猪肝一斤，黄蜡四两。

【用法】猪肝滚水淖熟晾干，黄蜡入锅化开，入肝搅匀，空心滚水吃，大人二斤，小者一斤。

【主治】癖积。

【禁忌】忌生冷油腻。

【效果】愈。(《济世全书·坤集·卷七·癖疾》)

芫花散

【组成】芫花根三两，桃仁。

【用法】芫花根，炒黄色为末，每服一钱，桃仁煎汤调下。

【主治】妇人虚羸有鬼胎，癥块，经候不通。

【效果】当下恶物，神效。(《古今医鉴·卷十一·经闭》)

无名方二

【组成】常山，枣。

【用法】同煮熟，只食枣肉。

【主治】疟母停水结癖，腹胁坚痛。

【效果】效。(《济世全书·坎集·卷二·疟疾》)

无名方三

【组成】大蛤蟆一只，清油。

【用法】用立秋以后大蛤蟆一只，去头足、肠肚，清油涂之，上加以覆瓦，下加以仰瓦，各用火炙令热，与儿啖下，积秽尽下，连服三五个，一月之后，形容改变。

【主治】痞积，腹胀肌瘦，立眉竖眼，头毛，生疮结如麦穗者。(《种杏仙方·卷三·癖疾》)

无名方四

【组成】红枣，白矾。

【用法】枣去核，每一枣入白矾一块在内，纸包炭，火煅存性，上用竹签，挑入患处，低头开口，流水连上数十遍。

【主治】癖疾，口内疳疮，牙齿臭烂。

【效果】即日奏效。(《古今医鉴·卷十三·癖疾》)

无名方五

【组成】萝卜切如面条半盏，熟香油半盏。

【用法】一处同炒黄色，入水二盏，煎至一盏，连萝卜空心服，通后，以米饮调养二三日。

【主治】腹内初有积聚。

【效果】服此利下如鹅卵大，即愈。(《寿世保元·卷十·单品杂治·萝卜治验》)

无名方六

【组成】皮屑二斤，牛肉一斤。

【用法】以水煮烂，细细服之。

【主治】积，腹胀肌瘦。(《种杏仙方·卷三·癖疾》)

无名方七

【组成】桃花信一块，雄黄一块。

【用法】桃花信，桑柴火内烧红，淬入细茶浓卤内，如此七次，去信，雄黄研末，山茶卤内和匀，上用鸡翎频扫患处。

【主治】癣气，上攻牙腮腐烂。

【效果】止痛生肌，立时见效。(《古今医鉴·卷十三·癣疾》)

无名方八

【组成】猪前蹄，常山三钱。

【用法】煮熟吃汤食蹄。

【主治】疟母停水结癖，腹胁坚痛。

【效果】立已。(《济世全书·坎集·卷二·疟疾》)

无名方九

【组成】鸡子五个，阿魏五分，黄蜡。

【用法】锅内同煮，分作十服细嚼，空心温水送下。

【主治】癖疾。

【效果】大便下血癖破。(《云林神彀·卷四·癖疾》)

无名方十

【组成】金蟾两个，大黄二两为末，皮硝半碗。

【用法】一处捣，绢袋盛贴在癖家。

【主治】癖疾。(《云林神彀·卷四·癖疾》)

无名方十一

【组成】白鹁鸽一只，海螵蛸、芒硝。

【用法】用白鹁鸽，水泡死，去毛、屎净，入海螵蛸、芒硝为末，放内煮熟，食即消。

【主治】癖。(《种杏仙方·卷三·癖疾》)

无名方十二

【组成】蓖麻子一斤，公猪肚一个。

【用法】去壳用肉，藏药于公猪肚内，酒煮肚烂为度，取出麻子，晒干为末，用前烂猪肚捶一千下为丸，一日三次服之，酒下。

【主治】痰久成块，遍身上下无处不生。

【效果】消痰消块。(《济世全书·巽集·卷五·结核》)

无名方十三

【组成】甘遂末一钱，槽头猪肉一两，酒。

【用法】猪肉细切如泥，将遂末和匀，作一块。纸裹，煨令香，取出细嚼，酒下。临卧取下酒布袋为妙。

【主治】酒积，面黄黑色，腹胀不消。(《种杏仙方·卷一·积聚》)

无名方十四

【组成】鸡子五个，阿魏五分，黄蜡一两。

【用法】锅内煮一处，分作十服，细嚼温水下，空心服。

【主治】癖疾。

【效果】十日后，大便下血，乃积化也。(《古今医鉴·卷十三·癖疾》)

无名方十五

【组成】芫花炒、朱砂各等份。

【用法】为末，炼蜜为丸，如小豆大，每服十丸，枣汤送下。

【主治】疟母停水结癖，腹胁坚痛。(《济世全书·坎集·卷二·疟疾》)

化癖膏

【组成】黄狗脑子三个，皮硝半斤，麝香三分，珍珠一钱。

【用法】共捣成饼，分作三次用，先令病者饮食稍饱，令仰卧，揣块之大小，用笔圈定，以箪作圈围住，另用面作圈，方箪圈里，以草纸贴块上，将药摊贴纸上，用火慢慢熨之，熨尽药枯为妙。次日又如此，三次熨尽。

【效果】用桃核承气汤，一剂服之，即下血块，神效。其脐翻出不治，其块收上心去不治。(《鲁府禁方·卷三·康集·痞疾》)

将军散

【组成】川大黄酒浸，蒸五钱，荞麦面炒黄三钱，阿魏一钱。

【用法】上为细末，每服三分，烧酒调服。

【主治】癖疾。(《古今医鉴·卷十三·癖疾》)

取积丹

【组成】绵纹大黄，醋，好墨，酒。

【用法】大黄为末，以好醋熬成膏丸，如梧子大，每服百丸，量虚实大小，休吃晚饭，用好墨浓磨，好酒送下。

【主治】积块。

【效果】次日见脓血为效。(《济世全书·艮集·卷三·积聚》)

三棱煎丸

【组成】大黄为末八两，三棱、莪术各一两二味湿纸包煨为末，醋。

【用法】上，先将大黄银石器内好醋渍令平，慢火熬微干，入二味为丸，如绿豆大。每服十丸、二十丸，食后白汤下。看虚实加减服，大人如梧子大，每服四十丸。

【主治】过伤饮食，痞闷疼痛，食不消化，久而成癖。妇人血积血块，干血气经闭。(《济世全书·艮集·卷三·积聚》)

胜金丸

【组成】大黄、皮硝、甘草各一两。

【用法】上三味，共为细末，蜜一茶匙，滚水调下，空心加减服之。

【主治】一切痞块，积气发热。

【效果】大便下脓血，效矣。(《鲁府禁方·卷二·寿集·积聚》)

桃花散

【组成】桃花信一块，桑柴，茶卤，雄黄一块。

【用法】桃花信，桑柴火内烧红，淬入细茶浓卤内。如此七次，去信，将茶卤入雄黄，研末入卤内，用鸡翎频扫患处。

【主治】癖气上攻，牙腮腐烂。

【效果】止痛生肌，立时见效。(《万病回春·卷之七·癖疾》)

袖凤膏

【组成】刘寄奴、威灵仙、朴硝各一两，鹁鸽一只。

【用法】上剉细，鹁鸽剖净去肠肚，将药二钱填入内，线缝固，用水、醋、酒各一碗半，同煮熟，去药吃鸽。

【主治】癖块。(《济世全书·坤集·卷七·癖疾》)

无名方十六

【组成】核桃一百个，皮硝五片，萝卜二斤，蜜。

【用法】用核桃，敲损，入皮硝，萝卜，入水煮烂，去桃壳并皮，用蜜拌之。每吃三四个，用萝卜汤下。一日三四服。

【主治】小儿癖疾、疳积、食积、一切诸疾。(《种杏仙方·卷三·癖疾》)

无名方十七

【组成】硇砂四分，硼砂五分，鸽雏一只，芒硝半斤。

【用法】用鸽雏，事净，用硇砂，硼砂为末，擦遍鸽肉，碗盛，入锅上，用瓦盆罩住，瓦盆四周用芒硝，封住，着火蒸之，任意食之。

【主治】癖疾。(《种杏仙方·卷三·癖疾》)

保安丸

【组成】大黄三两酒浸一宿，蒸，焙，干姜炮一两，大附子炮，去皮脐五钱，鳖甲醋煮一伏时，炙黄一两五钱，陈米醋一升。

【用法】上为末，用醋煮取四五合，和药为丸，如梧桐子大，每服二十丸，五更醋汤下，天明时再服五丸。

【主治】癥积，心腹内结一块如拳，渐上撞心，及腹胀痛。

【效果】去积，如鱼肠脓血烂泥而下。(《寿世保元·卷三·积聚》)

明目化积丸

【组成】牛黄、冰片各一分，熊胆二分，麝香七厘。

【用法】上为极细末，人乳为丸，米大。每二丸入眼，合久自化。

【主治】痞积热甚眼矇。

【效果】神效。(《鲁府禁方·卷三·康集·疳疾》)

三棱煎丸

【组成】莪术、三棱各一两_{二味湿纸包煨}，大黄_{去皮}八两。

【用法】上为末，先以大黄，银器内好醋渍令平。慢火熬微干，入二味为丸，如绿豆大。每服十丸至二十丸，食后温白汤送下。虚实加减，大人如梧子大，每四十丸。

【主治】饮食过度，痞满疼痛，食不消化而成癖。又治妇人血积血块，干血，气郁经闭，小儿癖疾。（《鲁府禁方·卷二·寿集·积聚》）

【注】《古今医鉴·卷六·积聚》录有本方，不问男子、妇人、小儿，诸般积块皆可服。

食物秘方

【组成】硼砂二钱，硇砂二钱，大黄一两，芒硝一升，核桃一百个。

【用法】核桃，敲损同药入，水二十碗，煮一柱香为度，取出，无时，令儿食下。

【主治】癖疾。（《古今医鉴·卷十三·癖疾》）

五仙膏

【组成】大黄，肥皂角，生姜半斤，生葱半斤，大蒜半斤。

【用法】上共捣烂，用水煎，取出汁去渣，再煎汁熬成膏，黑色为度，摊绢帛上，先用针刺患处，后贴膏药。

【主治】一切痞块积气、癖疾肚大青筋、气喘上壅，或发热咳嗽、吐血衄血。（《万病回春·卷之三·积聚》）

斩鬼丸

【组成】吴茱萸，川乌，秦艽，柴胡，白僵蚕。

【用法】上为末，炼蜜为丸，如梧桐子大。酒送下。

【主治】妊娠鬼胎，状如怀孕，腹内如包一瓮，如下血，或肠水物。

【效果】打出恶物即愈。（《古今医鉴·卷十二·妊娠》）

无名方十八

【组成】核桃仁一斤，槟榔二十个，硇砂一钱，大黄一两，皮硝半斤。

【用法】上三味为细末，入桃仁，水煮一炷香。水滚时，陆续入皮硝，香尽硝亦尽，止食桃仁亦好。

【主治】癖疾。(《万病回春·卷之七·癖疾》)

无名方十九

【组成】红枣去核五枚，黄柏五分，青黛三分，穿山甲五分。

【用法】每枣一枚入人言一分，火煅存性，为极细末，入后药，烧细末，和匀搽患处。

【主治】疳癖，牙龈臭烂，齿牙脱落，皮肉破坏。(《济世全书·坤集·卷七·癖疾》)

四、臌胀小方

化龙丹

【组成】大鲤鱼一个，巴豆四十粒。

【用法】将鱼刳了，将鱼脊割开两刀，将巴豆下在两刀路合住，用纸包裹，慢火烧熟，去豆食鱼，米汤下。

【主治】单腹胀。(《万病回春·卷之三·臌胀》)

金蟾散

【组成】大蛤蟆一个，砂仁。

【用法】大蛤蟆，以砂仁推入其口，使吞入腹，以满为度，用泥罐封固，炭火煅至透红，烟尽取出，候冷去泥，研末为一服，或酒，或陈皮汤送下。

【主治】气臌。

【效果】候撒屁多，乃见其效。(《鲁府禁方·卷二·寿集·臌胀》)

金枣

【组成】红芽大戟一斤，红枣三斤。

【用法】火煮一昼夜，去大戟用枣，晒干食之。

【主治】肿胀。

【效果】治肿胀仙方。（《鲁府禁方·卷二·寿集·臌胀》）

秘方一

【组成】白商陆根，生姜汁二点，黄酒一盏。

【用法】白商陆根以人形者，捣，取汁一合。生姜汁、黄酒和服，空心三日服一次。元气厚者服五次，薄者三次。

【主治】肿胀。

【禁忌】只忌盐酱。凡人年五十以里者可服，以外者不可用。（《鲁府禁方·卷二·寿集·臌胀》）

秘方二

【组成】癞蛤蟆一二枚，猪肚，酒。

【用法】癞蛤蟆装在猪肚内，用好酒煮一伏时，去蛤蟆，将猪肚与酒尽服，

【主治】胀满水肿。

【效果】大便屁如雷，或水下，水肿自消，极效。加缩砂些须尤妙。（《鲁府禁方·卷二·寿集·臌胀》）

水肿臌胀神验方

【组成】大田螺四个，大蒜五个去皮，车前子三钱为末。

【用法】上三件，研为一处，为饼，贴入脐中，以手帕缚之。

【主治】水肿臌胀。

【效果】贴药后少倾，水从小便出。一二饼而愈。（《鲁府禁方·卷二·寿集·臌胀》）

无名方一

【组成】胡椒一岁一粒，猪肚一个，蛤蟆四五个。

【用法】同入肚内，水煮烂，去椒、蟆，食肚，饮汁。

【主治】水肿，蛊胀。

【禁忌】忌盐百日。（《种杏仙方·卷一·水肿》）

无名方二

【组成】精猪肉一二两，甘遂细末一分。

【用法】到一处，用湿纸包裹，火煨香熟，细嚼，好酒送下。

【主治】水蛊，胀肿。

【效果】便出一切恶物即愈。（《鲁府禁方·卷二·寿集·水肿》）

无名方三

【组成】苦丁香去梗，微焙，为末。

【用法】用枣肉为丸，如梧桐子大。每服二十丸，空心米饮下。行水，日进二服。

【主治】十种蛊胀。

【效果】轻者服此效。（《寿世保元·卷三·水肿·补遗》）

无名方四

【组成】粟米、绿豆各一抄，猪肝一叶。

【用法】猪肝切碎，三味煮作粥食之。

【主治】气蛊。

【禁忌】忌气恼、生冷。

【效果】重者不过五次，其肿自消。（《济世全书·艮集·卷三·蛊证》）

参术膏

【组成】拣参四两，白术去芦、油净八两。

【用法】上到片，入水十碗，熬至二碗，滤汁将渣再熬，如此四次，共得汁八碗，将汁滤净，入砂锅慢火熬至二碗，入蜜再熬成熬膏，磁罐盛，入水内，拔去毒，每用三四匙，米汤下。

【功效】补元健脾胃。（《鲁府禁方·卷二·寿集·臌胀》）

无名方五

【组成】羯鸡屎一升，白沸汤三升，木香、槟榔末各一钱。

【用法】瓦上炒焦，地上出火毒，研细，以百沸汤淋汁滤过。每服一大盏，调木香、槟榔。

【主治】臌胀，气胀、水胀。

【效果】日三服，以平为期。（《济世全书·艮集·卷三·蛊证》）

金陵酒丸

【组成】真沉香一两，牙皂一两，广木香二两半，槟榔一两。

【用法】上为末，南京烧酒为丸。每服三钱，重者四钱，五更烧酒。

【主治】臌肿。

【效果】水肿，水自小便而出；气臌放屁。（《万病回春·卷之三·臌胀》）

朴香丸

【组成】川厚朴姜汁炒五钱，大附子炮，去皮三钱八分，木香一钱半，生姜七片，枣二枚。

【用法】上剉一剂，水煎服。

【主治】老人虚人，中寒下虚，心腹膨胀；不喜饮食，脉浮迟而弱，寒胀。（《寿世保元·卷三·臌胀》）

四炒枳壳丸

【组成】枳壳四两，萝卜子一两，苍术四两，干漆一两，小茴香一两。

【用法】枳壳分四处，每一两各用后四味药炒，去四味药不用，用水二碗，煎至一碗，去渣，煮糊为丸，如梧桐子大，每服五十丸，食后米汤下。

【主治】脾胃不和，血气凝滞，腹内蛊胀。（《寿世保元·卷三·臌胀》）

香朴汤

【组成】大附子炮去皮脐七钱五，厚朴一两姜炒干，木香三钱。

【用法】姜枣煎汤。

【主治】腹中寒胀，不喜饮食。

【效果】暖胃温中，胀满自去。

【方歌】香朴汤中大附子，炮去皮脐七钱五。

　　　　厚朴一两姜炒干，木香三钱姜枣煎。（《云林神彀·卷二·膨胀》）

五、 头痛小方

无名方一

【组成】萝卜汁一蚬壳。

【用法】令病人仰卧，右痛注左鼻，左疼注右鼻，左右皆疼，两鼻并注之。

【主治】远年近日一切偏正头疼。（《济世全书·巽集·卷五·头痛》）

吹鼻散

【组成】焰硝，黄丹少许。

【用法】上为细末，男左女右吹鼻内。

【主治】头疼。（《济世全书·巽集·卷五·头痛》）

都梁丸

【组成】香白芷切碎晒干二两。

【用法】上为细末，炼蜜为丸，如龙眼大。每服二三丸，食后细嚼，茶清下。

【主治】偏正头风，一切头痛。（《古今医鉴·卷九·头痛》）

独乌膏

【组成】川乌一两，醋。

【用法】川乌为末，醋调如膏，涂于脑角、太阳、风府处。

【主治】风寒头痛，服药不效。

【效果】须臾痛止。（《鲁府禁方·卷二·寿集·头痛》）

无名方二

【组成】朴硝二两，生油。

【用法】研末，生油调涂顶上。

【主治】时气头疼不止。（《济世全书·巽集·卷五·头痛》）

无名方三

【组成】花椒、胡椒各一钱。

【用法】新艾不拘多少，研末纸卷火烧烟，熏入男左女右鼻，口噙凉水。

【主治】诸般头痛不堪言。

【效果】立安然。(《云林神彀·卷三·头痛》)

无名方四

【组成】黄蜡一二两，蕲艾。

【用法】黄蜡溶化，将白纸蜡面上拖过，如蜡纸样，每纸要阔二寸、长五寸，将蕲艾揉软，薄摊纸上，以箸卷为筒，一头插耳内，一头用火燃之，令烟熏入耳内，热气透入耳，右痛插右，左痛插左。

【主治】偏头风。耳中或左或右如抽筋疼者，半边头疼。

【效果】痛即止，再不发。(《济世全书·巽集·卷五·头痛》)

【注】《种杏仙方·卷二·头痛》录有本方，熏不过二次而已。热气入脑内。

无名方五

【组成】麦麸，醋。

【用法】麦麸炒熟，入好醋拌匀再炒，乘热缝袋盛之，贴痛处，外以手帕包裹，被盖。

【主治】一切头痛。

【效果】出汗立止。(《种杏仙方·卷二·头痛》)

无名方六

【组成】雄黄、细辛各等份。

【用法】为细末，左痛搐右鼻，右痛搐左鼻。

【主治】头风。(《济世全书·巽集·卷五·头痛》)

都梁丸一

【组成】白芷。

【用法】白芷蜜丸一钱重，食后嚼烂细茶吞。

【主治】头风痛。

【效果】诸般头痛皆可用。

【方歌】都梁丸治头风痛，白芷蜜丸一钱重。

食后嚼烂细茶吞，诸般头痛皆可用。(《云林神毂·卷三·头痛》)

都梁丸二

【组成】香白芷，荆芥穗，腊细茶。

【用法】白芷，切碎，晒干，为细末，炼蜜为丸，每服一丸，荆芥穗点腊细茶细嚼下。

【主治】偏正头风，一切头痛，诸风眩晕，头目昏重。(《寿世保元·卷六·头痛》)

三灵散

【组成】草乌、细辛等份，黄丹少许。

【用法】上为极细末，吹鼻内。

【主治】八般头风。

【效果】效。(《鲁府禁方·卷二·寿集·头痛》)

升麻汤

【组成】升麻、苍术米泔浸、薄荷叶各等份。

【用法】上剉，水煎服。

【主治】雷头风者，头痛而起核块也，头面疙瘩，恶寒发热拘急，状如伤寒。(《寿世保元·卷六·头痛》)

香茗散

【组成】香附子二钱，川芎一钱，细茶一撮。

【用法】上剉，二剂，水煎温服。

【主治】气恼冲动头痛。

【效果】神效。(《鲁府禁方·卷二·寿集·头痛》)

无名方七

【组成】大黄。

【用法】大黄，酒拌炒，如此三次，为细末，清茶调服。

【主治】年少强壮人，气实有痰，或头晕而重痛。（《种杏仙方·卷二·头痛》）

无名方八

【组成】南星、川芎等份。

【用法】为细末，用连须葱捣成饼，贴在太阳穴，手帕勒之。

【主治】头疼，不论偏正。（《种杏仙方·卷二·头痛》）

无名方九

【组成】玄胡索七枚，青黛二钱，猪牙皂角二两。

【用法】上为末，用水调，丸成小饼子，如杏仁大，用时令病者仰卧，以水化开，用竹管吹入男左女右鼻中。觉药味至喉少酸，令病者咬铜钱一个于当门齿上。

【主治】头痛不可忍。

【效果】当见涎出，盛盆而愈。（《济世全书·巽集·卷五·头痛》）

僵黄丸

【组成】僵蚕一两，大黄二两。

【用法】上为末，姜汁丸如弹子大。每服一丸，井水入蜜少许，研，徐徐食后呷服。

【主治】头面肿大疼痛，并喉痹。（《古今医鉴·卷九·面病》）

太阳膏

【组成】川乌、天南星、白芷等份，葱白。

【用法】上为极细末，用葱白连须，同药捣烂，贴太阳穴上，纸盖之。

【主治】头痛头风。（《鲁府禁方·卷二·寿集·头痛》）

芎芷散

【组成】川芎三钱，白芷三钱，黄牛脑子一个。

【用法】上为末，牛脑擦药在上，磁器内加酒顿熟，乘热和酒食之，尽量一醉。

【主治】远年近日偏正头风，疼痛难忍，诸药不效。

【效果】其睡后酒醒，其疾如失。收功如神。（《古今医鉴·卷九·头痛》）

选奇方

【组成】羌活、防风各二钱，甘草_{夏生}、冬炙用一钱，酒片芩冬不用，甚者冬亦可用一钱半。

【用法】上㕮咀，水煎，食后服。一方，加姜制半夏二钱。

【主治】眉棱骨痛，属风热与痰，痛不可忍者。（《古今医鉴·卷九·头痛》）

二黄散

【组成】雄黄三钱，黄丹三钱，乳香二钱，没药二钱，焰硝一钱。

【用法】上为细末，令患人含温水，竹筒吹药于鼻中。

【主治】偏正头疼，头风眼痛，破伤风。（《济世全书·巽集·卷五·头痛》）

选奇汤

【组成】防风，片芩_{酒洗}，羌活，甘草，姜半夏。

【用法】煎服。

【主治】眉棱骨痛。

【效果】有奇功。

【方歌】选奇汤内用防风，酒洗片芩羌活同。

甘草更加姜半夏，风痰湿热有奇功。（《云林神彀·卷三·头痛》）

【注】《寿世保元·卷六·头痛》录有本方，治风热并痰也。《济世全书·巽集·卷五·头痛》也录有本方，治风热上壅，头目眩晕。《万病回春·卷之五·头痛》也录有本方，上㕮咀一剂，水煎食后服。治风热并痰也。

六、 眩晕小方

将军九战丸

【组成】大黄。

【用法】大黄不拘多少，拌九次，蒸九次，以黑为度，晒干为末，水丸。每五十丸，临卧白水送下。

【主治】头目眩晕，多是痰火。（《鲁府禁方·卷一·福集·眩晕》）

黑将军散

【组成】大黄（酒炒）。

【用法】为末，清茶调下。或用大黄酒浸，九蒸九晒为末，水丸如绿豆大，每服百丸，食后临卧清茶送下。

【主治】痰火眩晕。

【效果】神效。（《古今医鉴·卷七·眩晕》）

姜附汤

【组成】干姜一两，大附子生去皮脐一枚。

【用法】上为末，每剉三钱，水煎温服。

【主治】一时为寒所中，口不能言，眩晕欲倒。（《济世全书·离集·卷六·眩晕》）

【注】《寿世保元·卷五·眩晕》录有本方，虚体之人。

芎归汤

【组成】川芎、当归各等份。

【用法】上剉一剂，水煎服。虚甚，加炮过大附子。

【主治】一切失血过多，眩晕不醒者。（《寿世保元·卷五·眩晕》）

【注】《古今医鉴·卷七·眩晕》录有本方，血虚眩晕或去血过多之后眩冒。

无名方一

【组成】枯矾。

【用法】枯矾为末，姜汤调服。

【主治】眩晕不可当，皆痰上所致。（《种杏仙方·卷二·眩晕》）

参附汤

【组成】人参五钱，大附子炮三钱，生姜。

【用法】煎服。

【主治】气虚极欲倒，如坐舟车上，手足时厥冷，脉细是其恙。（《云林神彀·卷二·眩晕》）

【注】《寿世保元·卷五·眩晕》录有本方，真阳不足，上气喘急，气短自汗。《万病回春·卷之四·眩晕》也录有本方，真阳不足，上气喘急、气短、自汗、眩晕。

无名方二

【组成】半夏，生姜，沉香。

【用法】用大半夏，汤泡七次，切片。每四钱，生姜十片煎，入沉香磨水一呷，温服。

【主治】七情感动，气郁生涎，随气上冲，头目眩晕，心嘈怔悸，眉棱骨痛。（《种杏仙方·卷二·眩晕》）

无名方三

【组成】大黄。

【用法】用大黄酒拌，九蒸九晒，水丸如梧桐子大。每五十七丸，白水下。

【主治】眩晕不可当。（《种杏仙方·卷二·眩晕》）

半夏白术天麻汤

【组成】半夏制一钱半，炒白术二钱，天麻一钱半，生姜三片。

【用法】上剉一剂，水二钟，煎八分，食后温服。

【主治】头旋眼黑，恶心烦闷，气促上喘、心神颠倒，目不敢开，头痛如裂，身重如山，四肢厥冷，不能安睡。（《古今医鉴·卷七·眩晕》）

七、 中风小方

独圣散

【组成】甜瓜蒂。

【用法】上为末，每服五分，重者一钱，熟水调下。

【主治】中风痰迷心窍，癫狂烦乱，人事昏沉，痰涎壅盛，及五痫心风等症。

【效果】即吐。(《古今医鉴·卷二·中风》)

【方歌】中风痰涎盛，瓜蒂一钱净。

　　　　为末熟水吞，吐痰如神应。(《云林神彀·卷一·真中风》)

秘方一

【组成】巴豆。

【用法】用巴豆去壳，纸包槌油，去豆不用，用纸捻作条，送入鼻内，或加牙皂末尤良，或用前纸条烧烟熏入鼻内亦可。

【主治】中风痰厥、昏迷卒倒、不省人事欲绝者。(《万病回春·卷之二·中风》)

【方歌】中风痰气厥，巴豆纸槌油。

　　　　油纸捻入鼻，凉气通头顶。(《云林神彀·卷一·真中风》)

太白散

【组成】陈石灰千年古者。

【用法】上刮去土为细末，水飞过，每服三钱，水一碗，煎至七分温服。

【主治】中风痰气厥绝，心腹微温，喉间微响。

【效果】此药下痰如神。(《古今医鉴·卷二·中风》)

【方歌】中风痰气响，古石灰半两。

　　　　研末入水煎，服之痰下降。(《云林神彀·卷一·真中风》)

无名方一

【组成】白鳝一条。

【用法】装入竹管内，尾上用针深刺出血，血摊绢帛上，乘热贴在病人如歪向左贴右边，歪向右贴左边。

【主治】中风经络，口眼㖞斜。

【效果】立时即正，正即洗去，效。（《万病回春·卷之二·中风》）

无名方二

【组成】半夏末少许。

【用法】吹入鼻内。

【主治】中风痰厥，不省人事。（《种杏仙方·卷一·中风》）

【注】《云林神彀·卷一·真中风》录有本方，并压死、缢死、溺死、魇死及产后晕死。

无名方三

【组成】靛缸水一钟。

【用法】温服。

【主治】中风卒不省，痰与火太盛。

【效果】可救命。

【方歌】中风卒不省，痰与火太盛。

　　　　　靛缸水一钟，温服可救命。（《云林神彀·卷一·真中风》）

无名方四

【组成】桐油。

【用法】扫喉中。

【主治】中风忽口噤，痰厥不省事。

【效果】吐出痰为愈。

【方歌】中风忽口噤，痰厥不省事。

　　　　　桐油扫喉中，吐出痰为愈。（《云林神彀·卷一·真中风》）

搐鼻通关散

【组成】皂角、细辛末。

【用法】少许吹鼻中。

【主治】中风忽口噤，卒然昏不省。

【效果】有嚏即可活。

【方歌】中风忽口噤，卒然昏不省。

先要通关窍，后治风痰症。（《云林神彀·卷一·真中风》）

秘方二

【组成】胆矾一分，黄酒。

【用法】胆矾为末，温黄酒调下，以吐痰为度。

【主治】中风口噤、痰厥、不省人事。（《万病回春·卷之二·中风》）

破棺散

【组成】天南星五分，片脑少许。

【用法】上五月五日午时合，每用五分，于病人牙间频频擦之令热。

【主治】中风牙关紧急，难以下药。

【效果】牙关自开。（《古今医鉴·卷二·中风》）

皂角膏

【组成】大皂角，米醋。

【用法】去皮子，为末，以三年米醋和成膏，左歪涂右，右㖞涂左，干，更涂之。

【主治】中风，口眼不正，语则牵急，四肢如故，无他苦，由居处不便，因卧而邪风入耳，客于阳明之经，故令筋急不调，而口歪僻也。（《寿世保元·卷二·中风恶证》）

无名方五

【组成】巴豆，麝香。

【用法】巴豆，去壳，纸包，槌油在纸上，将麝少许入纸，卷作筒，油浸透，烧烟，吹灭，熏鼻。

【主治】中风痰厥，不省人事及左瘫右痪，口眼㖞斜。（《寿世保元·卷二·中风恶证》）

无名方六

【组成】白矾末二钱，生姜汁。

【用法】调灌。

【主治】中风痰厥，不省人事。

【效果】立醒。(《种杏仙方·卷一·中风》)

无名方七

【组成】苍耳草、蜂蜜。

【用法】苍耳草水熬汁，去渣，入蜜再熬成膏，无时服。

【主治】口眼㖞斜。(《种杏仙方·卷一·中风》)

无名方八

【组成】韭菜汁，酒。

【用法】灌之或用白僵蚕末，酒调服。

【主治】中风失音。(《寿世保元·卷二·中风恶证》)

无名方九

【组成】枯矾，黄酒。

【用法】枯矾为细末，弱人三分，壮人五分，黄酒调服，血从大便下，或口吐一二口即可。

【主治】中风不语及打伤败血攻。(《鲁府禁方·卷一·福集·中风》)

无名方十

【组成】苦酒，白芥子。

【用法】煮，敷颈周，以帛包之，一日一夕。

【主治】中风，卒不得语。

【效果】即瘥。(《寿世保元·卷二·中风恶证》)

无名方十一

【组成】南星末半钱，龙脑少许。

【用法】擦牙。

【主治】中风牙关紧。

【效果】即能言。(《云林神彀·卷一·真中风》)

无名方十二

【组成】轻粉五分，砂糖一块。

【用法】加轻粉，水调匀灌服。如未出，含砂糖，下咽即吐，不损人。

【主治】痰涎盛。

【效果】良久涎自出。(《云林神彀·卷一·真中风》)

无名方十三

【组成】麝香三分，麻油三两。

【用法】为细末，加麻油，搅匀，将病人口撬开，灌下，通其关窍。

【主治】中风不语，或倒地不省人事。

【效果】即时苏醒。(《寿世保元·卷二·中风恶证》)

无名方十四

【组成】威灵仙。

【用法】用威灵仙，三月丙丁戊己日采，洗净焙于为末。好酒和，令微湿，入竹筒内，牢塞口，九蒸九曝，添酒洒之，以白饭捣为丸如梧桐子大。每二十丸至三十丸，温酒送下，不拘时服。可煎甘草、栀子代饮，仍以不闻水声者良。净室修合。

【主治】中风不语，手足不随，口眼㖞斜，鼻流清涕，头旋目眩，言语謇涩，心胸痰积，口中涎水，手足顽麻，腰膝疼痛，久立不得，头痛尤甚，攻耳成脓而聋，又冲眼赤及骨节风、绕腕风、肾脏风、胎风、头风、暗风、心风、大风、白癜风并膈气、冷热诸气。饵之者，治百病，夏无瘟疫，秋无疟痢，宣通五脏，祛逐诸风。癥瘕积聚、疙癖气块、痰唾涎水、膀胱宿脓、嗽喘肿胀、黄疸、癣疮疥癞、憎寒壮热、虚损伤败。

【禁忌】其性甚善，不伤诸药，惟忌茶茗。

【效果】一切病症，服之大验。(《种杏仙方·卷一·中风》)

无名方十五

【组成】麝香一二分。

【用法】用香油，加麝香灌之，或姜汁亦可。

【主治】中风忽口噤，痰厥不省人事。（《云林神彀·卷一·真中风》）

【注】《寿世保元·卷十·单品杂治·香油治验》录有本方，治忽然倒仆。通其关窍，即便苏醒。

无名方十六

【组成】新矿石灰一合，酸醋。

【用法】以酸醋炒，调如泥，口面歪向右，即于左边涂之，向左，即于右边涂之，候正如旧，即须以水洗下。

【主治】中风，口眼不正，语则牵急，四肢如故，无他苦，由居处不便，因卧而邪风入耳，客于阳明之经，故令筋急不调，而口歪僻也。

【效果】大效。（《寿世保元·卷二·中风恶证》）

无名方十七

【组成】牙皂七个，蜜。

【用法】蜜水同煎，用鹅管吹入些许。

【主治】中风不语。（《济世全书·乾集·卷一·中风》）

【注】《云林神彀·卷一·真中风》录有本方，能起昏沉睡。

无名方十八

【组成】皂角五两，去皮子为末；三年米醋。

【用法】和成膏。左喎涂右，右喎涂左；干更涂之。

【主治】中风口喎不正，语则牵急，四肢如故，无他苦。由居处不便，因卧而孔风入耳，客于阳明之经，故令筋急不调，而口喎僻也。（《种杏仙方·卷一·中风》）

擦牙开关散

【组成】乌梅肉、南星、细辛末。

【用法】以中指蘸药，频擦牙上，自开。

【主治】中风不省人事，牙关紧闭不能下药。（《济世全书·乾集·卷一·中风》）

红白散

【组成】辰砂、白矾各等份，猪胆。

【用法】用辰砂、白矾，三伏内装入猪胆内，透风处阴干。每用一块，凉水研下。

【主治】中风痰厥，不省人事。(《鲁府禁方·卷一·福集·中风》)

三圣散

【组成】玄胡索炒、当归酒洗、肉桂各等份。

【用法】上为细末，每服二钱，白汤下。如腰痛，加杜仲。

【主治】诸风痿痹，筋脉拘挛，行步艰辛等疾。(《古今医鉴·卷二·中风》)

通关散一

【组成】天南星、半夏、猪牙皂荚各五分。

【用法】上为末，每用少许吹鼻。

【主治】中风不语，不省人事，水汤不入。

【效果】有嚏可治，无嚏不可治。(《古今医鉴·卷二·中风》)

远志膏

【组成】远志不拘多少，甘草，鸡子清。

【用法】上用甘草水泡，不去骨为末，鸡子清调敷天突、咽喉、前心三处。

【主治】中风，舌强不能言。(《古今医鉴·卷二·中风》)

无名方十九

【组成】独活三两，竹沥一升，生地黄汁一升。

【用法】同煎，去渣温服。未正，更进一服。

【主治】中风口面㖞斜，语音不转。(《种杏仙方·卷一·中风》)

无名方二十

【组成】南星八钱，木香一钱，切作一剂，生姜十片。

【用法】水煎温服。

【主治】中风不省人事，不问痰厥、气厥。(《种杏仙方·卷一·中风》)

无名方二十一

【组成】豨莶草、酒、蜂蜜。

【用法】豨莶草，不拘多少，曝干，铺入甑中。用白酒和蜜，层层匀洒，蒸之，复洒。如此制之九次，为末，炼蜜为丸如梧桐子大。每七八十丸，空心酒下。

【主治】中风口眼㖞斜，时吐痰涎，语言謇涩，四肢缓弱，筋节疼痛，腰膝无力。亦能行大肠气，治三十五般风。(《种杏仙方·卷一·中风》)

无名方二十二

【组成】巴豆，麝香少许。

【用法】巴豆去壳捶油，在纸上入麝香，将纸卷条入桐油内蘸过，点着吹灭，取烟熏鼻。

【主治】中风痰厥，不省人事。

【效果】醒。(《济世全书·乾集·卷一·中风》)

无名方二十三

【组成】白矾，皂角，姜汤二钱。

【用法】皂矾均研细，姜汤调。

【主治】中风痰气闭。

【效果】稀出涎为贵。(《云林神彀·卷一·真中风》)

无名方二十四

【组成】白矾、硼砂各一钱为末，青黛。

【用法】青黛煎汤，调服。

【主治】中风痰厥，不省人事。(《种杏仙方·卷一·中风》)

无名方二十五

【组成】白芷、独活、薄荷等份。

【用法】为末，炼蜜丸如弹子大。每一丸，细嚼，茶酒任下。

【主治】口眼㖞斜。(《种杏仙方·卷一·中风》)

无名方二十六

【组成】辰砂、白矾、猪胆。

【用法】辰砂、白矾末，三伏入猪胆，阴干用一捻，凉水研化灌。

【主治】中风卒痰厥。

【效果】顷刻话能说。(《云林神彀·卷一·真中风》)

无名方二十七

【组成】好麻四两烧灰存性，朱砂二钱。

【用法】上共一处研末，分作四服，黄酒送下。

【主治】左瘫右痪半身不遂。(《鲁府禁方·卷一·福集·中风》)

无名方二十八

【组成】南星一两，防风五钱，姜汤。

【用法】上为细末，面糊为丸，如梧桐子大，每服五十丸，姜汤送下。

【主治】中风不语，痰迷心窍，舌不能言。(《寿世保元·卷二·中风恶证》)

无名方二十九

【组成】乌梅肉，南星，细辛末。

【用法】揉和，以中指蘸药擦牙。

【主治】牙噤不开。

【效果】自开。(《寿世保元·卷二·中风恶证》)

【注】《云林神彀·卷一·真中风》录有本方，中风牙关紧。即开。

独神丹

【组成】淮安陈曲一块、福建黑糖各等份，生姜，黄酒。

【用法】用淮安陈曲，将四面削去各一指厚，用中心的打碎，砂锅内炒去湿气，为细末，用福建黑糖，入石臼内捣匀，再用生姜汁熬熟，旋添入内，捣如泥丸，作弹子大，收贮磁器内，每服细嚼。病在上者，晚上用黄酒下；病在下者，五更用牛膝煎酒送下一丸，如全身有病，早晚如引送下。

【主治】瘫痪疼痛，手足挛拳。

【效果】克日奏效。(《万病回春·卷之二·中风》)

诃子清音汤

【组成】桔梗半生、半炒一两，诃子半生半泡四十九个，甘草半生、半炙二钱，童便。

【用法】上为细末。每服七钱，用煎熟童便一大碗，调服。

【主治】诸风失音不语。(《古今医鉴·卷二·中风》)

牛黄散

【组成】牛黄一分，辰砂半分，白牵牛头末二分，香油。

【用法】上共研为末，作一服，小儿减半，痰厥，温香油下。急慢惊风，黄酒入蜜少许送下。

【主治】中风痰厥，不省人事，小儿急慢惊风。(《鲁府禁方·卷一·福集·中风》)

清心散一

【组成】青黛二钱，硼砂二钱，蜜水，姜汁。

【用法】上为末，先以蜜水洗舌上，后以姜汁擦之，将药蜜水稀调，涂舌本上。

【主治】中风，舌强不能语。(《古今医鉴·卷二·中风》)

祛风散

【组成】白附子、僵蚕、全蝎各等份，酒。

【用法】上为细末，每服一钱五分，热酒调下。

【主治】中风口眼㖞斜，半身不遂。(《鲁府禁方·卷一·福集·中风》)

寿星散

【组成】腊月牛胆南星五钱，枯矾二钱，朱砂一钱，茶。

【用法】上共为末，每服一钱，茶、酒、姜水皆可送下。

【主治】痰厥不省人事。(《鲁府禁方·卷一·福集·中风》)

通关散二

【组成】皂角末五分，半夏、白矾各三分，姜。

【用法】先用皂角、细辛等份为末，每用少许吹入鼻中，有嚏可治，随用吐法。上为末，姜汁调服，探吐后，服对症药。

【主治】中风痰厥，昏迷，不省人事欲绝者。（《鲁府禁方·卷一·福集·中风》）

正颜散

【组成】白芷二两，独活二两，薄荷一两。

【用法】上为细末，蜜丸如弹子大，每服一丸，细嚼，茶清下。

【主治】口眼㖞斜。（《寿世保元·卷二·中风恶证》）

无名方三十

【组成】灯草一两烧灰，枯矾一两，百草霜五分。

【用法】共为末每五分，生姜汤调服。

【主治】中风痰厥，不省人事。（《种杏仙方·卷一·中风》）

秘方三

【组成】熟牛骨内髓一碗，熟蜜一斤，炒面一斤，炒干姜末三两。

【用法】牛髓，炼蜜二味滤过，入炒面、炒干姜，四味搅匀，丸如弹子大，一日服三四丸，细嚼酒下。

【主治】瘫痪。

【效果】大效。（《万病回春·卷之二·中风》）

清心散二

【组成】青黛二钱，冰片二分，硼砂二钱，牛黄三分，薄荷三分。

【用法】上为末，先以蜜水洗舌上，后以姜汁擦之，将药蜜水调，涂于舌面上，频与之。

【主治】舌强不能言。

【效果】数日效。（《济世全书·乾集·卷一·中风》）

三化汤

【组成】厚朴姜汁炒、羌活、大黄、枳实各等份，姜三片。

【用法】上㕮咀，水二钟，煎一钟，温服。以利为度，不利再投。

【主治】中风外有六经之形证，先以加减续命汤随证治之，内有便溺之阻隔，复以此药导之。(《古今医鉴·卷二·中风》)

三生饮

【组成】南星、川乌、附子、木香，姜十片。

【用法】煎通口服。

【主治】中风气虚，痰气厥绝，口噤不省。

【效果】中风痰厥最为灵。(《云林神彀·卷一·真中风》)

【注】《古今医鉴·卷二·中风》录有本方，上㕮咀，水煎温服。如气盛人只用南星五钱，木香一钱，生姜十四片，水煎服。如痰涎壅盛，声如牵锯，服药不下者，宜灸关元、气海穴。中风昏不知人，口眼㖞斜，半身不遂，声如拽锯，痰涎上壅。兼治气厥及气虚眩晕。

神仙外应膏

【组成】川乌一斤。

【用法】川乌为细末，用隔年陈醋入砂锅内慢火熬如酱色，敷患处。如病有一年，敷后一日发痒；如病二年，二日发痒。痒时令人将手拍痒处，以不痒为度。先用升麻、皮硝、生姜煎水洗患处，然后敷药，不可见风。

【主治】左瘫右痪，筋骨疼痛，手足拘挛。(《万病回春·卷之二·中风》)

天仙膏

【组成】天南星、草乌、白及俱用大者各一两，僵蚕七个。

【用法】上为细末，姜汁调，如前涂，正便洗去。

【主治】卒暴中风，口眼㖞斜。(《寿世保元·卷二·中风恶证》)

通关散三

【组成】牙皂去皮弦一两，生半夏、藜芦各五钱，细辛、苦参各二钱。

【用法】上为末，每用少许，吹入鼻内。

【主治】中风痰厥、昏迷卒倒、不省人事欲绝者。

【效果】候有嚏可治，无嚏不可治。（《万病回春·卷之二·中风》）

雄黄解毒丸

【组成】郁金二钱半研末，雄黄二钱半研末，巴豆去油二十四个。

【用法】先将上二味末和一处同研极细，再入巴豆同研用。好米醋煮面糊为丸，如绿豆大。每服五七丸，热茶送下。

【主治】中风卒然倒仆，牙关紧急，不省人事，并解上膈壅热，痰涎不利，咽喉肿闭，一应热毒，兼治食疟。

【效果】吐出痰涎立苏，未吐再服。又能消食化气，取积下热。（《济世全书·乾集·卷一·中风》）

无名方三十一

【组成】牛骨髓一碗，熟蜜一斤，炒面一斤，干姜炒末三两。

【用法】四味搅匀，丸如弹子大，一日服三四丸嚼，酒下。

【主治】瘫痪。（《济世全书·乾集·卷一·中风》）

无名方三十二

【组成】青黛三分，冰片三分，硼砂二钱，牛黄三分，南薄荷叶三钱。

【用法】上为细末，先以蜜水洗舌上，后以姜汁擦之，将药蜜水调稀，搽舌上。

【主治】舌大，不能言语。（《寿世保元·卷二·中风恶证》）

无名方三十三

【组成】乳香三钱，没药三钱，棉花子六钱，白糖六钱。

【用法】上为细末，黄酒化服。

【主治】瘫痪诸风。

【效果】出汗。(《寿世保元·卷二·中风恶证》)

八、 郁证小方

无名方

【组成】生桃仁，生韭菜。

【用法】生桃仁连皮细嚼，以生韭菜捣自然汁一盏送下。

【主治】食郁久，胃脘有瘀血作痛。

【效果】开提气血。(《万病回春·卷之二·郁证》)

交感丹

【组成】香附米，茯神_{去木四两}。

【用法】香附米，用河水一斤浸炒，和茯神捣蜜为丸弹子大，白汤送下。

【主治】公私拂情，利名失志，抑郁烦恼，病满脑臆，面黄形赢，不思饮食。

【方歌】交感丹用香附米，一斤河水浸炒吃。

茯神去木四两秤，蜜丸弹大白汤吃。(《云林神彀·卷二·诸气》)

【注】《种杏仙方·卷一·诸气》录有本方，治七情所伤，胸膈诸证。

交感丸

【组成】南香附米一斤_{长流水浸三日，砂锅炒干为末}，白茯神_{去皮、木，为净末}四两。

【用法】上搅匀，炼蜜为丸，如弹子大。每清晨细嚼一丸，白滚汤下，陈皮汤亦可。

【主治】一切公私拂情，名利失志，抑郁烦恼，七情所伤，不思饮食，面黄形赢，胸膈痞闷、疼痛等症。(《鲁府禁方·卷一·福集·七气》)

四七汤

【组成】半夏，茯苓，紫苏，厚朴，生姜。

【用法】煎汤服之。

【主治】气有余之疾。

【效果】诸气尽消除。

【方歌】四七汤半夏，茯苓并紫苏。

厚朴生姜炒，诸气尽消除。（《云林神彀·卷二·诸气》）

越鞠丸

【组成】神曲炒、香附童便浸一宿、苍术米泔浸、川芎、山栀炒各等份。

【用法】上为细末，水丸绿豆大。每服五六十丸，空心温水送下。

【主治】诸郁火。

【效果】解诸郁火、化痰气、开胸膈。（《万病回春·卷之二·郁证》）

九、 气病小方

无名方一

【组成】苏子。

【用法】煎汤服。

【主治】气滞塞。（《种杏仙方·卷一·诸气》）

无名方二

【组成】香附、郁金、甘草，生姜。

【用法】刬一剂，生姜煎服。

【主治】膈气、风气、寒气、忧气、惊气、怒气。山岚瘴气、积聚痞气，心腹刺痛，不能饮食，时止时发攻则欲死。（《种杏仙方·卷一·诸气》）

十、 瘿瘤小方

无名方一

【组成】金凤花草。

【用法】煎水频洗。若夏用鲜者，若秋冬用干者。

【主治】瘤。

【效果】治瘤神方。(《鲁府禁方·卷二·寿集·瘿瘤》)

南星膏

【组成】大生南星一枚，醋。

【用法】大生南星，研细稠黏，用好醋五七滴为膏。如无生，以干者为末，醋调作膏。先将小针刺瘤上，令气透贴之，痒则频贴。一方，加草乌、细辛、白芷。

【主治】头面、皮肤、手足生疮，瘤大如拳，小者如栗，或软或硬而不痛。(《鲁府禁方·卷二·寿集·瘿瘤》)

紧瘤法

【组成】芫花根，龙骨，诃子。

【用法】芫花根净洗带滋，不得犯铁器，于木器中捣取汁，用线一条浸半日或一宿，以线系瘤。

【效果】经宿即落。如未落，再换线，不过两次自落。后以龙骨、诃子末敷疮即合。(《济世全书·巽集·卷五·瘿瘤》)

无名方二

【组成】海藻一斤，酒，昆布。

【用法】海藻洗去咸，酒浸饮之。加昆布等份，为末，炼蜜为丸，如杏核大，含口中，稍稍咽下。

【主治】颈下卒结囊，愈成瘿者。(《寿世保元·卷六·瘿瘤》)

【注】《济世全书·巽集·卷五·瘿瘤》录有本方，七情所伤，胸膈诸证。

无名方三

【组成】生南星，醋，麝香少许。

【用法】生南星醋摩，加麝香涂瘤上，日敷二次，任如碗大。先用小针十数枚作一把，瘤上微刺通窍。

【主治】瘤生额颅，大如碗。(《济世全书·巽集·卷五·瘿瘤》)

无名方四

【组成】猪气眼一两壁土干过，旧瓦焙干，明矾一钱二分生用八分，急性子十五粒焙干。

【用法】上为细末，均作五服，临卧烧酒调服，不拘远近大小。

【主治】瘿。(《鲁府禁方·卷二·寿集·瘿瘤》)

海藻溃坚丸

【组成】海藻、海带、海昆布、广术、青盐各五钱。

【用法】上为细末炼蜜为丸，龙眼大。每用一丸，食后嚼化。

【主治】瘿大盛，久不消。(《鲁府禁方·卷二·寿集·瘿瘤》)

神效开结散

【组成】沉香、木香各二钱，橘红四两，珍珠入砂罐内，煅四十九粒，猪靥子肉四十九枚。

【用法】上为末，每服一钱，临卧酒调，徐徐咽下。

【主治】瘿。

【禁忌】忌酸、咸、油腻、滞气之物。

【效果】消块。(《寿世保元·卷六·瘿瘤》)

治小瘤方

【组成】甘草，大戟，芫花，甘遂。

【用法】先用甘草煎膏，笔蘸粄瘤旁四周，干而复粄，凡三次后，以后三味药，为细末，米醋调，别笔粄敷其中，不得近着甘草处，次日缩小，又以甘草膏小量三次，中间仍用大戟、芫花、甘遂如前粄敷。

【主治】小瘤。

【效果】自然焦缩。(《济世全书·巽集·卷五·瘿瘤》)

无名方五

【组成】沉香、乳香、丁香、木香、藿香各一钱五分。

【用法】上用腊月母猪靥子七个，用药配好，酒煮三炷香，露一宿，连药焙干，为末，炼蜜为丸，如白果大，临卧嚼服。

【主治】瘿。

【效果】效。(《寿世保元·卷六·瘿瘤》)

第六节 肾系病证

一、水肿、肿胀小方

水肿者，通身浮肿，皮薄而光，手按成窟，举手即满者，是水肿也。（《万病回春·卷之三·水肿》）

【方歌】水肿之证，有阴有阳，

　　　　察脉观色，问证须详。

　　　　阴脉沉迟，其色青白，

　　　　不渴而泻，小便清涩。

　　　　脉或沉数，色赤而黄，

　　　　燥粪赤溺，兼渴为阳。

　　　　水肿气急，而小便涩，

　　　　血肿气满，而四肢寒（《寿世保元·卷三·水肿》）

法蒸蓖麻膏

【组成】蓖麻子。

【用法】去壳，用麻布包压去油，薄摊在木杓内，仰放在锅内，水面上以锅排盖住，煮二十余沸，以药无白色为度，取出。每服六钱，滚水化开，空心温服。不过二三剂，以小便太利为效。

【主治】十肿水气，五蛊瘴气。（《古今医鉴·卷六·水肿》）

无名方一

【组成】黑豆。

【用法】煮去皮，焙干，为末，每服二钱，米饮调服。

【主治】水胀。（《寿世保元·卷三·水肿·补遗》）

无名方二

【组成】九月茄根。

【用法】悬檐下，煎汤洗之。

【效果】夏月患湿，不能行走，足肿者。（《寿世保元·卷二·中湿》）

无名方三

【组成】青头红鸭一只。

【用法】治如食法，细切，和米并五味，煮极熟，化粥食之。

【主治】十种水病不瘥，垂死者。（《寿世保元·卷三·水肿·补遗》）

无名方四

【组成】红芽大戟一升，红枣三升。

【用法】水煮一日夜，去大戟用枣，晒干食之。

【主治】肿胀。（《种杏仙方·卷一·水肿》）

【注】《寿世保元·卷三·水肿·补遗》录有本方，立消。

无名方五

【组成】癞蛤蟆一个，猪肚。

【用法】入猪肚内，煮熟，去蛤蟆，将猪肚一日俱食尽。（《寿世保元·卷三·水肿·补遗》）

无名方六

【组成】王瓜一个，醋。

【用法】王瓜，破二片，不去子，醋煮一半，水煮一半，俱烂，空心顿服。须臾水下。

【主治】水病肚胀，四肢肿。（《种杏仙方·卷一·水肿》）

丹房奇术

【组成】真水银粉二钱，巴豆四两_{去油}，生硫黄二钱。

【用法】上三味，一处捣研成饼，用新绵一斤铺脐上，次以药当脐掩之，外用帛裹住。待人行三五里，自然泻下水来。行之三五度去药，以温粥补之。久患者隔日取水。此药不可弃，一饼可救二三人。

【主治】水蛊、肿胀。

【禁忌】忌一切腥冷酸硬之物。

【效果】不服药，自去水蛊、肿胀病。（《鲁府禁方·卷二·寿集·水肿》）

金蟾散

【组成】大蛤蟆，缩砂，酒。

【用法】大蛤蟆腹内入缩砂，罐封炭火烧存性，为末酒调服。

【主治】遍身水肿，腹胀如鼓。

【效果】宜此消散，后仍调补。

【方歌】金蟾散即大蛤蟆，腹内须教入缩砂。

罐封炭火烧存性，为末酒调服更佳。(《云林神彀·卷二·水肿》)

秘方一

【组成】癞蛤蟆二三枚，猪肚，酒。

【用法】癞蛤蟆装猪肚，好酒煮一伏时，去蛤蟆，将猪肚与酒服尽。

【主治】水肿胀满。

【效果】大便屁如雷，或水下，其肿自消。(《古今医鉴·卷六·水肿》)

秘方二

【组成】粟米、绿豆各一抄，猪肝一叶。

【用法】猪肝切碎，三味煮作粥食之。

【主治】水肿。

【禁忌】气恼生冷之物。

【效果】至重者不过五次，其肿自消。(《鲁府禁方·卷二·寿集·水肿》)

三消丸

【组成】甘遂、木香、巴豆去壳各一钱。

【用法】上共研为末，寒粟米饭为丸，如梧桐子大，量人虚实用之。实者每服二分，虚者每服半分。

【主治】肿胀。

【禁忌】忌恼怒、戒煎炒及无鳞鱼诸般发物。

【效果】连服四十九日而安。(《万病回春·卷之三·水肿》)

消河饼

【组成】大田螺四个，大蒜去皮五个，车前子为末三钱。

【用法】上三味研成饼，贴脐中，以手帕缚之。

【主治】水肿膨胀。

【效果】少顷小便出，一二饼即愈。（《古今医鉴·卷六·水肿》）

无名方七

【组成】白商陆根，姜自然汁二合，黄酒一盏。

【用法】白商陆根似人形者，捣取汁一合，三味合一处，空心，三日服一次，元气厚者服五次，薄者三次。

【主治】肿胀。

【禁忌】忌盐、酱。凡五十以里者可服，五十以外者不必用。（《寿世保元·卷三·水肿·补遗》）

无名方八

【组成】鲤鱼一尾重一斤，葱白，冬瓜。

【用法】煮食之。

【主治】肿。（《寿世保元·卷三·水肿·补遗》）

无名方九

【组成】田螺不拘多少，香油一盏，酒。

【用法】田螺，水漂，加香油于水内，其涎自然吐出，取其涎，晒干，为末每服不过三分，酒调下。

【主治】蛊肿。

【效果】其水自小便而下，其气自大便而出，其肿即消，即服养脾胃之药为妙。（《寿世保元·卷三·水肿·补遗》）

无名方十

【组成】黑白牵牛头末，大麦面三钱。

【用法】水和为饼，以火煨熟，取出食之，茶汤下。

【主治】水气，肿满腹胀。（《寿世保元·卷三·水肿·补遗》）

无名方十一

【组成】蛾壳七个，桑柴，枯矾一钱，核桃仁二个烧存性。

【用法】蛾壳桑柴火烧灰，加枯矾、核桃，共为末，滚绿豆汤送下，盖被出汗。

【主治】因气吃水，浑身肿胀。

【禁忌】忌腥冷。吃白饭。(《种杏仙方·卷一·水肿》)

二、 淋证小方

无名方一

【组成】淡豆豉一撮。

【用法】煎汤温服。

【主治】小便出血条，痛不可忍者。

【效果】甚效。(《种杏仙方·卷二·淋证》)

无名方二

【组成】干柿饼，米饮。

【用法】烧存性，为末。每服二钱，空心米饮调下。

【主治】血淋。(《古今医鉴·卷八·淋闭》)

无名方三

【组成】乱发，白滚汤。

【用法】烧灰存性，为末。每服一钱，空心白滚汤调服。

【主治】血淋。(《鲁府禁方·卷二·寿集·淋症》)

无名方四

【组成】绿豆，井花水。

【用法】绿豆不拘多少，擂，井花水澄清，空心服。

【主治】白浊淋沥痛，因房欲不节，或精末施泄而将成下疳。

【效果】神效。(《鲁府禁方·卷二·寿集·浊证》)

【注】《种杏仙方·卷二·浊证》录有本方，洗法：用花椒三钱，葱白七根，煎水，先熏后洗。《济世全书·艮集·卷三·浊证》也录有本方。

无名方五

【组成】硝石。

【用法】生研为末。每服二钱。卒患诸淋，空心冷水送下；劳淋（劳倦虚损即发），用葵子汤化下，通后须服补药；血淋、热淋，并井花水下；小便不通，小麦汤化下。

【主治】五淋并小便不通。（《种杏仙方·卷二·淋证》）

鸾凤散

【组成】公鸡一只，黄酒。

【用法】公鸡一只，用二腿骨共六节，烧灰存性为末。每服一钱，黄酒送下。

【主治】淋血。（《鲁府禁方·卷二·寿集·淋症》）

无名方六

【组成】车前子草，葵花根。

【用法】二味煎汤服之。

【主治】淋方。（《鲁府禁方·卷二·寿集·淋症》）

无名方七

【组成】花椒三钱，葱白七根。

【用法】煎水，先熏后洗。

【主治】白浊淋沥痛，因房欲不节，或精末施泄而将成下疳。

【效果】神效。（《鲁府禁方·卷二·寿集·浊证》）

无名方八

【组成】槐子，酒。

【用法】槐子，炒，去火毒为末。每服一两，好酒送下。

【主治】血淋。血下升数，痛疼不可忍。（《种杏仙方·卷二·淋证》）

无名方九

【组成】胡椒，茶，新汲水。

【用法】胡椒一岁一粒，生捣研细，茶调，新汲水服。

【主治】小便尿血。（《种杏仙方·卷二·淋证》）

无名方十

【组成】木通五钱，甘草一钱。

【用法】二味煎汤，服之。

【主治】淋。

【效果】立效。(《鲁府禁方·卷二·寿集·淋症》)

无名方十一

【组成】头发一撮，酒。

【用法】自己头发洗净烧灰，作一服，酒调下。

【主治】房劳过伤，小便尿血。(《种杏仙方·卷二·淋证》)

【注】《鲁府禁方》载一方：乱发，烧灰存性，为末，每服一钱，空心白滚汤调服。治疗血淋。

无名方十二

【组成】菟丝子一两，酒。

【用法】用菟丝子，炒黑色，淬酒一大碗，去渣热服。(《种杏仙方·卷二·浊证》)

青龙银杏酒

【组成】天棚草即瓦松嫩者，去根尖三钱，银杏即白果，去壳七个。

【用法】上二味共一处，顺研极烂，滚黄酒调饮。

【主治】五淋白浊，疼痛苦楚。

【效果】神验。一服即愈。(《鲁府禁方·卷二·寿集·淋症》)

火府丹

【组成】生地黄一两捣膏、木通、黄芩炒各一两。

【用法】上为细末，炼蜜为丸，如梧桐子大，每服三十丸，木通煎汤送下。

【主治】心经积热，小便涩，及五淋。(《寿世保元·卷五·诸淋》)

无名方十三

【组成】竹叶，小米，柿饼。

【用法】用竹叶煎水，澄去叶，下小米煮粥。将柿饼烧存性，为末，搅入粥内服。外用酱瓜汤下。

【主治】砂淋。(《种杏仙方·卷二·淋证》)

加味滋肾丸

【组成】黄柏八两酒拌，晒，炒，知母法同上，五味四两，青盐五钱。

【用法】上为细末，粥糊为丸，如梧子大。每服五七十丸，空心米饮任下。

【主治】热淋管痛，并两足热。(《鲁府禁方·卷二·寿集·淋症》)

萆薢饮

【组成】川萆薢、益智仁、石菖蒲、乌药各等份，盐一捻。

【用法】上剉一剂，水煎。入盐，空心服。

【主治】浊证。(《万病回春·卷之四·浊证》)

无名方十四

【组成】牙皂，滑石，竹叶，灯心，皮硝少许。

【用法】熬汤露一宿，次早温服。

【主治】淋浊。

【效果】立效。(《济世全书·艮集·卷三·淋闭》)

无名方十五

【组成】真麝五分，葱白一根，孩儿茶三钱半，琥珀二分半。

【用法】葱白捣取汁，各为细末，用百沸汤调前药，入葱汁同服，空心。

【主治】小便淋血或砂膏如条，其痛如刀割。(《种杏仙方·卷二·淋证》)

三、白浊、尿浊小方

无名方一

【组成】枯矾二两。

【用法】为末，早米糊为丸，如梧桐子大。每五十丸，空心米汤送下。

【主治】血浊。(《种杏仙方·卷二·浊证》)

清浊锁精丹

【组成】白矾二两飞过，滑石二两，米饮。

【用法】上为末，早米糊为丸，梧子大。每五十丸，米饮空心下服之。

【功效】大能化痰。

【主治】白浊。(《鲁府禁方·卷二·寿集·浊证》)

洗法

【组成】花椒三钱，葱白七根。

【用法】水煎，先熏后洗。

【主治】白浊。(《济世全书·艮集·卷三·浊证》)

无名方二

【组成】木通去节七钱，滑石三钱，粉草四钱，黄荆子一勺。

【用法】上剉，水煎空心服。

【主治】赤白浊症。(《济世全书·艮集·卷三·浊证》)

无名方三

【组成】菟丝子五两，白茯苓一两，石莲子二两。

【用法】菟丝子、白茯苓、石莲子，为末，川山药打糊为丸，如梧桐子大。每五十丸，空心，温酒或盐汤送下。腰膝无力，木瓜汤送下。

【主治】赤白浊，因思虑过度，下阳不固，溺有余沥，夜卧频频，心神恍惚者。(《种杏仙方·卷二·浊证》)

四、 癃闭小方

无名方一

【组成】白矾末一匕。

【用法】安脐中，冷水调之。

【效果】冷透腹中即通。(《种杏仙方·卷二·小便闭》)

无名方二

【组成】葱白。

【用法】切，炒熟，包帛内，更熨脐。

【效果】即通。(《种杏仙方·卷二·小便闭》)

【注】《寿世保元·卷五·小便闭》录有本方，小便不通，小腹胀满，不急治，即杀人。《济世全书·艮集·卷三·小便闭》也录有本方。

无名方三

【组成】皮硝。

【用法】煎化，用青布蘸水搭脐上并小便上，热则易之。

【主治】小便不通，并伤寒杂证，而不可以药通利者。(《寿世保元·卷五·小便闭》)

【注】《古今医鉴·卷八·淋闭》录有本方，淋闭，即通。

无名方四

【组成】蚯蚓五七条。

【用法】研烂，投凉水一碗，搅匀澄清，去泥饮水。

【主治】小便不通。

【效果】即时通。(《济世全书·艮集·卷三·小便闭》)

无名方五

【组成】猪胆连汁。

【用法】笼住小便。

【效果】少时汁入即通。(《种杏仙方·卷二·小便闭》)

无名方六

【组成】猪尿胞一个。

【用法】倾出水，用鹅毛去头尾，插入窍孔内，线缚定，以口吹气，令满胞内，线管下再扎住，将管口放在小便头上，向孔窍解后下线，手搓其气透里。

【主治】小便不通，诸药无效，或转胞至死。(《古今医鉴·卷八·淋闭》)

【效果】小便自出。

【注】《济世全书·艮集·卷三·小便闭》录有本方，自然小便即出。《寿世保元·卷五·小便闭》也录有本方

樊进忠经验方

【组成】蟋蟀，竹叶。

【用法】用蟋蟀，一名促织，大者三个，焙干为末，煎竹叶汤调服。

【主治】小便不通。

【效果】神验。（《鲁府禁方·卷二·寿集·小便闭》）

神灰散

【组成】苘麻。

【用法】烧灰，黄酒调服。

【主治】小便不通。

【效果】登时见效。（《鲁府禁方·卷二·寿集·小便闭》）

无名方七

【组成】车前草。

【用法】车前草，不拘多少，连根带叶捣取自然汁，入蜜少许同煎服。

【主治】心肾有热，小便不通并血淋尿血。（《种杏仙方·卷二·小便闭》）

【注】《济世全书·艮集·卷三·小便闭》录有本方，立通。

无名方八

【组成】儿茶末一钱。

【用法】扁竹煎汤送下。

【主治】小便闭涩不堪言。

【效果】霎时溲泄涌如泉。（《云林神彀·卷三·小便闭》）

无名方九

【组成】甘遂末，甘草节。

【用法】甘遂末水调敷脐下，内以甘草节煎汤饮之。

【主治】阴阳关格，前后不通，寻常通利，大腑、小水自行，中有转胞一证，诸药不效，失救则闷乱而死。

【效果】小便来如涌泉。(《济世全书·艮集·卷三·小便闭》)

无名方十

【组成】好麻三两。

【用法】扯碎火焙，用新盆一个盖在上，升作灰，黄酒调下，被盖。

【主治】小便下坠。

【效果】汗出即愈。(《万病回春·卷之四·小便闭》)

无名方十一

【组成】蒺藜子不拘多少。

【用法】焙黄色为末，温黄酒调服。

【主治】小便不通，腹胀疼痛欲死。(《古今医鉴·卷八·淋闭》)

无名方十二

【组成】连根葱白一斤，麝香。

【用法】捣烂，炒热，帛裹，熨脐，通则加麝香在内。

【主治】小便不通，小腹胀满，不急治，即杀人。(《寿世保元·卷十·单品杂治·方》)

无名方十三

【组成】蝼蛄一个，黄酒。

【用法】焙熟，嚼吃，黄酒送下。

【主治】小便不通。

【效果】立通。(《寿世保元·卷五·小便闭》)

【注】《济世全书·艮集·卷三·小便闭》录有本方，如神。

无名方十四

【组成】皮硝一合，连须葱一根。

【用法】捣为一处，用青布摊在上，似膏药样，用热瓦熨之。

【主治】小便不通。

【效果】即出。(《万病回春·卷之四·小便闭》)

无名方十五

【组成】猪胆汁，酒。

【用法】猪胆汁，投热酒中。又方，用蚯蚓，研，以冷水滤浓汁，服半碗。

【主治】小便不通。

【效果】立通。(《寿世保元·卷五·小便闭》)

无名方十六

【组成】紫苏，盐。

【用法】紫苏煎汤熏之，外用炒盐熨脐上、遍身肿处。

【主治】小便不通，已经七八日，遍身手足肿满，诸医罔效。

【效果】良久便通肿消而愈。(《寿世保元·卷五·小便闭》)

通关酒

【组成】知母、黄柏各二两，肉桂一钱。

【用法】上三味熟米为丸，空心水下百丸。

【主治】小便闭不通。(《云林神彀·卷三·小便闭》)

通关丸一

【组成】黄柏酒洗焙干、知母酒洗焙干各一两，肉桂一钱。

【用法】上俱为细末，熟水和丸，如梧桐子大。每服百丸，空心白滚汤下。服后须顿两足，令药易下行也。

【主治】不渴而小便闭，热在下焦血分，兼治淋癃。

【效果】神效。如小便已利，茎中如刀刺痛，当有恶物下为验。(《万病回春·卷之四·小便闭》)

无名方十七

【组成】大黄。

【用法】酒煮干为末，酒丸，用扁竹根煎水送下。

【主治】小便不通。(《济世全书·艮集·卷三·小便闭》)

无名方十八

【组成】发灰二钱，滑石末一钱。

【用法】桃白皮煎汤调下。

【主治】小便不出，胞转膨满欲死者。(《种杏仙方·卷二·小便闭》)

无名方十九

【组成】附子炮一枚，泽泻一两，灯心七根。

【用法】煎，食远服。

【主治】小便不通，两尺脉俱沉微。(《寿世保元·卷五·小便闭》)

无名方二十

【组成】朴硝，大茴香，酒。

【用法】朴硝为细末，每服二钱，大茴香煎，酒调下。

【主治】小便不通，膀胱发热。(《寿世保元·卷五·小便闭》)

导赤散

【组成】怀生地黄、木通、甘草、淡竹叶。

【用法】淡竹叶水煎，空心服。

【主治】小肠实热，小便秘赤。(《济世全书·艮集·卷三·小便闭》)

无名方二十一

【组成】大附子炮一个，盐水，泽泻切，灯草。

【用法】大附子盐水浸，上药作四剂，每剂灯草七根，煎服。

【主治】小便不通，两尺脉俱沉微，乃阴虚也。(《古今医鉴·卷八·淋闭》)

无名方二十二

【组成】麝香，葱白，田螺，皂角。

【用法】先将麝香半分填患人脐中，上用葱白、田螺，各捣成饼，封于脐上，用布带敷住，良久，下用皂角烧烟熏入阴中。妇人亦用皂荚煎汤熏洗便处。

【主治】小便不通。

【效果】其水道自通。(《寿世保元·卷五·小便闭》)

通关丸二

【组成】黄柏_{酒炒}二两，知母_{酒炒}二两，肉桂三钱，滑石二两，木通一两。

【用法】上为末，水丸梧子大。每服百丸，白水下。

【主治】小便不通，热在下焦血分，兼治诸淋。(《古今医鉴·卷八·淋闭》)

无名方二十三

【组成】麝香，半夏，葱白，螺蛳，皂角。

【用法】麝香、半夏末填脐中，上用葱白、螺蛳二味捣成饼封脐上，用布帛缚定。下用皂角烟入阴中自通，女人用皂角煎汤洗阴户。

【主治】小便不通。(《万病回春·卷之四·小便闭》)

【注】《鲁府禁方·卷二·寿集·小便闭》录有本方。自通。

五、 尿频小方

无名方一

【组成】萆薢。

【用法】夜煎服。

【主治】小便多者。

【效果】永不夜起。(《济世全书·艮集·卷三·遗尿》)

无名方二

【组成】胡桃，酒。

【用法】慢火煨热，临卧温酒下嚼。

【主治】夜多小便。(《济世全书·艮集·卷三·遗尿》)

无名方三

【组成】益智仁二十个，赤茯苓二钱。

【用法】益智仁和剉皮，赤茯苓水煎，临睡热服。

【主治】夜多小便。(《古今医鉴·卷八·淋闭》)

【注】《寿世保元·卷五·遗溺》《济世全书·艮集·卷三·遗

尿》录有本方，有奇验。

无名方四

【组成】小茴香不拘多少，盐，糯米糕一片。

【用法】小茴香同盐炒，为末，取糯米，炙软，热蘸药吃。

【主治】气不足，脉微而涩，小便频数。

【效果】立效。(《寿世保元·卷五·遗溺》)

无名方五

【组成】猪尿胞，糯米，椒少许。

【用法】洗净，以糯米煮烂，入椒少许，同煮，去椒，只用胞，切吃。

【主治】小便频数。(《寿世保元·卷五·遗溺》)

缩泉丸

【组成】乌药、益智仁各等份。

【用法】上为细末，山药糊为丸，如梧桐子大，每服七十丸，空心盐汤下。

【主治】肾气不足，小便频数，日夜百余次。(《寿世保元·卷五·遗溺》)

无名方六

【组成】人参五钱，黄柏酒浸五钱，益智仁六钱，甘草一钱。

【用法】上各为末，炼蜜丸，梧子大，五更、临卧每五六十丸，白滚水下，用酒亦可。

【主治】小水频，下元虚。(《济世全书·艮集·卷三·遗尿》)

六、 遗尿小方

无名方一

【组成】鸡膍胵一具。

【用法】为细末，每服二钱，空心滚汤调下。

【主治】遗尿不禁。

【效果】二三服即愈。(《寿世保元·卷五·遗溺》)

无名方二

【组成】破故纸。

【用法】炒为末，每服二三钱，空心热水调下。又宜气海穴灸之。

【主治】遗尿失禁。（《古今医鉴·卷八·淋闭》）

无名方三

【组成】红鸡冠。

【用法】为末，每三钱，空心温酒调下。

【主治】小便桶内起泡盈桶。（《济世全书·艮集·卷三·遗尿》）

无名方四

【组成】枯矾、牡蛎煅等份。

【用法】为末，米汤调下。

【主治】小儿遗粪。（《寿世保元·卷八·小儿初生杂证论方·遗尿》）

无名方五

【组成】益智仁七个，桑螵蛸七个。

【用法】上为末，酒调服，用熟白果送下。

【主治】遗尿、失禁。（《济世全书·艮集·卷三·遗尿》）

第六节　其　他

一、血证小方

（一）衄血小方

无名方一

【组成】白面，大附子一个。

【用法】水和面，包大附子在内，火煨熟，去附子，用面，烧存性，为末，每用二钱，白水和服。

【主治】因翻身，望后一跌，鼻血长流，止后，一有所感，其血即出，诸医不效。

【效果】永不发。(《寿世保元·卷四·衄血》)

无名方二

【组成】百草霜一字。

【用法】吹鼻。

【主治】鼻中出血。(《寿世保元·卷十·单品杂治·百草霜治验》)

无名方三

【组成】大蚯蚓十余条。

【用法】捣烂，井花水和稀。

【主治】鼻血不止。

【效果】立愈。(《寿世保元·卷四·衄血》)

【注】《济世全书·震集·卷四·失血·衄血》录有本方，久不复发。

无名方四

【组成】大蒜。

【用法】去皮捣烂，左鼻出血，贴左脚心，右鼻出血，贴右脚心，如两鼻出血，两脚心贴之。以温水洗脚。

【主治】鼻衄不止。

【效果】血立止。(《寿世保元·卷四·衄血》)

无名方五

【组成】龙骨末。

【用法】吹之。

【主治】鼻衄不止。

【效果】兼治九窍出血皆效。(《种杏仙方·卷二·失血》)

无名方六

【组成】人中白。

【用法】置新瓦上焙干，以温汤调服。

【主治】鼻血不止。(《寿世保元·卷四·衄血》)

无名方七

【组成】山栀子。

【用法】炒黑为末，吹入鼻中。

【主治】鼻衄不止。

【效果】立已。(《济世全书·震集·卷四·失血·衄血》)

【注】《古今医鉴·卷三·伤寒》录有本方，其成流久不止者，方可用此法。如点滴不成流者，其邪在经未除，不必用此法。

无名方八

【组成】车前草，蜜二匙。

【用法】车前草捣汁半茶钟，入蜜，重汤炖热，徐徐饮之。

【主治】鼻衄。(《济世全书·震集·卷四·失血·衄血》)

无名方九

【组成】金陵草、片芩等份。

【用法】水煎服。

【主治】鼻血长流，百方不效。

【效果】即止。(《种杏仙方·卷二·失血》)

无名方十

【组成】萝卜汁，酒。

【用法】合一处饮之。

【主治】鼻衄。

【效果】立止。(《寿世保元·卷四·衄血》)

【注】《种杏仙方·卷二·失血》录有本方，盖血随气运转，气有逆顺，所以妄行。萝卜最下气而消导之，一服即效。复患，取人中白置新瓦上，火逼干，以温汤调服，即时血止。人中白着，即旋桶积碱垢是也。盖秋石之类，特不多用火力尔。

无名方十一

【组成】绿豆粉、细草。

【用法】为末，凉水调服。

【主治】鼻血不止。

【效果】立止。(《寿世保元·卷四·衄血》)

无名方十二

【组成】绿豆粉五钱,细茶五钱。

【用法】为末,冷水调服。

【主治】鼻衄。(《济世全书·震集·卷四·失血·衄血》)

无名方十三

【组成】山栀子、白芷等份。

【用法】烧存性,为细末,吹入鼻中。

【主治】鼻衄不止。

【效果】血立止。(《寿世保元·卷四·衄血》)

三仙饮子

【组成】人乳、童便、酒各等份。

【用法】重汤煮,温服一碗。

【主治】衄血。

【效果】立可截。

【方歌】三仙饮子治衄血,人乳童便好酒竭。

三味等份重汤煮,温服一碗立可截。(《云林神彀·卷二·衄血》)

通关止血丸

【组成】枯白矾一钱,沉香三分,半夏四个,糯米十四粒,麝香一分。

【用法】上为末,面糊为丸如豌豆大。每用二丸塞左右两耳。

【主治】鼻衄。(《古今医鉴·卷七·失血》)

无名方十四

【组成】人中白,麝香,酒。

【用法】不拘多少,刮在新瓦上,用火逼干,研入麝香少许,酒调下。

【主治】血汗,鼻衄五七日不止。

【效果】立效。(《济世全书·震集·卷四·失血·衄血》)

无名方十五

【组成】人中白一钱，头发烧灰一钱，麝香一分。

【用法】为细末，吹鼻少许。

【主治】鼻衄。

【效果】立止。(《寿世保元·卷四·衄血》)

无名方十六

【组成】鲜藕汁，白萝卜汁，刺脚芽汁即姜姜芽，韭汁，生姜汁。

【用法】上合一处，碗盛顿热，不拘时服。

【主治】吐、咯、衄、血，下血。

【效果】立效。(《鲁府禁方·卷一·福集·衄血》)

（二）咳血小方

无名方

【组成】柿饼一个，青黛末。

【用法】切开掺青黛末炙，食之。

【主治】血嗽。

【效果】立效。(《济世全书·震集·卷四·失血·吐血》)

天地丸

【组成】天门冬一斤，怀生地黄酒拌，砂锅内蒸至黑半斤。

【用法】上为细末，炼蜜为丸，如弹子大，每服三丸，温酒送下，日进三服。

【主治】咳血。(《寿世保元·卷四·咳血》)

（三）吐血小方

无名方一

【组成】侧柏叶。

【用法】阴干，水煎当茶服。

【主治】吐血。(《济世全书·震集·卷四·失血·吐血》)

【注】《寿世保元·卷四·吐血·补遗》录有本方，因酒色过度，或劳役过度，或场屋劳心，内省极深，或心肺脉破，血气妄行，血如泉涌，口鼻俱出，须臾不救。

无名方二

【组成】大蒜两颗。

【用法】煨火捶烂，贴敷两脚心。

【主治】吐血、衄血。

【效果】少顷自觉胸中有蒜气，其血立止。（《济世全书·震集·卷四·失血·吐血》）

定心丸

【组成】生地黄汁半钟，童便半钟。

【用法】二味合和，重汤煮二沸，温服。

【主治】吐血，咳嗽上喘，心慌神乱，脉洪数。

【效果】立效。（《济世全书·震集·卷四·失血·吐血》）

将军丸一

【组成】大黄。

【用法】大黄酒拌，九蒸九晒，为末，水丸。每服四五十丸，白滚水不下。下血，用条芩汤下。

【主治】吐血不止。

【效果】一服如神。（《鲁府禁方·卷一·福集·失血》）

人参汤

【组成】侧柏叶蒸、焙、人参各一两焙干，飞罗面二钱，新汲水。

【用法】前二味为末，每服二钱，调稀糊。

【主治】忽然吐血、下血，其症皆因内损或因酒色劳损，或心肺脉破，血气妄行，血如泉涌，口鼻俱出，须臾不救。（《济世全书·震集·卷四·失血·吐血》）

无名方三

【组成】百草霜，米饮。

【用法】每三钱，米饮调下。

【主治】吐血下血。(《寿世保元·卷十·单品杂治·百草霜治验》)

【注】《种杏仙方·卷二·失血》录有本方，以糯米煎汤下。一方加白芷亦好，鼻衄用少许搐鼻，皮破并疮出血掺上即止。一切吐血及伤酒，食饱低头掬损吐血至多，并血妄行，口鼻俱出，但声未失者，无不有效。《济世全书·震集·卷四·失血·吐血》也录有本方，投之无不效。

无名方四

【组成】家园生地黄捣汁八两，大黄生末方寸匕。

【用法】上煎地黄汁一二沸，下大黄末调匀，空心温服，每饮一小盏，日三服。

【主治】吐血。

【效果】血即止。(《济世全书·震集·卷四·失血·吐血》)

【注】《种杏仙方·卷二·失血》录有本方吐血、衄血不止，心慌喘急，上壅或发热。

无名方五

【组成】韭汁，京墨。

【用法】磨。

【主治】伤寒吐血不止。

【效果】其血见黑必止。(《古今医鉴·卷三·伤寒》)

无名方六

【组成】萝卜，盐。

【用法】捣汁，入盐少许。或以萝卜汁、藕汁同饮，及滴入鼻中。

【主治】吐血并衄血。

【效果】即止。(《寿世保元·卷十·单品杂治·萝卜治验》)

无名方七

【组成】藕，蜜。

【用法】切片，蜜蒸烂食之。

【主治】吐血。(《济世全书·震集·卷四·失血·吐血》)

无名方八

【组成】山栀仁炒黑三钱，生姜一片。

【用法】水煎温服。

【主治】吐血、衄血或小便赤、大便难，并发烦热、恶寒、心胃痛。(《种杏仙方·卷二·失血》)

葛黄丸

【组成】葛花即上好白粉葛一两，黄连四两，大黄。

【用法】上末，用大黄熬膏作丸，桐子大。每百丸，温水下。

【主治】饮酒过度，酒积蕴于胸中，以致吐血衄血；及时令酷暑，上焦积热，忽然吐血垂死者。(《古今医鉴·卷四·伤酒》)

将军丸二

【组成】锦纹大黄，酒，条芩。

【用法】大黄九蒸九晒，为末，水丸如梧桐子大，每服四五十丸，白滚水下，下血，条芩汤下。

【主治】吐血不止，属实热者。(《寿世保元·卷四·吐血》)

解酒化毒丹

【组成】白滑石水飞一斤，白粉葛三两，大粉草三两。

【用法】上为末，不拘时，冷水调下三钱，日进两三次。

【主治】饮酒过多，遍身发热，口干烦渴，小便赤少。(《古今医鉴·卷四·伤酒》)

无名方九

【组成】百草霜，童便，酒。

【用法】和服。

【主治】吐血，及伤酒饮食，低头掬损，吐血至多，并血妄行，口鼻俱出，但声未失者。(《寿世保元·卷十·单品杂治·百草霜治验》)

无名方十

【组成】侧柏叶，童便二分，酒一分。

【用法】侧柏叶捣烂，入童便、酒温服。

【主治】吐血不止。(《种杏仙方·卷二·失血》)

无名方十一

【组成】大黄。

【用法】大黄酒拌，九蒸九晒，为末，水丸。每四五十丸，白滚水下。

【主治】吐血不止。(《种杏仙方·卷二·失血》)

无名方十二

【组成】当归身二钱，川芎一钱五分，官桂三钱。

【用法】上剉，水煎服。

【主治】吐血不止，发热面红，胸膈胀满，手足厥冷，烦躁不宁。

【效果】立效。(《寿世保元·卷四·吐血·补遗》)

无名方十三

【组成】葛花二两，黄连四两，大黄末。

【用法】为末，以大黄末熬膏和丸，梧子大，每服百丸，温汤下。

【主治】饮酒过多，蕴热胸膈，以致吐血、衄血。(《济世全书·坎集·卷二·伤食》)

无名方十四

【组成】生地八两，童便，大黄末五六分。

【用法】生地，捣汁童便重汤煮，大黄末空心调服一盏许。

【主治】吐血出于胃。

【效果】清热引归经，热除血自歇。

【方歌】止血生地八两数，捣汁童便重汤煮。

　　　　　大黄生末五六分，空心调服一盏许。(《云林神彀·卷二·吐血》)

无名方十五

【组成】生地黄捣取汁、童便各半盏，姜。

【用法】生地黄、童便，入姜汁少许，重汤煮，温服之。

【主治】吐血、咯血、一切失血，或痰嗽喘热心慌。（《种杏仙方·卷二·失血》）

犀角地黄汤

【组成】牡丹，赤芍，犀角，地黄。

【用法】水煎服。

【主治】衄血，吐血。

【效果】凉血，除诸热。

【方歌】犀角地黄汤最良，牡丹赤芍四般藏。

衄血与吐同凉血，能除诸热不须详。（《云林神彀·卷二·吐血》）

无名方十六

【组成】侧柏叶、拣参各等份，飞罗面二钱。

【用法】调和如稀糊服。

【主治】因酒色过度，或劳役过度，或场屋劳心，内省极深，或心肺脉破，血气妄行，血如泉涌，口鼻俱出，须臾不救。（《寿世保元·卷四·吐血·补遗》）

无名方十七

【组成】童便，韭汁，姜汁。

【用法】上三味合和，调百草霜末，温服。

【主治】吐血。（《济世全书·震集·卷四·失血·吐血》）

贯仲汤

【组成】贯仲二钱净末，血余五钱烧灰，侧柏叶捣汁一碗，童便一小钟，黄酒少许。

【用法】上将药末二味入柏汁内搅匀，于大碗内盛之，重汤煮一炷香时取出，待温入童便、黄酒，频频温服。

【主治】吐血成斗，命在须臾。（《万病回春·卷之四·失血》）

柔脾汤

【组成】甘草炒、白芍炒、黄芪各半两，熟地黄自制一两五钱。

【用法】上每服一两，水酒煎服。

【主治】虚热吐血、衄血、汗出。(《济世全书·离集·卷六·虚劳》)

四生散

【组成】生荷叶、生艾叶、生柏叶、生地黄各等份。

【用法】上取自然汁，入童便不拘多少和药汁，温服。干则水煎，亦入童便温服。

【主治】吐血壅出不止。

【效果】愈。(《济世全书·震集·卷四·失血·吐血》)

桃仁承气汤

【组成】桃仁，大黄，芒硝，桂枝，甘草。

【用法】上剉，水煎服。

【主治】吐血觉胸中气塞，上吐紫血者。(《济世全书·震集·卷四·失血·吐血》)

无名方十八

【组成】当归三钱，川芎一钱五分，芍药三钱，生地黄四钱，炒山栀三钱。

【用法】上剉，水煎，临服入童便一盏、姜汁少许，同服。

【主治】先恶心，呕出成升碗，因怒气逆甚所致。(《寿世保元·卷四·呕血》)

(四) 便血小方

无名方一

【组成】荸荠一斤。

【用法】用水煮食之。

【主治】便血。(《种杏仙方·卷二·肠澼》)

无名方二

【组成】干柿，米饮。

【用法】干柿烧存性研，空心米饮调二钱。

【主治】肠风脏毒肠澼血。

【效果】不拘新久如神捷。

【方歌】肠风脏毒肠澼血，干柿烧灰存性研。

空心米饮调二钱，不拘新久如神捷。(《云林神彀·卷二·积热下血》)

无名方三

【组成】苦参，米饮。

【用法】炒，待烟出，为末，米饮下。

【主治】肠风泻血，并血痢、热痢。(《寿世保元·卷十·单品杂治·方》)

无名方四

【组成】蜗牛。

【用法】细研。

【主治】肠胃流热，则粪门暴肿。

【效果】涂之则消。(《寿世保元·卷四·便血》)

无名方五

【组成】百草霜，猪血。

【用法】男用公猪血，女用雌猪血，和百草霜为丸，或以血蘸服。

【主治】便血血痢。(《寿世保元·卷十·单品杂治·百草霜治验》)

无名方六

【组成】荸荠，红枣。

【用法】水煮一斤，食之。

【主治】便血。(《云林神彀·卷二·血证–便血方》)

无名方七

【组成】黄连一两，金华酒。

【用法】金华酒下。一方治肠风，茱萸并黄连同炒不同研。粪前用茱萸，粪后用黄连，酒送下。

【主治】大便下血如流水。

【效果】一服立止。(《种杏仙方·卷二·肠澼》)

无名方八

【组成】萝卜,青叶。

【用法】井水煮,十分熟烂,姜。米、淡醋,空心任意食之。

【主治】酒疾,大便下血,旬日不止。

【效果】立止。(《寿世保元·卷十·单品杂治·萝卜治验》)

无名方九

【组成】石莲肉四两。

【用法】去壳,捶碎,入公猪肚内,水煮烂,去莲肉,将肚并汤食之。

【主治】大便下血。

【效果】立止。(《寿世保元·卷四·便血》)

无名方十

【组成】丝瓜根。

【用法】丝瓜根经霜露过三五钱,水煎入油如钱大,空心一服。

【主治】血证便血方。

【效果】断根源。

【方歌】血证便血方丝瓜根,经霜露过三五钱。

　　　　水煎入油如钱大,空心一服断根源。(《云林神彀·卷二·血证便血方》)

观音救苦方

【组成】木香四两,黄连二两,乌梅肉。

【用法】上将黄连切片煎汁,浸木香,慢火,焙干,乌梅肉捣为丸,如梧桐子大。每服六十丸,空心白滚水送下。

【主治】大便下血。(《寿世保元·卷四·便血》)

无名方十一

【组成】炒槐花、荆芥穗等份。

【用法】为末。酒调服。

【主治】血证便血。(《种杏仙方·卷二·肠澼》)

无名方十二

【组成】川黄连一斤，酒，阿胶。

【用法】川黄连，酒拌，九蒸九晒，为末，阿胶水化丸，如梧桐子大。每五七十丸，空心，米汤黄酒任下。

【主治】血证便血，痔血泻痢。（《种杏仙方·卷二·肠澼》）

三黄丸

【组成】大黄、黄连、黄芩各等份。

【用法】研细末。水丸茶下凉。

【主治】积热下血。

【方歌】三黄丸大黄，黄连黄芩良。

等份研细末，水丸茶下凉。（《云林神彀·卷二·积热下血》）

无名方十三

【组成】侧柏叶二两，白矾，棕毛，酒。

【用法】用侧柏叶，砂锅内用白矾盖上，入水平药，煮令水干。炒棕毛，烧灰存性，男用二两，女用三两，为末。每服二钱半，空心酒调服。

【主治】肠风、痔漏下血及妇人赤带下血。（《种杏仙方·卷二·肠澼》）

无名方十四

【组成】黄连酒炒四两，猪脏，韭菜二斤，米汤。

【用法】黄连入猪脏两头扎，韭菜水同煎，服药捣烂丸不折，空心每服八十丸，米汤送下，宜温服。

【主治】肠风脏毒痔便血。

【方歌】肠风脏毒痔便血，黄连酒炒四两切。

入在猪脏两头扎，韭菜二斤水同煎。

服药捣烂丸不折，空心每服八十丸。

米汤送下宜温热。（《云林神彀·卷二·积热下血》）

槐黄丸

【组成】槐花四两炒，黄连酒炒四两，猪大肠，米汤，韭菜二斤。

【用法】上为细末，入猪大肠内，两头扎住，入韭菜，水同煮烂，去菜，用药肠捣为丸，如梧桐子大。如湿，加些面，每服八十丸，空心米汤下。

【主治】肠风脏毒便血，痔痛下血。（《寿世保元·卷四·便血》）

乌金散

【组成】柏叶，白矾，陈棕二两，槐花四两，酒。

【用法】柏叶、白矾煮，陈棕火烧，槐花炒十分勿令焦，空心酒调下。

【主治】肠风崩漏痔。

【效果】一服立即消。

【方歌】柏叶白矾煮，陈棕二两烧。

　　　　槐花用四两，十分休炒焦。

　　　　每服二钱半，空心用酒调。

　　　　肠风崩漏痔，一服立时消。（《云林神彀·卷二·血证–便血方》）

（五）尿血小方

无名方一

【组成】车前草根叶。

【用法】多取，洗净，取汁，频服。

【主治】小便出血。

【效果】可通五淋。（《寿世保元·卷四·溺血》）

无名方二

【组成】川升麻一两。

【用法】水煎空心温服。

【主治】尿血。（《济世全书·震集·卷四·失血·溺血》）

无名方三

【组成】山栀子。

【用法】去皮，炒，水煎服。

【主治】暴热尿血。(《寿世保元·卷四·溺血》)

无名方四

【组成】蜗居菜。

【用法】捣烂，贴脐上。

【主治】小便出血。

【效果】立止。(《鲁府禁方·卷二·寿集·淋症》)

无名方五

【组成】地骨皮，烧酒一盏。

【用法】煎至七分，去渣空心服。

【主治】小便下血不止。(《济世全书·震集·卷四·失血·溺血》)

无名方六

【组成】旱莲草、车前草。

【用法】各取自然汁，每服半茶钟，空心服。

【主治】小便溺血。

【效果】愈。(《寿世保元·卷四·溺血》)

无名方七

【组成】胡椒一岁一粒。

【用法】生捣研细，茶调新汲水服。

【主治】小便尿血。(《济世全书·震集·卷四·失血·溺血》)

无名方八

【组成】柿子三枚；陈米。

【用法】煎汤调服。

【主治】尿后有鲜血。(《寿世保元·卷四·溺血》)

金黄散

【组成】槐花净，炒、郁金湿纸包，火煨各一两。

【用法】上为细末，每服二钱，淡豆豉汤送下。

【主治】尿血。(《寿世保元·卷四·溺血》)

(六) 跌打损伤出血小方

无名方一

【组成】百草霜。

【用法】搽半钱。

【主治】皮破出血，及灸疮出血。

【效果】立止。(《寿世保元·卷十·单品杂治·百草霜治验》)

无名方二

【组成】葱白。

【用法】捣烂，炒热，敷伤处。

【主治】刀斧伤破，血流不止，痛苦难禁。

【效果】痛与血随止。(《寿世保元·卷十·单品杂治·方》)

无名方三

【组成】百草霜，酒。

【用法】研细，好酒调服。

【主治】跌扑损伤，恶血入肠胃，下血，溺如瘀血者。(《寿世保元·卷十·单品杂治·百草霜治验》)

(七) 失血小方

独参汤

【组成】人参。

【用法】水煎服。

【主治】一切失血，恶寒发热，作渴烦躁，或口噤痰鸣，自汗盗汗，或气虚脉沉，手足逆冷。(《济世全书·震集·卷四·失血·吐血》)

无名方一

【组成】棕毛。

【用法】棕毛烧灰，敷之。

【主治】血线迸流，日夜不止，终危。

【效果】立愈。内用养血气补之。(《种杏仙方·卷二·失血》)

无名方二

【组成】皮硝二钱，童便一钟，好酒一钟。

【用法】为末，用童便、酒炖热化硝，调匀温服。

【主治】诸血上攻。(《万病回春·卷之四·失血》)

无名方三

【组成】人中黄、茜根汁、竹沥、姜汁。

【用法】人中黄，每三钱，用茜根汁、竹沥、姜汁调服。

【主治】呕血，吐痰，心烦，骨蒸热者。(《种杏仙方·卷二·失血》)

二、痰饮小方

秋露白

【组成】经霜丝瓜。

【用法】经霜丝瓜，自根至蔓，留尺五长断，余藤不用。将断蔓就地脉接水二日，用瓶罐扎严埋地，不要漏土。每一料，盛者可取二碗水，小者亦取水一碗，共埋地下。临时，痰火甚者二两，轻者一两，以麦米白糖化，对甜为则。缓化糖连瓜水重汤炖，取下，露一夜，一气饮之。急则煮化，放冷饮下。如米糖无，以白砂糖亦好。

【功效】消痰利膈。

【主治】痰火。(《鲁府禁方·卷一·福集·痰火》)

软石膏丸

【组成】软石膏，醋。

【用法】不拘多少，研细。上用醋糊丸，如绿豆大。每服二十丸，滚汤送下。

【主治】食积痰火。

【效果】并泻胃火。(《古今医鉴·卷五·吞酸·附嗳气》)

无名方一

【组成】白矾一两，蜜一合，酒一盏。

【用法】用白矾，水一碗半，煮至一碗，入蜜，更煮少时，温，顿服。

【主治】胸中痰瘀癖气者。

【效果】即吐。如未吐，再进热酒即吐。(《种杏仙方·卷一·痰饮》)

无名方二

【组成】白矾一钱，水花珠二分半。

【用法】同研末。入磁器内熔化，乘热捻作九丸，每服三粒，白汤下。

【效果】降痰火，兼治声音嘶哑。(《种杏仙方·卷一·痰饮》)

无名方三

【组成】贝母。

【用法】用贝母，以童便，秋冬浸三日，春夏浸一日夜，捞起，水淋洗净，晒干研末，糖霜和匀，滚白水调下。

【主治】痰盛。(《种杏仙方·卷一·痰饮》)

无名方四

【组成】大黄，酒。

【用法】用大黄，酒拌，九蒸九晒，为末，水丸。每五十丸，白滚水下。

【主治】痰火上升，停滞不快。(《种杏仙方·卷一·痰饮》)

无名方五

【组成】梨汁一钟，姜汁半钟，南薄荷三两。

【用法】共和匀，重汤煮十余沸，任意食之。

【主治】治痰壅盛。(《种杏仙方·卷一·痰饮》)

无名方六

【组成】天络丝即丝瓜，枣肉，酒。

【用法】丝瓜，烧存性，为细末，枣肉为丸如弹丸大。每服一

丸，好酒下。(《种杏仙方·卷一·痰饮》)

百丸子

【组成】川南星四两，半夏十两，白附子五两，小川乌三两。

【用法】上俱切片，春七、夏三、秋八、冬十日，水浸，一日一换，日晒夜露。南星、半夏，放磁器内，少加姜汁，同浸，去麻性。次将前药磨，又将绢巾滤去渣，澄白粉，晒干，白米糊为丸，如梧子大，每服五六十丸，姜汤滚水任下。其药放舌上，不麻为度。

【主治】痰饮为病，或狂，或眩晕等症。

【效果】降痰，验如奔马。(《寿世保元·卷三·痰饮》)

涤痰散

【组成】广陈皮，食盐，粉草。

【用法】广陈皮先用白水洗净，每一斤入食盐四两，同入水浸过一宿，锅内煮干略去筋膜，切作小片炒干，每陈皮一两入粉草二钱，共为末。每日早晚各二匙，白汤调下。

【主治】痰饮。

【效果】清肺消痰、定嗽，解酒毒，除一切痰火。(《万病回春·卷之二·痰饮》)

二陈汤一

【组成】半夏，茯苓，甘草，陈皮。

【用法】煎服。

【主治】百病兼痰。

【效果】化痰燥湿和脾胃。

【方歌】二陈汤中半夏宜，茯苓甘草并陈皮。

化痰燥湿和脾胃，百病兼痰总可医。(《云林神彀·卷一·痰饮》)

瓜蒌膏

【组成】青嫩瓜蒌，竹沥一小盏，白蜜一碗。

【用法】青嫩瓜蒌洗净，切片捣烂，用布绞取汁二碗，入砂锅内，慢火熬至一碗。加真竹沥，白蜜，再熬数沸，磁罐收贮。每用一小盏，倾茶瓯中，白滚汤，不拘时服。

【主治】上焦痰火。

【效果】治上焦痰火如神。(《鲁府禁方·卷一·福集·痰火》)

桂花饼

【组成】桂花一两，孩儿茶五钱，诃子七个，甘草五分。

【用法】上剉末，桂花水为饼，每嚼一丸，滚水下。

【功效】清痰降火，止嗽生津。(《寿世保元·卷十·杂方》)

滚痰丸

【组成】锦纹大黄酒拌蒸八两，黄芩去朽八两，沉香五钱，青礞石十两。

【用法】上为细末，水丸梧子大，每三五十丸，量虚实加减服之。

【主治】痰症。(《济世全书·坎集·卷二·痰饮》)

【注】《万病回春·卷之二·痰饮》录有本方，各随饮子下。治千般怪症者。

控涎丸

【组成】甘遂去心、大戟去皮要紫的、白芥子炒各等份。

【用法】上为细末，面糊为丸，梧子大，每服五十丸。如疾猛，加至二十丸，临卧淡姜汤送下。

【主治】忽患胸背、手足、颈项、腰胯隐痛不可忍，连筋骨牵引钓痛，坐卧不宁，时时走易不定。

【效果】以下饮为愈。(《济世全书·坎集·卷二·痰饮》)

无名方七

【组成】大半夏一斤，白矾六两，生姜六两，甘草一斤。

【用法】大半夏，泡，去皮脐，用白矾煎汤，浸半夏，春夏三七日，秋冬七七日，捞起曝干。又用生姜捣汁浸，春夏三七日，秋冬七七日，曝干（阴干亦可），研为末。用甘草，水煎膏作丸，每一丸如樱桃大，临卧嚼化三丸。吐痰喘嗽。(《种杏仙方·卷一·痰饮》)

治痰壅方

【组成】梨汁一钟，生姜汁半钟，蜜半钟，南薄荷末三两。

【用法】上和匀，重汤煮十余沸，任意食。

【主治】痰壅。

【效果】降痰，验如奔马。(《寿世保元·卷三·痰饮》)

二陈汤二

【组成】陈皮去白，半夏姜制，白茯苓去皮，甘草，生姜三片。

【用法】上剉一剂，水煎服。

【主治】一切痰饮化为百病。(《万病回春·卷之二·痰饮》)

【注】《寿世保元·卷三·痰饮》录有本方，湿痰、热痰、风痰、老痰、寒痰、食积痰。《济世全书·坎集·卷二·痰饮》也录有本方，火痰，黑色；老痰、胶湿痰，白色；寒痰，清。

法制芽茶

【组成】芽茶一斤，白檀香五钱，白豆蔻五钱，片脑一钱。

【用法】上为末，片脑另研，用甘草熬膏，拌匀茶，将三味药末撒开，晒干，不拘时嚼咽，任意下。

【功效】清火化痰，消食止渴，解酒。(《寿世保元·卷十·杂方》)

无名方八

【组成】广陈皮四两，甘草一两，盐，玄明粉二两，神曲。

【用法】为广陈皮，甘草二味盐水炒黑色为末，加玄明粉，神曲糊为丸，绿豆大。每服五十丸，食后茶下。

【主治】痰火。(《鲁府禁方·卷一·福集·痰火》)

无名方九

【组成】萝卜子炒，为末、皂角烧存性、生姜、蜜。

【用法】前三味，加炼蜜，丸如梧桐子大，每服五七十丸，白汤下。

【主治】痰火。(《种杏仙方·卷一·痰饮》)

无名方十

【组成】软石膏三两，半夏一两泡七次，白矾五钱，姜，茶。

【用法】前三味为末，淡姜汤打糊为丸，如绿豆大。每三十丸，食远，茶清下。

【主治】痰火上壅，或流入四肢，结聚胸背，或咳嗽，或头目不清。(《种杏仙方·卷一·痰饮》)

三、 消渴小方

秘方一

【组成】雄鸡。

【用法】用退雄鸡汤一瓢，将来澄清细细饮。

【主治】三消。

【效果】能医消渴免人愁。(《云林神彀·卷三·消渴》)

缲丝汤

【组成】蚕茧壳丝。

【用法】煎汤啜。

【主治】三消渴。

【效果】泻膀胱伏下火，善引阴水往上彻。(《云林神彀·卷三·消渴》)

【注】《种杏仙方·卷二·消渴》《古今医鉴·卷十·消渴》录有本方，盖此物属火，有阴之用，大能泻膀胱中伏火，引阴水上潮于口而消渴也。《济世全书·艮集·卷三·消渴》录有本方，如无缲丝，却以原蚕茧壳丝绵煎汤，无时饮。殊效。

无名方一

【组成】蚕砂。

【用法】炒干为末，每服二钱，冷水调下。

【主治】消渴。(《种杏仙方·卷二·消渴》)

【注】《鲁府禁方·卷二·寿集·消渴》录有本方，治三消如神。

无名方二

【组成】韭苗。

【用法】食或炒或作羹，无入盐，日服三五两。

【主治】消渴引饮无度。

【效果】其渴遂止。(《济世全书·艮集·卷三·消渴》)

【注】《寿世保元·卷五·消渴》录有本方，治三消如神。

无名方三

【组成】天花粉。

【用法】水煎，当茶吃。

【主治】消渴心热。(《种杏仙方·卷二·消渴》)

【注】《云林神彀·卷三·消渴》录有本方，为末，并水八碗调。三消渴。饮之如活泼。

无名方四

【组成】黄芪六两蜜炙，甘草一两炙。

【用法】水煎。无时服。

【主治】三消。(《种杏仙方·卷二·消渴》)

无名方五

【组成】鹿角。

【用法】烧令焦，为末，以酒调服五分匕，日三次，渐加至方寸匕。

【主治】消中，日夜尿七八升者。(《寿世保元·卷五·消渴》)

黄芪六一汤

【组成】黄芪蜜炙黄六两，甘草一两，枣一枚。

【用法】水煎，无时温服。

【主治】消渴，饮水大多，致生痈疽。(《济世全书·艮集·卷三·消渴》)

玉壶丸

【组成】人参、天花粉等份。

【用法】为末，炼蜜为丸，梧子大，每三十丸，麦门冬汤下。

【主治】消渴饮引无度。(《济世全书·艮集·卷三·消渴》)

【注】《种杏仙方·卷二·消渴》录有本方，身体瘦弱。

无名方六

【组成】绿豆、黄麦、糯米各一升。

【用法】上三味，炒熟，共磨成粉。每一杯，滚汤调服。

【主治】饮食不住口仍然饥饿者。(《种杏仙方·卷一·脾胃》)

【注】《济世全书·坎集·卷二·伤食》录有本方，效。

无名方七

【组成】黄连、牛乳汁、生地黄汁、生藕汁各等份。

【用法】上二味，熬汁为膏，入和牛乳、黄连，佐姜和蜜为膏，徐徐于舌上，以白汤些少送下。或将前二味药和汁为丸，如梧桐子，每服五十丸，白汤送下，一日进十次。

【主治】消渴，引饮无度，脉实者是也。(《寿世保元·卷五·消渴》)

黄连猪肚丸

【组成】黄连五两，麦门冬去心、知母去毛、瓜蒌仁去壳各四两，雄猪肚。

【用法】上为末，入雄猪肚内缝之熟蒸，乘热于石臼内捣烂，如干，加炼蜜丸，如梧子大，每百丸，食后米汤下。

【主治】中消。

【效果】清心止渴。(《济世全书·艮集·卷三·消渴》)

秘方二

【组成】黄连、天花粉二味为末，藕汁，人乳，生地黄汁。

【用法】上，以姜、蜜和二味为膏，每次一指头大。放于舌下，徐徐白汤送下。

【主治】总治三消，兼治吐血。(《万病回春·卷之五·消渴》)

生地黄膏

【组成】生地黄束如常碗大一把，人参五钱，白茯苓去皮一两，麦门冬去心一两，五味子五钱。

【用法】上将地黄洗切研细，以新水一碗调开，用蜜煎至半，次入下药末拌和，磁器密收，匙挑服。

【主治】消渴。

【效果】通用。(《济世全书·艮集·卷三·消渴》)

四、 汗证小方

脉：汗脉浮虚，或濡或涩。自汗在寸，盗汗在尺。

自汗大忌生姜，以其开腠理故也。

盗汗者，属阴虚，睡中而出，醒则止也。(《万病回春·卷之四·汗证》)

无名方一

【组成】白矾一两。

【用法】水煎洗脚。

【主治】脚汗。(《种杏仙方·卷二·出汗》)

无名方二

【组成】何首乌。

【用法】为末，津唾调，填脐中。

【主治】自汗盗汗。

【效果】即止。(《万病回春·卷之四·汗证》)

无名方三

【组成】桑叶。

【用法】新桑叶乘露采摘控干，研为末。每服二钱，空心米汤调服。

【主治】遍身汗出不止。

文蛤散

【组成】五倍子。

【用法】为末津调脐内使，绢帛系缚过一霄。

【主治】自汗，盗汗。

【效果】自汗盗汗俱可止。

【方歌】文蛤散即五倍子，为末津调脐内使。

绵帛系缚过一霄，自汗盗汗俱可止。(《云林神彀·卷二·自汗》)

脚汗方

【组成】白矾五钱，干葛五钱。

【用法】为末煎水，逐日洗，连五日。

【主治】脚汗。

【效果】自然无汗。(《万病回春·卷之四·汗证》)

秘方

【组成】猪肚，糯米。

【用法】猪肚洗净，装入糯米在内令满，用线缝口，入砂锅内水煮令烂，将肠并汤一并食之，用糯米晒干为末。每用一小盏，空心米汤调服。

【主治】出冷汗。(《济世全书·震集·卷四·自汗、盗汗》)

无名方四

【组成】艾叶，茯苓末一钱。

【用法】以艾叶煎汤，调茯苓末服之。

【主治】别处无汗，独心孔有汗，思虑多则汗出亦多。病在心，宜养心血。(《种杏仙方·卷二·出汗》)

无名方五

【组成】密陀僧，蛤粉。

【用法】研末，加蛤粉，扑患处。

【主治】阴囊汗出。(《种杏仙方·卷二·出汗》)

二仙酒

【组成】黄芪蜜炒、白芍酒炒各五钱，桂枝三钱。

【用法】上剉一剂，水煎，温服。

【主治】黄汗。(《万病回春·卷之四·汗证》)

黄芪六一汤

【组成】黄芪六两，甘草一两，蜜。

【用法】上，各用蜜炙十余次，出火毒，每服一两，水煎温服。

【主治】额上常有汗出，不论春夏，得之醉后当风所致。(《寿世保元·卷四·汗证》)

【注】《古今医鉴》载此方，治虚人盗汗。

正气汤

【组成】黄柏蜜水炒、知母蜜水炒各三钱，炙甘草一钱。

【用法】上剉作一剂，水煎服。

【主治】盗汗。(《济世全书·震集·卷四·自汗、盗汗》)

无名方六

【组成】嫩黄芪蜜炒、栀子炒黑各三钱，牡蛎。

【用法】上剉，水煎。临服，入牡蛎煅，研末七分，调服。

【主治】盗汗。

【效果】立止。(《济世全书·震集·卷四·自汗、盗汗》)

无名方七

【组成】牙猪心一个，当归、人参各二钱半。

【用法】用猪心，水两碗，入砂锅内煮烂熟为度，去猪心不用。令用当归、人参，入煮心汁内，熬至上半瓯，去渣，不拘时服。猪心食否不拘。

【主治】盗汗。(《种杏仙方·卷二·出汗》)

玉屏风散

【组成】防风一两，黄芪一两，白术二两，生姜一片。

【用法】上剉一剂，水二钟，煎一钟，空心温服。

【主治】自汗腠理不密，易感风寒。(《古今医鉴·卷七·自汗、盗汗》)

无名方八

【组成】炒麦麸皮、糯米粉、龙骨、牡蛎煅。

【用法】将病人发按在水盆中；足冷于外，上药为末，和匀，周身扑之。

【主治】汗出不止。

【效果】其汗自止。(《寿世保元·卷二·伤寒·发汗方》)

五、 虚损小方

无名方一

【组成】鳗鲡鱼。

【用法】白水煮食之，用骨烧烟熏病人。

【主治】传尸痨瘵。

【效果】断根。(《寿世保元·卷四劳瘵·补遗》)

无名方二

【组成】生地黄一斤。

【用法】捣汁服。

【主治】骨蒸劳热。(《寿世保元·卷四劳瘵·补遗》)

白术膏

【组成】白术，蜜四两。

【用法】熬成膏，米汤调服。

【效果】善补脾胃，进饮食，生肌肉，除湿化痰，止泄泻。(《寿世保元·卷四·补益》)

【注】《古今医鉴·卷四·内伤》录有本方，白术去芦，火上炙，一块剉，一块成片，上用水十碗，熬汁二碗，去渣。再入水再熬，又滤出，将渣捣烂，入水再熬。如是五次，共得药汁十碗，合一处，入白蜜，再熬至稠黏，滴水成珠为度。日服二三次，白沸汤调下。脾胃大虚，自汗乏力，四肢怠倦，饮食不思；或食而不化，呕吐泻痢，泻下完谷白沫。

当归补血汤

【组成】黄芪炙一两，当归酒洗二钱。

【用法】上剉，水煎服。

【主治】男妇肌热，燥热，目赤面红，烦渴引饮，昼夜不息，脉洪大而虚，重按无力。(《济世全书·震集·卷四·补益》)

独参汤

【组成】人参一两至二两，炮姜五钱。

【用法】作一剂，水煎徐徐服。

【主治】元气虚弱，恶寒发热，或作渴烦躁，痰喘气促，或气虚卒中，不语口噤，或痰涎上涌，手足逆冷，或妇人难产，产后不省，喘急等症。(《济世全书·震集·卷四·补益》)

茯苓膏

【组成】大茯苓，白蜜二斤。

【用法】熬成膏，白汤下。

【效果】补虚弱，治痰火，殊效。(《寿世保元·卷四·补益》)

接命膏

【组成】人乳肥白女人内外无热者佳二盏，梨汁一盏。

【用法】上二味，倾入银锡旋中，置沸汤内顿滚，有黄沫起，开清为度。

【主治】气血虚弱，痰火上升及中风不语，左瘫右痪，腰疼膝痛，动履不便，一切虚损。

【效果】每五更后一服，大能消痰补血。(《古今医鉴·卷七·补益》)

人参膏

【组成】人参。

【用法】熬成膏，清米汤一口漱下。

【主治】元气耗惫，肺虚嗽。(《寿世保元·卷四·补益》)

仙家酒

【组成】人乳二盏，好酒半盏。

【用法】入锡旋器内炖滚，每日五更服。

【主治】诸虚白损，五劳七伤。(《济世全书·震集·卷四·劳瘵》)

徐国公仙酒方

【组成】烧酒一坛，龙眼去壳二三斤。

【用法】龙眼用酒浸，早晚各随量饮数杯。

【主治】怔忡惊悸不寐。

【功效】补心血，善壮元阳，悦颜色、助精神，大有补益，故名仙酒。(《万病回春·卷之四·补益》)

延寿丹

【组成】白茯苓十斤，蜂蜜二斤。

【用法】炼蜜为丸，温水送下。

【效果】久服大补，殊效。(《寿世保元·卷四·补益》)

无名方三

【组成】白砂糖二两，乌梅五钱。

【用法】水两钟，煎至一钟，如稠糊，每用二匙，则口知味矣。

【主治】口淡饮食无味。(《种杏仙方·卷一·脾胃》)

无名方四

【组成】白术一斤，蜜四两。

【用法】用白术一斤，去芦、油。火上炙一块切一块成片，入砂锅内，用水七八碗，熬至二碗，如此三次。将渣捣烂，入水又熬，绞出汁一二碗，去渣。将前汁再熬，只留二碗，加蜜四两，共熬至黏稠，滴水成珠为度，埋土中三日，取出，任意食之。或用米汤化服亦可。

【主治】脾胃损伤，饮食不进，肌体瘦怯，或泄泻等症。(《种杏仙方·卷一·脾胃》)

无名方五

【组成】大鲫鱼，蒜。

【用法】去肠屎，净，入蒜五六瓣于内，纸包水湿，火煨熟，去蒜食鱼，日服二三次，自然进食。

【主治】中气虚损，脾胃怯弱，饮食不下，或泻或痢，又治噎膈食不下。

【效果】调胃实肠。(《济世全书·坎集·卷二·伤食》)

无名方六

【组成】公猪肺，苋菜子。

【用法】猪肺不见水，用银簪划烂，入苋菜子在内，蒸烂，五更服。

【主治】虚劳咳嗽，痰喘自汗。（《济世全书·震集·卷四·劳瘵》）

无名方七

【组成】黄芪一两，当归二钱。

【用法】水煎服。

【主治】妇人虚劳，热如火之燎，发渴自汗，咳嗽等症。

【效果】热退即止。（《济世全书·离集·卷六·虚劳》）

无名方八

【组成】人乳二盏，好酒半盏。

【用法】入银旋或锡器内，顿服。每日五更服。

【主治】诸虚百损，五劳七伤。（《种杏仙方·卷一·补益》）

参术调元膏

【组成】雪白术一斤净去芦油，拣参四两，蜜半斤。

【用法】倾到成片，入砂锅内，将净水十大碗，熬汁二碗，滤去渣，又熬，取汁二碗，去渣，将前汁共一处滤净，文武火熬至二碗，加蜜，再煎至滴水成珠为度，埋土三日取出。每日服三四次，白米汤下。如劳瘵阴虚火动者，去人参。

【主治】内伤。

【效果】扶元气、健脾胃、进饮食、润肌肤、生精脉、补虚羸、固真气、救危急、活生命，真仙丹也。（《万病回春·卷之二·内伤》）

地仙丹

【组成】白术去芦油，童便，陈壁土。

【用法】童便浸一宿，陈壁土拌炒，去土为末，水打糊为丸，每服百丸，不拘时米汤下。

【主治】虚劳，脾胃虚弱，不思饮食，大便稀泻。（《济世全书·震集·卷四·劳瘵》）

秘方

【组成】阴炼秋石，小红枣，酒。

【用法】以红枣水煮烂，去皮核，和前秋石为丸，如梧子大，每服五七十丸，空心酒下。

【主治】诸虚百损，五劳七伤，阴虚火动，痰嗽喘热。

【效果】退热如神。（《济世全书·震集·卷四·劳瘵》）

山药粥

【组成】山药一斤，鸡头实半斤，粳米半升。

【用法】山药蒸熟去皮，鸡头实煮熟去壳，捣为末，入粳米，慢火煮成粥，空心食之。

【功效】补虚劳，益气，强志意，壮元阳，止泄精。（《济世全书·震集·卷四·劳瘵》）

生脉散

【组成】拣参五分，麦门冬去心一钱，辽五味子五粒。

【用法】上剉，水一钟，煎半钟，空心服。（《济世全书·震集·卷四·劳瘵》）

无名方九

【组成】全猪腰一对，童便两盏，无灰酒一盏。

【用法】慢火煮熟，饮酒食腰。

【主治】男子劳伤，而得瘵疾，渐见疲瘠，并传尸劳瘵。（《寿世保元·卷四劳瘵·补遗》）

无名方十

【组成】鳗鲡鱼三斤，酒两盏，盐醋。

【用法】制如食法，用酒煮，后入盐醋于中食之。

【主治】骨蒸痨嗽，及血证便血方，传尸痨虫，并虫咬心痛。（《寿世保元·卷四劳瘵·补遗》）

参术膏

【组成】拣参去芦二两，白术去芦、油八两。

【用法】上剉片，入砂锅内，水六碗，熬至二碗，滤取汁，再入水熬，如此四次，共得汁八碗，滤净去渣，将汁再熬至二碗，入蜜二两，再熬成膏，磁罐盛入，土埋三昼夜出火毒，每服二三匙，白米汤下，不拘时，任意服。

【主治】饮食失节，损伤脾胃，劳役过度，耗伤元气，肌肉消削，饮食不进。(《鲁府禁方·卷一·福集·内伤》)

扶衰仙凤酒

【组成】肥线鸡一只，生姜四两，胶枣半斤，好酒五六壶。

【用法】肥线鸡，将绳吊死，退去毛屎不用，将鸡切四大块，再切入生姜，胶枣，用好酒，共三味装入一大坛内，将泥封固坛口，重汤煮一日，凉水拔出火毒。每服以空心将鸡、酒、连、姜、枣随意食之。

【主治】男妇小儿诸虚百损、五劳七伤、瘦怯无力及妇人赤白带下。

【效果】其效如神。(《万病回春·卷之四·补益》)

琼玉膏

【组成】人参十二两，真怀生地黄十斤，白茯苓二十五两，白砂蜜五斤。

【用法】熬成膏，每清晨以二匙温酒化服，不饮酒者白汤化下。

【功效】填精补髓，坚骨强筋，万神具足，五脏盈溢，髓实血满，发白变黑，返老还童，行如奔马，日进数服，终日不食亦不饥，开通强记，日诵万言，神识高迈，夜无梦想。(《寿世保元·卷四·琼玉膏》)

生脉散

【组成】人参，五味子，麦门冬，白术。

【用法】水煎服。

【主治】食后多沉困，脾胃虚，元气亦亏损。

【方歌】生脉散补真元气，大能止渴生津液。

人参五味麦门冬，再加白术和脾胃。(《云林神彀·卷一·内伤》)

四君子汤

【组成】人参，白术，茯苓，甘草。

【用法】水煎。

【主治】气虚脾肺弱，面黄肌瘦消，胸痞食不思，诸病相兼作。

【方歌】四君子汤用人参，白术茯苓甘草兼。

能医气分诸虚症，王道之医在此间。（《云林神彀·卷二·诸虚》）

【注】《济世全书·震集·卷四·补益》录有本方，脾胃虚弱，饮食少进或肢体肿胀，肚腹作痛，或大便不实，体瘦面黄，或胸膈虚痞，痰嗽吞酸。《古今医鉴·卷七·补益》录有本方，上锉一剂，姜、枣煎服。有痰加陈皮、半夏。阳气虚损。是方治七分之圣药。大补阳气虚衰。

四物汤

【组成】当归酒浸、熟地黄各三钱，白芍二钱，川芎一钱五分。

【用法】上锉一剂，水煎温服。

【主治】血虚发热，或寒热往来，或日晡发热、头目不清，或烦躁不寐、胸膈作胀，或胁作痛，尤当服之。（《万病回春·卷之四·补益》）

【注】《济世全书·离集·卷六·调经》录有本方，血虚，或因失血或因克伐或因疮毒溃后，以致晡热内热，烦躁不安。忌铁器。《寿世保元·卷四·补益》录有本方，心血亏损，肝脾肾血虚。

【方歌】四物汤内用当归，川芎白芍地黄宜。

能医血分诸虚症，应变随机莫执泥。（《云林神彀·卷二·诸虚》）

【注】《古今医鉴·卷七·补益》录有本方，阴血虚损。是方治血分之圣药，大补阴血虚损。

阳春白雪糕

【组成】白茯苓去皮、山药、芡实仁、家莲肉去皮心各三两。

【用法】共为细末，粳米一升，糯米半升俱为末，白砂糖一斤半，先将药、米二末麻布盛，甑内蒸熟，乘热和糖搓令极匀，用印成饼，铺开烘干或晒干，任食。

【功效】养元气，健脾胃，其功难以尽述。(《济世全书·坎集·卷二·内伤》)

参归汤

【组成】当归、人参各等份，猪腰子一个，糯米半合，葱白二根。

【用法】上剉散，猪腰去膜切片子，以水三升，入糯米、葱白，煮未熟，取清汁一盏，入药三钱，煎至八分，不拘时服。

【主治】产后诸虚不足，发热盗汗，内热晡热等症。(《济世全书·离集·卷六·产后》)

当归羊肉汤

【组成】当归酒洗七钱，人参七钱，黄芪一两，生姜五钱，羊肉一斤。

【用法】上剉，用羊肉，煮清汁五大盏，去肉，入前药煎至四盏，去渣作六服，早晚频进。

【主治】产后蓐劳，有因生理不顺，疲极筋力，忧劳心虑，致令虚羸喘乏，寒热如疟，头痛自汗，肢体倦怠，咳嗽痰逆，腹中绞刺。(《济世全书·离集·卷六·产后》)

法制枸杞子

【组成】甘枸杞子半斤，白檀香为末五钱，白豆蔻为末四钱，片脑另研一钱。

【用法】上，用甘草拌枸杞子，三味为衣，任意取用。

【效果】补诸虚，滋肾水，延年益寿。(《寿世保元·卷十·杂方》)

法制人参膏

【组成】人参四两，白檀香为末二钱，白豆蔻为末一钱半，片脑另研三分。

【用法】上，用甘草膏同煎，为衣。

【效果】补元气，生津液，轻身延年。（《寿世保元·卷十·杂方》）

河车丸

【组成】紫河车一具，白茯苓五钱，人参一两，干山药二两，米汤。

【用法】上为细末，面糊和人、河车加二末，丸梧子大，每服三五十丸，空心米饮下。

【主治】一切劳瘵虚损，骨蒸等疾。（《济世全书·离集·卷六·虚劳》）

清火永真膏

【组成】生地黄捣汁四斤，天门冬六两，款冬花茸六两，白蜜一斤，五味子一两。

【用法】上以天冬、款冬水熬，取渣捣烂再熬，然后入地黄汁炼成稠，入蜜，再煎；用五味子，另熬汁半钟，入膏内再煎，至稠粘为度。每日用一二次。

【主治】虚劳。（《古今医鉴·卷七·虚劳》）

人中白散

【组成】人中白二两，黄柏盐、酒拌，炒褐色、生甘草、青黛各五钱，童便。

【用法】上为细末，每服二钱，童便调服。

【主治】阴虚火盛，五心烦热等症。（《济世全书·震集·卷四·劳瘵》）

五仙散

【组成】嫩黄芪、拣参、白术炒、当归酒洗各二钱，甘草炙一钱。

【用法】上剉一剂，龙眼五个，莲肉七个，水煎温服。

【主治】妇人虚劳，血气脾胃虚损之极，发热痰嗽，喘急之甚，相火妄动，肌肉消削，四肢沉困，夜出盗汗，精神短少，或大便稀溏，或腹中积块，或疟母癥瘕，面黄肌瘦，百药罔效。（《寿世保

元·卷七·虚劳》)

小柴胡汤

【组成】柴胡二钱，黄芩一钱半，人参七分，半夏一钱，甘草五分。

【用法】上剉一剂，姜、枣煎服。

【主治】肝胆经证，寒热往来，晡热潮热身热，默默不欲食，或怒火口苦耳聋，咳嗽发热，或胁痛腹满，转侧不便，两胁痞闷，或泻利，或呕吐酸水。(《寿世保元·卷七·虚劳》)

无名方十一

【组成】大米一升，糯米一升，干山药四两，芡实四两。

【用法】上四味，各为末，入白砂糖一斤和匀，入笼内蒸糕食之。

【主治】脾胃虚弱，不思饮食。(《种杏仙方·卷一·脾胃》)

无名方十二

【组成】枸杞子甘州红者半斤，白檀香末五钱，白豆蔻末四钱，片脑一钱另研。甘草膏。

【用法】亦用甘草膏同煎为衣。

【主治】虚烦。

【效果】生津，益寿延年。(《鲁府禁方·卷四·宁集·杂方》)

无名方十三

【组成】莲肉四两，老米四两，炒砂糖二两，白茯苓二两。

【用法】上四味俱为细末，每服五六匙，不拘时，白汤调下。

【主治】胃弱不能饮食，或病后虚损。(《种杏仙方·卷一·脾胃》)

六、 痹证小方

神通饮

【组成】川木通二两。

【用法】剉细，长流水煎汁，顿服。

【主治】感风湿，得白虎历节风症，遍身抽掣疼痛，足不能履地者二三年，百方不效，身体羸瘦。

【效果】服后一时许，遍身发痒，或发红丹，勿惧，遍身上下出汗即愈。(《古今医鉴·卷十·痹痛》)

筋骨疼神验方

【组成】大猪胆一个。

【用法】用热烧酒调下。

【主治】筋骨疼。

【效果】服不过三二个即安。(《鲁府禁方·卷二·寿集·痛风》)

经验白术酒

【组成】白术去芦一两，无灰老酒一钟半。

【用法】上剉一剂，酒煎一钟，去渣温服。

【主治】中湿遍身疼痛，难以转侧。(《古今医鉴·卷四·中湿》)

无名方一

【组成】陈酽醋二碗，葱白一斤。

【用法】煮一沸，滤出，布帛热裹，当患处熨之。

【主治】白虎风，走注痛痒。(《寿世保元·卷十·单品杂治·方》)

二妙散

【组成】苍术米泔浸，黄柏乳汁浸透。

【用法】上为末，每服三钱，用酒调下。痛甚，加生姜汁，热服。

【主治】湿热作痛，不拘上下用之。(《寿世保元·卷五·痛风》)

三分散

【组成】苍术，草乌，甘草。

【用法】研末，每一分酒调吃。

【主治】寒湿气，四肢骨节疼痛。

【方歌】三分散治寒湿气，四肢骨节疼痛剧。

苍术草乌甘草研，每各一分酒调吃。（《云林神彀·卷三·痛风》）

无名方二

【组成】草乌炮，去皮尖、苍术米泔浸制各三两。

【用法】为末，酒糊丸，每五十丸，酒下。

【主治】筋骨疼及伤损疼。（《种杏仙方·卷二·痹痛》）

如圣散

【组成】玄胡索炒、当归身酒洗、官桂各等份。

【用法】上为末，每服三钱，酒调，早晚各一服。腰痛加杜仲酒炒、小茴香酒炒，各等份。

【主治】一切风疾，血脉凝滞经络，手足拘挛，四肢骨节疼痛，行步艰难，半身不遂，口眼㖞斜及遍身尽痛。又治妇人儿枕痛。（《济世全书·艮集·卷三·痹痛》）

神应膏

【组成】乳香、没药各一两为末，皮胶三两，生姜二斤取自然汁。

【用法】先将生姜汁以砂锅内煎数沸，入皮胶化开，将砂锅取下坐灰上，方入乳、没末，搅匀成膏。用不见烟的狗皮摊膏药，贴患处。仍用鞋底炙热，时时在膏药上运动熨之。

【主治】骨节疼痛。

【禁忌】勿犯铁器。

【效果】神效。（《万病回春·卷之五·痛风》）

舒筋散

【组成】玄胡索炒、当归、辣桂各等份。

【用法】上为末，每服二钱，酒调下。

【功效】活血理气第一品也。

【主治】血脉凝滞，筋络拘挛，肢节疼痛，行步艰难。（《寿世保元·卷五·痛风》）

蒸法

【组成】川椒一把，葱三大茎，盐一把，小麦麸约四五升许，酒一盏。

【用法】上用醋和，湿润得所，于银器炒令极热，摊卧褥下，将所患脚腿就卧熏蒸，薄衣盖被，得汗出匀遍，约半个时辰彻去炒麸，止就铺褥中卧。

【主治】肾气虚弱，脾肾肝三经受风寒湿停于腿膝，使经络凝而不行，变成脚痹，故发疼痛。

【效果】和荣卫，通经络。(《济世全书·艮集·卷三·脚气》)

无名方三

【组成】川乌头，糯米，姜汁、白蜜各三匙。

【用法】用川乌头，生研为末，用糯米半碗入药末四钱，同米煮作粥，入姜汁，白蜜，搅匀，空心温啜之。如湿盛，更以薏苡仁二钱同煮。

【主治】风寒湿痹，麻木不仁。(《种杏仙方·卷二·痹痛》)

七、 痉证、 拘挛小方

无名方

【组成】牙皂、木香各等份。

【用法】上剉，水煎服。

【主治】手足拘挛不伸。

【效果】立效。(《寿世保元·卷二·中风恶证》)

葛根汤

【组成】葛根二钱，麻黄八分，桂枝八分，芍药二钱，甘草八分。

【用法】上剉，生姜、大枣，水煎服。

【主治】痉病。(《寿世保元·卷五·痉病》)

八、 项强小方

无名方

【组成】大黑豆一升。

【用法】蒸，纳囊中枕之。

【主治】头项强，不得顾视。

【效果】效。(《济世全书·巽集·卷五·头痛》)

九、 痿证小方

痿者，上盛下虚，能食不能行也。痿主内伤，血气虚损。(《万病回春·卷之五·痿躄》)

无名方一

【组成】醋。

【用法】用新砖火烧红，用好醋浇之，将湿纸包，烙脚上遍处。

【主治】两足痿弱不能行。

【效果】立能行。(《济世全书·艮集·卷三·痿躄》)

无名方二

【组成】鹿茸、人参各五钱。

【用法】剉一剂，水煎，空心连进数服。

【主治】两足痿躄不能动履。

【效果】愈。(《济世全书·艮集·卷三·痿躄》)

十、 腰痛小方

无名方一

【组成】生姜汁四两。

【用法】同煎成膏。厚纸摊，贴腰眼。

【主治】一切腰痛。

【效果】效。(《种杏仙方·卷二·腰痛》)

过街笑

【组成】木香一钱，麝香三厘。

【用法】上为末吹鼻。右边吹左鼻，左边吹右鼻。令病人手上下和之。

【主治】闪腰痛。(《万病回春·卷之五·腰痛》)

无名方二

【组成】大胡桃二个。

【用法】炮焦去壳细嚼，烧酒送下。

【主治】腰痛。

【效果】腰痛立止。(《万病回春·卷之五·腰痛》)

无名方三

【组成】大黄五钱，生姜五钱。

【用法】同切如小豆大，于锅内炒黄色，投水一碗煎，至五更顿服。

【主治】腰痛百药不效，多是腰间停积恶血作痛。

【效果】天明取下腰间恶血物，用盘盛如鸡肝样痛即止。(《济世全书·巽集·卷五·腰痛》)

无名方四

【组成】杜仲去粗皮，酒和姜汁炒一两。

【用法】酒煎，空心温服。(《种杏仙方·卷二·腰痛》)

无名方五

【组成】鹿角屑二两，酒一杯。

【用法】熬令微黄捣末，空服暖酒，投鹿角末方寸匕服之，日三两服。

【主治】肾脏虚冷，腰脊痛如锥刺，不能动摇。(《济世全书·巽集·卷五·腰痛》)

无名方六

【组成】破故纸，酒。

【用法】酒炒为末。每三钱，空心，酒调服。

【主治】肾虚腰痛。(《种杏仙方·卷二·腰痛》)

点眼方

【组成】雄黄、黄丹各二钱，焰硝三钱。

【用法】上研为末，令患人仰睡，次用银簪点眼大角头少许，缓缓二三次。

【主治】腰痛不能转侧。绞肠心腹痛。

【效果】立效。(《济世全书·巽集·卷五·腰痛》)

治腰痛神方

【组成】黑丑半生半炒，硫黄末，盐汤。

【用法】黑丑为末，水丸，如梧子大，硫黄末为衣，每服五十丸，空心盐汤下。

【主治】腰痛。(《济世全书·巽集·卷五·腰痛》)

无名方七

【组成】苘麻子去壳一斤，白军姜四两。

【用法】共为细末，蒸饼糊为丸，如桐子大。

【主治】腰痛眼疾。

【效果】乌须黑发。(《鲁府禁方·卷二·寿集·腰痛》)

如神散

【组成】当归，肉桂，玄胡索。

【用法】上等份为末，每服二钱，黄酒调下。

【主治】闪剉一切腰痛。

【效果】甚者不过三服。(《鲁府禁方·卷二·寿集·腰痛》)

无名方八

【组成】当归、肉桂、玄胡索等份。

【用法】为末，每二钱，酒调下。或剉，酒煎服，亦可。

【主治】挫闪腰疼，甚者不过三服。(《种杏仙方·卷二·腰痛》)

无名方九

【组成】糯米一二升，八角茴香三钱。

【用法】糯米，炒极热，盛长袋中，敷于痛处。研细八角茴香，以盐酒调服。(《种杏仙方·卷二·腰痛》)

无名方十

【组成】破故纸、小茴香，猪腰一对。

【用法】用破故纸、小茴香为末，猪腰劈开掺药，纸裹水湿，火煨令熟，去纸细嚼，好酒送下。(《种杏仙方·卷二·腰痛》)

煨肾散

【组成】川杜仲_{酒炒去丝}、小茴香_{酒炒}、破故纸_{酒炒}各等份。

【用法】上为细末，猪腰子，劈开掺药末一钱在内，用纸包水湿，慢火煨熟，空心食之，酒下最妙。(《济世全书·巽集·卷五·腰痛》)

无名方十一

【组成】当归_{酒洗}，杜仲_{酒炒}，大茴香_{酒炒}，小茴香_{酒炒}，羌活。

【用法】上剉一大剂，用头生酒浸一宿，次早滤汁，温热服之，用渣将酒再煎，温服。

【主治】腰痛。

【效果】立效。(《寿世保元·卷五·腹痛》)

无名方十二

【组成】杜仲_{姜酒炒二钱}，破故纸_{炒五分}，小茴香_{盐酒炒}、人参各三分，猪腰子二个。

【用法】上为末，猪腰，切开，入药，蒸熟，带水渣同食。

【主治】腰痛。

【效果】即愈。(《寿世保元·卷五·腹痛》)

十一、 疟病小方

蛇退丸

【组成】蛇退。

【用法】焙焦研末，捣饮作丸，将发时塞鼻中，男左女右。

【主治】疟 (《济世全书·坎集·卷二·疟疾》)

无名方一

【组成】老生姜。

【用法】自然汁露一宿，于临发日五更时，令患者面北立饮，未止再服。

【主治】一切疟疾。

【效果】即止。(《种杏仙方·卷一·疟疾》)

截疟丹

【组成】独蒜，黄丹，井花水。

【用法】端午日，以独蒜不拘多少，捣烂，入好黄丹，研匀，干湿得所，搓作丸，如龙眼大，晒干收贮。但疟疾发一二次后，临发日鸡鸣，以一丸略槌碎，面东，井花水下。

【主治】诸疟。(《鲁府禁方·卷一·福集·疟疾》)

无名方二

【组成】芫花根，鸡子一个。

【用法】芫花为末，每用一二分，三岁儿用三分，以鸡子，去顶入末，搅匀纸糊顶口，外用纸裹，糖灰火煨熟，嚼吃。

【主治】小儿疟疾。(《鲁府禁方·卷三·康集·疟疾》)

鬼哭丹

【组成】人言一钱，雄黄一钱，绿豆粉一钱。

【用法】上为末，以端午日捣粽子为丸，如绿豆大，每服一丸或三丸，临发日，面东冷水下。

【主治】诸疟。(《济世全书·坤集·卷七·疟疾》)

秘方一

【组成】桃仁百个，黄丹三钱，酒。

【用法】五月五日，取桃仁去皮尖，研成膏，不得犯生水，候成膏入黄丹，丸如梧子大，每服三丸，发日面北温酒下，不饮酒，井花水下。

【主治】疟疾。(《济世全书·坤集·卷七·疟疾》)

疟灵丹

【组成】雄黑豆先以一日水泡去皮，研烂四十九粒，人言末一钱，雄黄为衣一钱。

【用法】上于五月五日午时，同捣为丸，如芡实大，阴干收贮。临发时早晨，面东，无根水下一丸。

【主治】一切疟疾，服药不愈。

【禁忌】忌热酒、热物、逾时，禁生冷、鱼腥三日。

【效果】此方百发百中。(《古今医鉴·卷五·疟疾》)

【注】《寿世保元·卷八·疟疾》黑豆，先一日以水泡去皮，研烂，入人信，同捣，为丸，如黄豆大，雄黄为衣，阴干，收贮。临发日，早晨面东无根水下一丸。

无名方三

【组成】雄黄、甜瓜蒂、赤小豆各等份。

【用法】上为末，每服五分，温水调下，以吐为度。

【主治】久疟，不能食，胸中郁郁，欲吐而不吐。(《寿世保元·卷三·疟疾》)

无名方四

【组成】芫花炒、朱砂等份，枣汤。

【用法】炼蜜为丸，如小豆大。每服十丸，枣汤送下。

【主治】疟母，停水结癖，腹胁坚痛。(《种杏仙方·卷一·疟疾》)

塞鼻丹

【组成】草乌一个，巴豆三个，胡椒七个，枣二个。

【用法】上四味为末，枣肉为丸，如梧桐子大。每用一丸，棉花裹，男左女右，塞鼻孔中，于未发之先。

【主治】疟疾。(《鲁府禁方·卷一·福集·疟疾》)

胜金丸

【组成】常山好酒浸一宿，晒干四两，槟榔二两，苍术米泔浸一宿二两，草果二两。

【用法】上为细末，将前所浸常山余酒，煮糊为丸，如梧桐子大。每服五十丸，未发前一日，临卧时，冷酒送下，即卧，不可言语，直至鸡鸣时，再进七十丸。

【主治】一切寒热疟疾，胸膈停痰。

【禁忌】忌生冷热物，及鸡鱼麸面之类，不则不效矣。

【效果】一服之效。(《古今医鉴·卷五·疟疾》)

无名方五

【组成】百草霜二钱，香附米三钱。

【用法】蜜为丸，每服三十丸，空心乌梅汤下，隔一日用一服，不过三服。

【主治】久疟不愈。

【效果】效。(《寿世保元·卷十·单品杂治·百草霜治验》)

无名方六

【组成】番木鳖即马钱子，去壳英，炒至黑色一两，雄黄一钱，朱砂一钱，甘草一钱。

【用法】上共为细末，每服四分，其疟将发，预先吃饭一碗，将药水酒调服，被盖卧。

【主治】疟疾，不问新久虚实寒热，诸般鬼疟，邪疟、温疟、瘴疟。

【效果】一服立愈。(《寿世保元·卷三·疟疾》)

无名方七

【组成】桂枝五钱，石膏一两五钱，知母一两五钱，黄芩一两。

【用法】上剉，水煎服。

【主治】疟先寒后热，热多寒少，或单热不寒者。(《寿世保元·卷三·疟疾》)

无名方八

【组成】桃花信、细茶各五钱，枣肉，辰砂一钱。

【用法】枣肉为丸，辰砂为衣，男左女右，握在手心即效。

【主治】疟。(《种杏仙方·卷一·疟疾》)

不二饮

【组成】常山、槟榔要一雄一雌者二钱，知母、贝母各二钱。酒。

【用法】上剉，每八钱酒一钟，煎至八分，不同过熟，熟则不效。露一宿；临服日，五更温服，勿令妇人煎药。

【主治】一切新久寒热疟疾。

【效果】一剂截住，神效。(《万病回春·卷之三·疟疾》)

地龙饮子

【组成】生地龙三条_研，生姜汁，薄荷汁，生蜜，新汲水。

【用法】调和服。如热，加龙脑少许。

【主治】瘴疟，大热烦躁。(《寿世保元·卷三·疟疾》)

麻黄桂枝汤

【组成】麻黄一钱_{去节}，桂枝二钱，黄芩二钱，桃仁_{去皮}三十个，甘草_炙三钱。

【用法】上判，水煎服。

【主治】疟疾夜发者，阴经有邪。(《寿世保元·卷三·疟疾》)

秘方二

【组成】常山一钱半，槟榔一钱，丁香五分，乌梅一个，好酒一盏。

【用法】上判一剂，浸一宿，临发日清晨饮之。

【主治】久疟不愈。

【效果】一服便止，永不发，其效如神。(《济世全书·坎集·卷二·疟疾》)

香薷散

【组成】香薷四钱，厚朴_{姜汁炒}、扁豆各一钱，乌梅一个，姜汁一匙。

【用法】上水煎，临熟，入姜汁，温服。

【主治】伤暑发疟。(《寿世保元·卷三·疟疾》)

无名方九

【组成】番木鳖_{去壳麸炒}一两，雄黄一钱，朱砂一钱，甘草一钱，水酒。

【用法】共为末，每服四分，临发预吃饭一碗，将水酒调下，被盖睡。

【主治】诸疟。

【效果】愈。(《济世全书·坎集·卷二·疟疾》)

十二、 虫证小方

无名方一

【组成】榧子一斤。

【用法】陆续去壳用。不拘男妇、大人、小儿，如有此疾者，用此果去壳，陆续吃。

【主治】腹中有寸白虫。

【效果】用尽一斤，其虫从大便中出。用净桶接着，是雄者，自一条；是雌者，大小不等，或三五条，或六七条不止。只是还要吃一斤，此虫方绝出尽。若虫出后，其人宜好酒饮食调理，不半月，精神颜色身胖如初也。(《万病回春·卷之四·诸虫》)

无名方二

【组成】鹤虱末。

【用法】水调五钱服之。

【主治】大肠虫出不断，断之复生，行坐不得。

【效果】自愈。(《万病回春·卷之八·奇病》)

无名方三

【组成】鸡冠血。

【用法】滴入耳中。

【主治】百虫入耳不出。

【效果】虫即出。(《济世全书·巽集·卷五·耳病》)

无名方四

【组成】韭汁。

【用法】灌耳中。又宜川椒末一撮，以醋半斤调，灌耳中。

【主治】百虫入耳。

【效果】虫即出。(《济世全书·巽集·卷五·耳病》)

无名方五

【组成】楝根。

【用法】去粗皮用白皮，水煎，去渣服。

【主治】虫咬心疼。(《鲁府禁方·卷二·寿集·心痛》)

【注】《济世全书·巽集·卷五·心痛》录有本方，虫咬心腹刺痛，打下虫立愈。

无名方六

【组成】使君子火煨十个。

【用法】去热，水送下。

【主治】虫。

【效果】其虫尽出。(《万病回春·卷之四·诸虫》)

无名方七

【组成】香油。

【用法】灌之。

【主治】诸虫入耳。

【效果】即出。(《寿世保元·卷十·单品杂治·香油治验》)

无名方八

【组成】艾叶，雄黄末。

【用法】合，入管中，熏下部，令烟入。

【主治】下部生虫，蜃蚀肚烂，见五脏便死。

【效果】即愈。(《寿世保元·卷五·诸虫》)

无名方九

【组成】槟榔十个，石榴皮七片二指大，二指长，要近土愈根、及向东西方者。

【用法】二味切成片，以水一大碗，煎至八分，露一宿。患人于上半夜先将干炒肉食在口中细嚼，勿令咽下，使虫俱朝上，乃服药。

【主治】腹中诸虫。

【效果】少顷，腹中微动，虫随下。若至后半夜，则虫口又朝下，虽服药，亦无效矣。(《种杏仙方·卷二·诸虫》)

无名方十

【组成】长股蛤蟆一枚，鸡骨一分。

【用法】烧灰，合纳下部，令深。

【主治】虫已蚀下部，肛尽肠穿者。

【效果】大效。(《寿世保元·卷五·诸虫》)

无名方十一

【组成】猪胆一枚，苦酒一合。

【用法】同煎三两沸，满口饮之。

【主治】热病有䘌，上下食人。

【效果】虫立死，即愈。(《寿世保元·卷二·伤寒·伤寒方》)

无名方十二

【组成】苦楝根，粳米，炒肉。

【用法】苦楝根刮去外粗皮，取内白二两，以水三碗，煮取一碗半，去渣。用晚粳米三合煮粥，空心，先以炒肉一二片吃，引虫向上，然后进药粥一二口；少顷，又吃一二口；渐渐加一碗或二碗。

【主治】蛔虫。

【效果】其虫尽出而愈。(《万病回春·卷之四·诸虫》)

无名方十三

【组成】盐，马齿苋，醋半盏。

【用法】盐煮马齿苋一碗，入醋半盏，空心食之。

【主治】寸白虫，上攻心痛。

【效果】少时虫出。(《寿世保元·卷十·单品杂治·食盐治验》)

无名方十四

【组成】猪肝，花椒，葱。

【用法】猪肝，切作大片，以花椒、葱拌猪油，煎干，待冷，纳阴户中，少顷取出，再换一片。

【主治】妇人阴蚀疮，阴户中有细虫，其痒不可当，食入脏腑即死，令人发寒热，与劳证相似。

【效果】其虫入肝，尽出，再用后方洗之。(《寿世保元·卷五·诸虫》)

下虫散

【组成】使君子去壳一钱，槟榔一钱，雄黄五分，苦楝根。

【用法】上为末。每服，大人二钱，苦楝根煎汤下。

【主治】大人、小儿腹内有虫。（《古今医鉴·卷八·诸虫》）

化虫丸

【组成】鹤虱三钱，胡粉炒、枯白矾、苦楝根皮、槟榔各五钱。

【用法】上为细末，面糊为丸，如梧子大，每服十五丸，米饮入真芝麻油点，打匀服之。

【主治】虫咬心痛，并腹中有块，按之不见，往来痛无休止。

【效果】其虫小者化为水，大者自下。（《济世全书·巽集·卷五·心痛》）

追虫取积散

【组成】槟榔末二钱，黑丑头末二钱，陈皮末八分，木香末五分，砂糖。

【用法】上为末，共研匀。每服五钱，小者三钱，砂糖送下。五更服三四次，以米汤补之。

【主治】诸虫。

【禁忌】忌鱼腥、油腻之物三五日。（《万病回春·卷之四·诸虫》）

追虫取积丸

【组成】黑牵牛一斤取头末四两，槟榔六两取头末四两，巴豆二两去壳，大皂角半寸长二十锭，砂糖。

【用法】上用水三碗，将巴豆、皂角入锅内煮之一碗，去滓，将水和前药末为丸，如梧桐子大，晒干，用水一碗洒之，再晒之，又水洒之又晒，光亮如水晶相似。每服三钱，四更时调砂糖送下。如不行，饮热水一口催之。行十一二次。

【禁忌】忌口七日为妙。

【效果】此药有虫取虫，有积取积，效。（《鲁府禁方·卷二·寿集·诸虫》）

十三、 肠痈小方

无名方一

【组成】薏苡仁二两，牡丹皮一两，瓜蒌仁一两。

【用法】上剉一两，水煎。

【主治】肠痈，腹痛不安，或腹满不食，小便赤，妇人产后虚热。(《寿世保元·卷九·肠痈》)

无名方二

【组成】穿山甲炒，白芷，贝母，僵蚕，大黄。

【用法】上剉一大剂，水煎服。

【主治】妇人腹痛如锥刺，每痛至死，不敢着手，六脉洪数，肠痈毒。

【禁忌】宜少食煎炒热物。

【效果】打下脓血，自小便中出，即愈，后再无患。(《寿世保元·卷九·肠痈》)

十四、 脚气小方

无名方一

【组成】独蒜。

【用法】切片铺放肿痛处，每蒜一片用艾灸二壮，去蒜再换再灸，至愈为度。

【主治】两脚俱是疙瘩，肿毒骨痛。(《济世全书·艮集·卷三·脚气》)

无名方二

【组成】宣木瓜四钱。

【用法】水煎服。

【主治】脚气呕逆吐泻转筋。(《种杏仙方·卷二·脚气》)

无名方三

【组成】盐。

【用法】涂擦脚膝至足甲，淹少时，却用热水泡洗。

【主治】脚气作痛。

【效果】即已。(《寿世保元·卷十·单品杂治·食盐治验》)

无名方四

【组成】黄柏。

【用法】酒浸，为末。入汤药调服。

【主治】腰半以下湿热注痛。(《种杏仙方·卷二·脚气》)

无名方五

【组成】木瓜。

【用法】为末，好酒温热，调敷患处。

【主治】脚气肿痛。(《济世全书·艮集·卷三·脚气》)

【注】《寿世保元·卷五·脚气·补遗》录有本方，立止。《种杏仙方·卷二·脚气》录有本方，筋挛搐，脚膝筋急疝。

无名方六

【组成】松节。

【用法】剉，好酒煎服。一方加乳香少许。

【主治】腿转筋。(《种杏仙方·卷二·脚气》)

无名方七

【组成】威灵仙。

【用法】威灵仙煎酒，空心温服。

【主治】腰脚骨骱痛不止。(《种杏仙方·卷二·脚气》)

无名方八

【组成】威灵仙、牛膝去芦酒洗各等份。

【用法】上为末，炼蜜为丸，梧子大，每三十丸，熟水下。

【主治】足疾肿痛拘挛。

【禁忌】忌茶。(《济世全书·艮集·卷三·脚气》)

仙丹

【组成】川牛膝、威灵仙各等份。

【用法】上为细末，炼蜜为丸，如梧子大。每服五十丸，空心酒下，白滚汤亦可。

【主治】寒湿脚气，肿痛拘挛。(《古今医鉴·卷十·脚气》)

二妙散

【组成】苍术_{米泔浸}，黄柏_{去皮乳润}。

【用法】为末，每服三钱，空心酒调下。

【主治】湿热脚气作痛。(《济世全书·艮集·卷三·脚气》)

无名方九

【组成】草乌、大黄。

【用法】为末，以生姜汁调，贴痛处。

【主治】脚气。

【效果】止痛。(《种杏仙方·卷二·脚气》)

无名方十

【组成】川椒一两，葱一握，生姜一大块。

【用法】水煎汤，洗之。

【主治】凡人患寒湿脚气疼痛不仁。(《济世全书·艮集·卷三·脚气》)

无名方十一

【组成】番木鳖子一两_{牛油炸黄色炒干}，两头尖三钱（火炮），烧酒。

【用法】上共为细末，每服四分，空心烧酒调下。未止，次日再服。

【主治】寒湿气作脚腿痛。

【效果】此药服后竟投痛处出汗，如神。(《济世全书·艮集·卷三·脚气》)

【注】《鲁府禁方·卷二·寿集·脚气》录有本方，次日再加二分，三服觉有汗即效。

二术散

【组成】苍术_{米泔浸，炒}、白术_{去芦}、牛膝_{酒洗}各三钱，黄酒二钟。

【用法】上剉一剂，黄酒煎至一钟，空心服。

【主治】脚气痛。

【效果】出汗即愈。(《万病回春·卷之五·脚气》)

立患丹

【组成】艾叶二两，葱头一根捣烂，生姜一两五钱捣烂。

【用法】上用布共为一包，蘸极热烧酒擦患处，以痛止为度。

【主治】湿气两腿作痛。(《万病回春·卷之五·脚气》)

三妙丸

【组成】苍术冬月用四两，夏月用二两，米泔浸一宿，切片晒干，黄柏冬月用三两，夏月用四两，切片酒浸一宿晒干，川牛膝去芦，酒洗晒干二两。

【用法】上为末，炼蜜为丸，如梧桐子大。每服五十丸，空心盐汤下，酒亦可。

【主治】湿热脚气，或肿痛。(《万病回春·卷之五·脚气》)

无名方十二

【组成】艾二两，葱白一把，生姜块。

【用法】共捣，用布包，蘸极热烧酒擦患处，以止痛为度。

【主治】寒湿气两腿痛。(《种杏仙方·卷二·脚气》)

无名方十三

【组成】大槟榔一个。

【用法】为末，童便、姜汁、温酒共半盏，调作一服。

【主治】脚气冲心。(《种杏仙方·卷二·脚气》)

无名方十四

【组成】真生姜汁一碗，牛膝一两，乳香、没药各一钱。

【用法】姜汁，牛膝熬成膏，入乳香、没药搅匀，绵帛摊贴，次日将滚水入药碗内，去水又摊又贴。

【主治】脚气肿痛并鹤膝风不能动。

【效果】肿消痛止。(《济世全书·艮集·卷三·脚气》)

无名方十五

【组成】乳香、没药各一钱，棉子仁三钱炒红黄色，白糖一两。

【用法】上为末，黄酒调下。

【主治】寒湿气脚腿疼痛。(《鲁府禁方·卷二·寿集·脚气》)

十五、 疼痛小方

无名方一

【组成】独蒜。

【用法】切片，铺放痛处，每蒜一片，用艾二壮，去蒜，再换再灸。

【主治】两脚俱是疙瘩肿毒，骨痛。 (《寿世保元·卷五·脚气·补遗》)

无名方二

【组成】麸皮。

【用法】炒，布包，款款烙之。

【主治】伤寒腹皮外痛。

【效果】痛止。(《古今医鉴·卷三·伤寒》)

熨法

【组成】韭菜根，醋。

【用法】捣烂，醋拌炒，绢布熨痛处。

【主治】诸痛。(《古今医鉴·卷十·诸痛》)

无名方三

【组成】木通。

【用法】木通不拘多少，酒煎。

【主治】遍身骨节疼痛久不愈者。

【效果】服之立止。(《鲁府禁方·卷二·寿集·痛风》)

绛雪散

【组成】枯白矾一两，朱砂一钱，金箔三片。

【用法】上为末，每服一钱五分，轻者一钱，空心白汤调下。

【主治】诸心气痛，不可忍者。(《济世全书·巽集·卷五·心痛》)

仓卒散

【组成】山栀子大者，连皮捣烂炒四十九个，大附子泡，去皮一枚，酒。

【用法】上为末。每服二钱，酒煎八分，温服。

【主治】气自腰腹间攻心，痛不可忍，腹中冰冷，自汗如洗手足，挛急厥冷。(《古今医鉴·卷十·心痛》)

无名方四

【组成】斑蝥去头翅足制、延胡索炒各等份。

【用法】上为末，每服半钱，温酒调下，以下秽物为度。

【主治】妇人怀鬼胎及血气痛不可忍。(《济世全书·离集·卷六·妊娠》)

无名方五

【组成】枯矾一半，生矾一半，烧酒。

【用法】上为末，稀粥丸如樱桃大，每服三丸，烧酒送下。

【主治】心胃痛。

【效果】立止。(《济世全书·巽集·卷五·心痛》)

备急丹

【组成】大黄、巴豆去皮油、干姜各等份。

【用法】上捣筛末，蜜和，更捣一千杵，丸如小豆大，每服三丸，老小斟量之。

【主治】心腹诸痛，卒暴百病。(《济世全书·震集·卷四·中恶》)

桃灵丹

【组成】桃仁五钱，五灵脂火煨裂五钱。

【用法】上为末，醋糊为丸，如绿豆大，每服二十丸，酒下或醋汤下。

【主治】诸般心腹气痛，有死血者。(《济世全书·巽集·卷五·心痛》)

备急丹

【组成】肥栀子去壳，姜汁炒二十枚，抚芎二钱，香附子童便炒二钱，姜汁五匙，百草霜四匙。

【用法】上剉，水煎三滚，入姜汁，再煎一滚，去渣，入百草霜，调和服之。

【主治】心气痛及胃脘诸痛。(《济世全书·巽集·卷五·心痛》)

无名方六

【组成】茅山、苍术各一斤。

【用法】茅山、苍术，米泔童便各浸半斤，酒糊为丸，每七十丸，黄酒送下。

【主治】湿气遍身肿痛。

【方歌】湿气遍身作肿痛，茅山苍术一斤重。

米泔童便各浸半，酒丸七十黄酒送。(《云林神彀·卷一·中湿》)

十六、麻木小方

无名方一

【组成】桂枝，牛皮胶。

【用法】为末，用牛皮胶和少水化开，调敷之，厚一二分。

【主治】面上木处。(《济世全书·离集·卷六·麻木》)

无名方二

【组成】楝子。

【用法】烧灰研细末，每服三五钱，黄酒调下。

【主治】自头麻至心窝而死者，或自足心麻至膝盖而死者。

【效果】即止。(《万病回春·卷之四·麻木》)

无名方三

【组成】牛皮胶，生姜汁，南星末五钱。

【用法】牛皮胶熔化，入生姜汁调和，仍用南星末五钱和匀，用厚纸摊贴二三分，乘半热，裹贴脚底上，用温水烘之。

【主治】脚底硬木处。(《济世全书·离集·卷六·麻木》)

无名方四

【组成】黄芪一两，白芍一两半，橘皮一两半不去白，泽泻五钱，炙甘草一两。

【用法】上剉，水煎温服。

【主治】皮肤间有麻木，乃肝气不行。(《寿世保元·卷五·麻木》)

十七、霍乱小方

霍乱吐泻方

【组成】樟树皮一把。

【用法】水煎温服。

【主治】霍乱吐泻。

【效果】立止。(《济世全书·坎集·卷二·霍乱》)

洗法

【组成】蓼一把。

【用法】去两头，水煎熏洗。

【主治】霍乱转筋。(《万病回春·卷之三·霍乱》)

无名方一

【组成】藿香梗。

【用法】煎水服。

【主治】霍乱吐泻。

【效果】立止。(《济世全书·坎集·卷二·霍乱》)

无名方二

【组成】枯白矾，百沸汤。

【用法】为末，每服一钱，百沸汤煎服。

【主治】霍乱吐泻。(《寿世保元·卷三·霍乱》)

无名方三

【组成】生陈皮去白、藿香等份。

【用法】每一两，水煎服。

【主治】霍乱吐泻，但一点胃气存者。

【效果】服之回生。(《种杏仙方·卷一·霍乱》)

无名方四

【组成】生姜一两，酒一钟。

【用法】生姜捣烂，以酒，煎服。

【主治】转筋入腹欲死者。（《种杏仙方·卷一·霍乱》）

无名方五

【组成】盐，童便。

【用法】炒令红，童便一小碗，二味温服。

【主治】干霍乱，上不得吐，下不得利，出冷汗，气将绝。

【效果】少顷吐下即愈。（《寿世保元·卷十·单品杂治·食盐治验》）

无名方六

【组成】绿豆粉、白砂糖。

【用法】服之。

【主治】霍乱吐泻。

【效果】即愈。（《万病回春·卷之三·霍乱》）

百沸汤

【组成】吴茱萸五钱，木瓜五钱，食盐五钱。

【用法】上三味，同炒焦，用沸汤煎，随病人意，冷热服之。

【主治】霍乱吐泻。（《寿世保元·卷三·霍乱》）

盐姜汤

【组成】盐一两，生姜切五钱，童子溺二盏。

【用法】上二味，同炒色变，以童便煎一盏，温服。

【主治】干霍乱欲吐不吐，欲泻不泻垂毙者。（《古今医鉴·卷五·霍乱》）

【注】《济世全书·坎集·卷二·霍乱》录有本方，痰壅腹胀，汗出冷，气欲绝。

无名方七

【组成】炒盐一钱半，吴茱萸每岁一粒。

【用法】炒黄为末，热酒调服。

【主治】绞肠痧。(《种杏仙方·卷一·霍乱》)

无名方八

【组成】陈皮去白、藿香各等份。

【用法】为末，每二钱，姜汤送下。每剉一两，水煎服亦可。

【主治】霍乱吐泻，但一点胃气存者。

【效果】服之回生。(《济世全书·坎集·卷二·霍乱》)

无名方九

【组成】淡汤一碗，皂角末三分，盐一撮。

【用法】调服探吐。慎勿与米汤吃，反动邪气则难治矣。

【主治】干霍乱不得吐者。(《万病回春·卷之三·霍乱》)

无名方十

【组成】胡椒四个，绿豆二十四个。

【用法】共为细末，热黄酒调服。

【主治】绞肠沙，即干霍乱。(《济世全书·坎集·卷二·霍乱》)

【注】《种杏仙方·卷一·霍乱》录有本方。

无名方十一

【组成】吴茱萸，木瓜，食盐。

【用法】同炒焦。先用瓦罐水三升煮，令白沸却入前三味，同煮二升以下，服之。

【主治】霍乱吐泻，或因饮冷，或胃寒，或失饥，或大怒，或乘车舟伤动胃气，令人上吐下泻，头旋眼花，手足转筋，四肢厥冷。

【效果】立效。(《济世全书·坎集·卷二·霍乱》)

理中丸一

【组成】人参二钱，干姜炮八分，白术三钱，甘草炙八分。

【用法】上为末，炼蜜为丸，每丸重一钱，细嚼，淡姜汤下。

【主治】转筋霍乱，上吐下泻，腹内疼痛，及干霍乱，俗名绞肠痧，真阴证，手足厥冷。(《寿世保元·卷三·霍乱》)

秘方

【组成】干姜、胡椒、胡黄连各二分，绿豆粉五分。

【用法】上为末，每三分，沸汤点服。

【主治】霍乱吐泻。（《鲁府禁方·卷一·福集·霍乱》）

理中汤

【组成】人参二钱，白术去芦，炒一钱五分，干姜炮八分，甘草炙八分。

【用法】水煎服。若为寒气湿气所感者，加附子一钱，名附子理中汤。

【主治】虚弱之人，上吐下泻，霍乱，手足厥冷，腹痛，脉微者。（《寿世保元·卷三·霍乱》）

理中丸二

【组成】炮干姜、茯苓、人参、炙甘草各等份。

【用法】研末，蜜为丸。细嚼姜汤送下。

【主治】霍乱转筋，腹痛吐泻，手足厥冷，脉微惊讶。

【方歌】理中丸子炮干姜，茯参炙草等份良。

　　　　研末蜜丸一钱重，细嚼送下用姜汤。（《云林神彀·卷二·霍乱》）

【注】《古今医鉴·卷五·霍乱》录有本方，及干霍乱。忌食米汤。

十八、 中湿小方

脉浮而缓，湿在表也，脉沉而缓，湿在里也，或弦而缓，或缓而浮，皆风湿相传也。（《寿世保元·卷二·中湿》）

无名方一

【组成】茄根。

【用法】九月间收茄根，悬檐下，煎汤洗之。

【主治】患湿不能行，指肿者。（《种杏仙方·卷一·中湿》）

无名方二

【组成】蛇床子。

【用法】煎汤洗。

【主治】男女下部湿痒。(《种杏仙方·卷一·中湿》)

苍术膏

【组成】苍术米泔浸，揉去黑皮，切片，晒干，不拘多少。

【用法】上用水熬成膏，白汤调服。如暴发红肿痛甚者，以酒糟敷之。

【主治】湿气作痛，或肿，或胀，或黄，或泻。(《寿世保元·卷二·中湿》)

经验白术酒一

【组成】白术去芦油，土炒一两。

【用法】上剉一剂，好酒煎，温服。

【主治】中湿遍身疼痛，不能转侧，及皮肉痛，难忍者。(《寿世保元·卷二·中湿》)

经验白术酒二

【组成】白术去芦一两，无灰老酒一盏半。

【用法】白术，细切一服，酒，煎至一盏，温服。

【主治】中湿，遍身疼痛不能转侧，及皮肉痛，难堪者。(《济世全书·乾集·卷一·湿症》)

薏苡仁粥

【组成】薏苡仁。

【用法】煮粥常食之。

【主治】湿症。

【效果】去湿极效，功胜诸药。(《济世全书·乾集·卷一·湿症》)

【注】《种杏仙方·卷一·中湿》录有本方，中湿筋急拘挛，不能屈伸及风湿痹。

无名方三

【组成】肥皂一个，香油。

【用法】用肥皂一个，烧灰存性，香油调搽。

【主治】男子玉茎湿痒。(《种杏仙方·卷一·中湿》)

无名方四

【组成】金银花带叶，酒糟。

【用法】研烂，用净瓦罐于火中烘热，敷患处。

【主治】湿气流注之病，痛不可。

【效果】立已。(《寿世保元·卷二·中湿》)

无名方五

【组成】川黄柏盐酒炒五钱，苍术米泔浸，炒一两。

【用法】上为末，每用一匙沸汤，入姜汁调，食前服。痛甚者，加葱三根，水煎，空心热服。

【主治】筋骨疼痛，或湿热流注，腰下作痛。(《寿世保元·卷二·中湿》)

无名方六

【组成】苍术一斤，米泔，童便，酒。

【用法】用苍术一斤，一半米泔浸，一半童便浸，一日一换，浸三日，晒干为末，酒糊为丸，如梧桐子大。每七十丸，空心酒送服。

【主治】湿气遍身，手足作痛。(《种杏仙方·卷一·中湿》)

膏药方

【组成】生姜汁带皮一碗，葱汁一碗，牛膝半斤，麝一钱。

【用法】慢火熬成膏，后入麝，用布帛摊膏药，贴痛处。

【效果】收出湿水，如汗出，即愈。(《寿世保元·卷二·中湿》)

除湿膏

【组成】广胶三两，生姜半斤捣汁，乳香、没药取末各一钱半，花椒。

【用法】上入铜勺内，火上熬化，移在滚汤内炖，以箸搅匀，入花椒末少许，再搅匀，摊厚纸或绢上，贴患处，用鞋底烘热熨之。

【主治】中湿，遍身骨节疼痛。(《寿世保元·卷二·中湿》)

十九、 醉酒小方

无名方一

【组成】葛根。

【用法】捣葛根，绞取汁一二盏服之。或葛根水煎服。

【主治】酒醉不醒。(《种杏仙方·卷一·伤食》)

无名方二

【组成】绿豆粉。

【用法】烫皮切片，将箸开口，用凉水送下。

【主治】烧酒醉伤不醒者。(《济世全书·坎集·卷二·伤食》)

无名方三

【组成】韭菜。

【用法】捶损，入旧醩醋炒热，绢布熨脐下，此一包冷了又易一包，熨至脐下温暖。

【主治】饮酒大醉后，口中气，仰头往外出不尽，有出气无收气，此乃气不归元，死在须臾，诸医罔效。

【效果】气渐降而归元矣。(《济世全书·坎集·卷二·伤食》)

无名方四

【组成】樟树上嫩叶晒干，为末、真葛花末各等份。

【用法】每服三钱，白滚水调服。

【主治】饮酒过度，大醉不醒。

【效果】立醒。(《寿世保元·卷二·饮食·解酒方》)

石膏汤

【组成】石膏五两，葛根剉、生姜剉各五钱。

【用法】上每剉五钱，水二盏，煎一盏，不拘时温服。

【主治】饮酒过多，大醉难醒。(《济世全书·坎集·卷二·伤食》)

醒醉汤

【组成】青橄榄，粉草末二两，炒盐二两。

【用法】橄榄，瓦土磨，去粗皮、核，细切如缕一斤，入粉草、盐拌匀，入磁罐内密封，以沸汤点服。

【效果】自然生津液，醒酒极妙。（《济世全书·坎集·卷二·伤食》）

蝉蜕散

【组成】蝉蜕去头、足、薄荷各等份。

【用法】上为末。每服二钱，酒调下。

【主治】饮酒后搔出紫血黄水，痛痒不一。（《古今医鉴·卷二·中风·附诸风》）

吃酒不醉方

【组成】薄荷五钱，干葛一两，桂花三钱，百梅肉五钱。

【用法】上为末，蜜丸。先放入口内舌下，自然化酒。（《济世全书·坎集·卷二·伤食》）

醉酒解酒方

【组成】芽茶一斤拣净，冷水洗，烘干，白檀香末五钱，白豆蔻末五钱，片脑一钱另研，甘草膏。

【用法】用甘草膏拌匀茶，将前三味散为衣，晒干，不拘时嚼咽。

【功效】亦能解酒。清热化痰，消食止渴。（《鲁府禁方·卷四·宁集·杂方》）

二十、阴证小方

黑豆酒

【组成】黑豆不拘多少。

【用法】锅内炒，以好酒淬之。就以碗盖，勿令泄气，候温饮酒。

【主治】阴寒痼冷。

【效果】大效。（《古今医鉴·卷七·痼冷》）

【注】《种杏仙方·卷一·痼冷》录有本方，阴证手足厥冷，心腹卒痛。

无名方一

【组成】葱，酒。

【用法】用葱去粗皮，捆住，如酒钟粗，上下分三指长，切去胡叶，放肚脐，用热熨斗熨葱。

【主治】男妇阴证。

【效果】气透则热而愈。(《鲁府禁方·卷二·寿集·瘤冷》)

无名方二

【组成】芥菜子，醋。

【用法】炒为末，酽醋调为饼，放脐上，用绢帛紧缚。

【主治】阴证手足厥冷，心腹卒痛。(《种杏仙方·卷一·瘤冷》)

无名方三

【组成】马蜂窝为末，葱白一根。

【用法】捣为膏，贴在手心。

【主治】阴证手足厥冷，心腹卒痛。

【效果】阴汗出，效。(《种杏仙方·卷一·瘤冷》)

回阳丹一

【组成】白及二钱，胡椒二钱。

【用法】上为细末，黄酒为丸，如麦粒大，每服九丸，用热黄酒送下。

【主治】阴证，手足厥冷，心腹病痛。

【效果】效。(《鲁府禁方·卷二·寿集·瘤冷》)

回阳丹二

【组成】干姜一两，牡蛎一两。

【用法】上为细末，以火酒调稠，搽手上，男子用双手揉外肾，女子以男子手搽药，急按两乳，仍揉擦热。

【主治】瘤冷。

【效果】汗出即愈。(《古今医鉴·卷七·瘤冷》)

回阳散一

【组成】硫黄四分，胡椒六分。

【用法】上为细末，每三分，烧酒调服。

【主治】阴证，腹痛身冷。(《寿世保元·卷四·癫冷》)

【注】《鲁府禁方·卷二·寿集·癫冷》录有本方，不可忍者。

无名方四

【组成】胡椒二十四粒，绿豆二十四粒。

【用法】胡椒、绿豆同擂碎，热酒调服。

【主治】绞肠痧。

【效果】极效。(《鲁府禁方·卷二·寿集·癫冷》)

无名方五

【组成】芥菜子七钱，干姜三钱，盐。

【用法】上为末，水调作饼，手帕缚之，放些盐，以熨斗熨之数次，汗出为度。又将病人小便攀阴茎往上尽头处，用艾柱灸七壮。

【主治】阴证。

【效果】神效。(《寿世保元·卷四·癫冷》)

无名方六

【组成】枯白矾、百草霜各一钱，黄酒。

【用法】共为细末，炼蜜为丸。每服一丸，黄酒送下。

【主治】阴冷。(《万病回春·卷之三·癫冷》)

无名方七

【组成】硫黄四分，胡椒六分。

【用法】为末。烧酒调服。

【主治】阴证手足厥冷，心腹卒痛。(《种杏仙方·卷一·癫冷》)

无名方八

【组成】用鱼鳔一根，胡椒四十九粒。

【用法】鱼鳔，烧存性，为末，黄酒度下。

【主治】阴证手足厥冷，心腹卒痛。

【效果】阴汗出，效。(《种杏仙方·卷一·癫冷》)

三仙散

【组成】干姜，大附子炮去皮脐，官桂，酒。

【用法】上共为细末，每服三钱，滚酒调服。

【主治】阴证。

【效果】神效。(《万病回春·卷之三·癫冷》)

【注】《寿世保元·卷四·癫冷》录有本方，阴证腹痛，手足厥冷。即愈。

回春散

【组成】白矾一钱，黄丹八分，胡椒二分，焰硝一分，酽醋。

【用法】研细末，酽醋调和手内摊。男左女右合阴处。

【主治】阴冷。

【效果】浑身是汗湿衣衫，此方用药者如神。(《古今医鉴·卷七·癫冷》)

回阳散二

【组成】丁香、干姜、乳香、没药、胡椒各三钱。

【用法】上为末，每用三钱，以唾调，涂在两手掌心，按于两膝间，以手帕缚定，用绵被盖之。

【主治】阴证不能服药，不得汗出者。

【效果】其汗自出。(《寿世保元·卷四·癫冷》)

无名方九

【组成】胡椒末五钱，黄丹三钱炒过，枯矾三钱，细面一撮，酒。

【用法】上研细，或好酒或酽醋，调匀作膏，放手心，合在外肾上。或摊厚纸上，或布绢上，贴脐，大能起痿。

【主治】阴证绞肠痧。

【效果】即时汗出愈。(《鲁府禁方·卷二·寿集·癫冷》)

二十一、 中毒小方

无名方一

【组成】蓝汁。

【用法】捣。

【主治】杏仁毒。(《寿世保元·卷十·中毒》)

【注】《寿世保元》载，敷之可治毒箭伤破欲死。

无名方二

【组成】生藕汁。

【用法】或煮干蒜汁。

【主治】中螃蟹毒。

【效果】效。(《济世全书·兑集·卷八·中毒》)

无名方三

【组成】紫苏。

【用法】煮汁。

【主治】中蟹毒。

【效果】解之。(《种杏仙方·卷四·中毒》)

【注】《寿世保元·卷十·中毒》录有本方，或用生藕汁或干蒜汁服。即解。

无名方四

【组成】苦参三两，好酒一升半。

【用法】煮八分，分二次服。

【主治】卒心痛，饮食中毒，鱼肉菜等。

【效果】吐愈。(《寿世保元·卷十·单品杂治·方》)

【注】《济世全书·兑集·卷八·中毒》录有本方，饮食中毒烦愈。即吐随愈。

二十二、 溺死、缢死小方

无名方一

【组成】半夏。

【用法】为末，如豆大，吹入鼻中。

【主治】缢死、溺死、压死、魇死及产后晕绝，又治中风不省人事。

【效果】须臾即活。(《种杏仙方·卷四·救急》)

无名方二

【组成】醋半盏。

【用法】灌鼻中。

【主治】溺水死，心下温者。(《种杏仙方·卷四·救急》)

无名方三

【组成】皂角。

【用法】不得近前呼唤，但唾其面，不醒，即咬其脚跟及足拇指，略移动卧处，徐徐唤之，原无灯，不可点灯照。待少苏，用皂角末吹鼻取嚏，或用韭汁灌鼻内亦可。

【主治】中恶魇死者。(《种杏仙方·卷四·救急》)

无名方四

【组成】米，酒。

【用法】脱去湿衣，随解活人热衣包暖。用米炒热，囊盛，熨心上，冷则换之。或炒灶灰亦可。候身温暖、目开气回后，以温酒或姜汤、粥饮灌之。

【主治】冻死及冬落水微有气者。

【禁忌】若先将火炙必死。(《种杏仙方·卷四·救急》)

无名方五

【组成】半夏，生姜，香油。

【用法】急扶坐起，将手提其发，用半夏末吹入鼻内，少苏，以生姜汁同香油打匀，灌之。次取药服。如无药，以热小便灌之。

【主治】压死及坠跌死，心头温者。(《种杏仙方·卷四·救急》)

无名方六

【组成】半夏、南星、珍珠。

【用法】为末，吹鼻内。溺死以尿包吹起，以一管节口入肛门，运气入，攻出水来。

【主治】缢死颏下筋脉犹动者

【效果】用几次可苏。（《鲁府禁方·卷四·宁集·救急》）

雄黄解毒丸

【组成】雄黄二钱半，郁金三钱半，巴豆二十四个去油。

【用法】上为末，醋煮糊为丸，如绿豆大，每服七丸，热茶清吞下。

【主治】中风，卒然倒仆，牙关紧急，角弓反张，不省人事，茶清吞下。

【加减】小儿急惊、风痰热等症，加牛黄五分，硼砂一钱，水糊丸，薄荷汤下。

缠喉风、急喉闭，每七丸，研化，以热水研白梅花调下，或热茶下，即苏。

缠喉风卒死，心头犹温者，灌下即苏。

疟疾中，有癖，用沉香（磨水）送下，泄下黑血如泥，极臭，立效。

若使不觉是疔疮，不曾发汗，过数日方觉，则寒热体痛皆罢，毒气入里，此药主之。

瘰疬疮，加斑蝥七个，去翅足，糯米炒，冷茶下。

一切热毒壅盛，又能取积消食下热，茶下。（《寿世保元·卷八·通治》）

第一节　月经病小方

一、月经不调

无名方

【组成】生地，黄连，黄芩，白芷。

【用法】水煎服。

【主治】经水常不及期而行者，血热也。（《寿世保元·卷七·调经诸方》）

四物汤

【组成】当归身酒洗、川芎、白芍药酒炒、熟地黄各二钱。

【用法】上剉一剂，水煎服。

【主治】冲任虚损，月水不调，脐腹疗痛，崩中漏下，血瘕块硬，发歇疼痛，妊娠宿冷，将理失宜，胎动不安，血下不止，及产后乘虚，风寒内抟，恶露不下，结生瘕聚，小腹坚痛，时作寒热，妇人百病。（《寿世保元·卷七·调经诸方》）

子芩丸

【组成】条芩醋浸，纸裹煨七次四两，当归酒洗二两，香附醋制二两。

【用法】上为末，醋糊为丸，如梧桐子大。每服五七十丸，空心霹雳酒下，日进三服。

【主治】妇人四十九岁以后，天癸当住，每月却行，或过多不止。(《古今医鉴·卷十一·崩漏》)

二、 崩漏小方

无名方一

【组成】桂心，米饮。

【用法】烧存性，每服一二钱，米饮调下。

【主治】血虚内热，血不归元而崩。(《寿世保元·卷七·崩漏》)

无名方二

【组成】槐子。

【用法】烧存性为末，空心温熟水下三钱。

【主治】漏不止。

【效果】即止。(《万病回春·卷之六·血崩》)

无名方三

【组成】生姜五两。

【用法】捣汁，露一宿，次日温服。

【主治】血崩不进饮食，或呕吐不止者。(《种杏仙方·卷三·崩漏》)

无名方四

【组成】柿饼二钱。

【用法】烧，空心煎水下。

【主治】血崩久不止。

【效果】神效不虚传。(《云林神彀·卷三·血崩》)

无名方五

【组成】腥腥草。

【用法】剉一剂，水煎服。

【效果】立止。(《寿世保元·卷七·崩漏》)

【注】《鲁府禁方·卷三·康集·血崩》录有本方，治血山崩。

独行散

【组成】五灵脂。

【用法】炒尽烟，为末，每服一钱，温酒调下。

【主治】血崩。(《济世全书·离集·卷六·崩漏》)

断源散

【组成】棉花子。

【用法】铜器炒烟尽为末，每服二钱，空心黄酒调下。

【主治】血崩如泉流不止。

【效果】治崩漏如神。(《古今医鉴·卷十一·崩漏》)

固经散

【组成】大蓟根不拘多少。

【用法】烧灰存性，为末。空心好热黄酒调下。

【主治】血山崩。

【效果】即止。(《鲁府禁方·卷三·康集·血崩》)

萹子散

【组成】萹子二枚。

【用法】烧糊为丸，黄酒调服。

【主治】血山崩漏。(《鲁府禁方·卷三·康集·血崩》)

无名方六

【组成】蚕砂。

【用法】为末，每服三钱，空心黄酒调下。

【主治】崩漏。(《寿世保元·卷七·崩漏》)

无名方七

【组成】刺刺芽。

【用法】刺刺芽捣汁半碗，热酒半碗合而温服。

【主治】血崩。(《种杏仙方·卷三·崩漏》)

无名方八

【组成】贯众。

【用法】烧存性为末，黄酒调下。

【主治】血崩。(《万病回春·卷之六·血崩》)

无名方九

【组成】核桃。

【用法】用核桃连粗皮，以黄酒煮数滚，取出嚼食，仍用酒送下。

【主治】血山崩不止。

【效果】即止。(《鲁府禁方·卷三·康集·血崩》)

无名方十

【组成】黑豆。

【用法】黑豆烧尽烟，二钱黄酒和下。

【主治】血崩久不止。

【效果】一服立安然。(《云林神彀·卷三·血崩》)

无名方十一

【组成】荆芥穗，童便。

【用法】灯火烧焦，为末，每服三钱，童便调服。

【主治】风热血崩。

【效果】立止。(《寿世保元·卷七·崩漏》)

无名方十二

【组成】精肉四两，百草霜二两。

【用法】蘸吃。

【主治】血崩。

【效果】即止。(《寿世保元·卷七·崩漏》)

无名方十三

【组成】韭菜根捣汁一小钟，黄酒一大钟。

【用法】和服。

【主治】血崩。(《济世全书·离集·卷六·崩漏》)

无名方十四

【组成】枯矾。

【用法】为末，面糊为丸，指顶大，每服一丸，好酒下。

【主治】血崩。(《寿世保元·卷七·崩漏》)

无名方十五

【组成】条芩，霹雳酒。

【用法】用条芩为末。每服一钱，霹雳酒调下。

【主治】血崩属热者。(《种杏仙方·卷三·崩漏》)

无名方十六

【组成】五灵脂。

【用法】炒尽烟，为末，每服一钱，温酒调下。(《寿世保元·卷七·崩漏》)

【主治】崩漏。

【注】《种杏仙方·卷三·崩漏》录有本方，一方，半生半炒用。

无名方十七

【组成】香附米。

【用法】炒黑，为末，每服三钱，空心热酒调服，米饮亦可。(《寿世保元·卷七·崩漏》)

【主治】崩漏。

【注】《种杏仙方·卷三·崩漏》录有本方，一方，半生半炒用。

无名方十八

【组成】益智仁。

【用法】为末，每服二钱，以烧红秤锤淬，黄酒调服。

【主治】血崩。(《寿世保元·卷七·崩漏》)

无名方十九

【组成】棕。

【用法】棕烧灰一撮，好酒调服。

【主治】血崩。(《济世全书·离集·卷六·崩漏》)

白凤膏

【组成】白毛乌肉雄鸡一只，金樱子，酒。

【用法】鸡吊死，水泡去毛、肠杂，将金樱子根洗净切片，装入肚内，用酒煮令熟，去渣，将鸡酒食之。

【主治】血崩。

【效果】立效。(《济世全书·离集·卷六·崩漏》)

无名方二十

【组成】刺刺芽汁，童便，酒。

【用法】和服。

【主治】血崩。(《万病回春·卷之六·血崩》)

无名方二十一

【组成】百草霜半两，陈槐花一两。

【用法】为末，烧红秤锤淬酒下。

【主治】血崩。(《寿世保元·卷十·单品杂治·百草霜治验》)

【注】《济世全书·离集·卷六·崩漏》录有本方，每服三四钱，温酒调。若昏愦不省人事，烧红秤锤淬酒下。

无名方二十二

【组成】鸡子一个去黄，银珠三钱。

【用法】搅匀，烧存性，温酒下。(《寿世保元·卷七·崩漏》)

无名方二十三

【组成】漆三钱，五灵脂。

【用法】漆烧灰，五灵脂研末黄酒吞。

【主治】血崩久不止。(《云林神彀·卷三·血崩》)

无名方二十四

【组成】童子发，小桃红子不拘多少，黄酒。

【用法】童子发焙干，共为细末，黄酒送下。

【主治】血崩。(《万病回春·卷之六·血崩》)

无名方二十五

【组成】小蓟，童便，酒。

【用法】小蓟捣取汁，童便酒调和。

【主治】血崩久不止。

【效果】服之病如失。（《云林神彀·卷三·血崩》）

二圣汤

【组成】何首乌五钱，甘草三钱，黄酒一碗，刺刺芽汁一盏。

【用法】前三味，煎至八分取出，入刺刺芽汁，同服。

【主治】血山崩。

【效果】立效。（《古今医鉴·卷十一·崩漏》）

备金散

【组成】香附子炒四钱，五灵脂炒二两，当归尾一两二钱。

【用法】上为细末，每服二钱，空心黄酒送下。一方，米糊丸，空心五十丸，用醋汤送下。

【主治】妇人血崩不止。（《鲁府禁方·卷三·康集·血崩》）

无名方二十六

【组成】何首乌切一两，黄酒一碗，刺刺芽汁一盏，甘草。

【用法】何首乌、甘草、黄酒煎至八分，入刺刺芽同服。（《种杏仙方·卷三·崩漏》）

无名方二十七

【组成】何首乌一两，甘草，黄酒，小蓟。

【用法】何首乌、甘草，黄酒煎熟放，再入小蓟汁。

【主治】血崩久不止。

【效果】服之如影响。（《云林神彀·卷三·血崩》）

无名方二十八

【组成】棉花子仁炒黄色、甘草、黄芩等份，黄酒。

【用法】为末，空心，黄酒下。

【主治】血崩。（《万病回春·卷之六·血崩》）

无名方二十九

【组成】郁花子仁炒黄色、黄芩、甘草各等份。

【用法】为末，每服二钱，空心黄酒送下。

【主治】血山崩。(《鲁府禁方·卷三·康集·血崩》)

无名方三十

【组成】当归一两,龙骨煅一两,香附子炒三钱,棕毛灰半两。

【用法】上为细末,空心米汤饮,调下四钱。

【主治】血山崩。

【禁忌】忌油腻。(《鲁府禁方·卷三·康集·血崩》)

无名方三十一

【组成】棉子、棕榈、头发,百草霜。

【用法】前三味,共烧存性,百草霜同研为末。每三钱,空心酒调服。(《种杏仙方·卷三·崩漏》)

三、 闭经小方

妇人壮盛经闭者,此血实气滞,宜专攻也。(《万病回春·卷之六·经闭》)

无名方一

【组成】韭菜。

【用法】捣汁服用。

【主治】妇人经血逆行,或血晕,或吐血,或咳血。(《种杏仙方·卷三·经闭》)

万化膏

【组成】真香油一小酒杯,蜂蜜一小酒杯。

【用法】上共合一处,磁碗内盛之,重汤煮一炷香,空心热服。

【主治】日久经闭不行。

【效果】神效。即通。(《鲁府禁方·卷三·康集·经闭》)

一醉千金散

【组成】拖盘稞一大帖,好酒二碗。

【用法】煎至一碗,空心热服。

【主治】妇女经闭。

【效果】汗出至足,立通。(《济世全书·离集·卷六·经闭》)

二黄散

【组成】大黄_{烧存性}、生地黄各三钱。

【用法】上为末，作一服，空心好酒调下。

【主治】妇人室女经脉不通。

【效果】服之如神。(《古今医鉴·卷十一·经闭》)

通经丸一

【组成】大黄，酒，醋一碗。

【用法】大黄酒浸，干一斤，为末，以醋，慢火熬成膏，丸如弹子大，每服一丸，空心热酒化下。

【主治】妇人、室女月信不通，兼治胎衣不下。(《济世全书·离集·卷六·经闭》)

无极丸

【组成】锦纹大黄四两，当归、熟地各一两半，小茴香。

【用法】大黄用酒，醋，童便，盐水各煮七次，俱晒干。上合作一处，蒸之，晒干，又蒸又晒，如此七次，为末。用当归、熟地浓煎汁一碗，煮糊为丸，如梧桐子大。每遇心疼气痛，用小茴香炒研七分，煎汤送下三十丸。

【主治】妇人血块气疼，有爬床席，十指出血。

【效果】有块者，一月之内，下小小血粒，自除根不痛。(《古今医鉴·卷十一·经闭》)

通经丸二

【组成】斑蝥二十个_{糯米炒}，大黄五钱，桃仁四十九个，酒。

【用法】上为末，酒糊为丸，如梧桐子大。空心，酒下五七丸；甚者十五丸。

【主治】经闭并干血气。(《万病回春·卷之六·经闭》)

无名方二

【组成】生蒲黄三钱，干漆_{炒，为末}三钱，红花，酒。

【用法】红花煎酒调服。

【主治】妇女月经不通。

【效果】立通。(《种杏仙方·卷三·经闭》)

神应丹

【组成】大黄醋二碗煮干，晒干半两，血竭、桃仁、红花各五钱，辰砂。

【用法】上末和匀，酒糊为丸，如梧子大，辰砂为衣，每服七十丸，空心酒下。

【主治】经脉不行，五心烦热，口燥咽干，额心忪，潮热，胸膈不利，咳嗽稠痰。(《济世全书·离集·卷六·经闭》)

通经散

【组成】斑蝥去头、足、大黄酒浸三钱，藿香少许。

【用法】俱为末。未服之先，以热水漱口令净，食枣三四枚，将药用温酒一盏调服，再食枣三四枚，酒一钟，静卧勿令人搅扰。

【主治】经闭。

【禁忌】忌气恼、生冷油腻。

【效果】待腹疼二三阵，其经即行。如腹不疼，再进一服，立通。(《古今医鉴·卷十一·经闭》)

无名方三

【组成】斑蝥二十个，糯米，大黄五钱，桃仁四十九个。

【用法】炒为末，酒糊丸如梧桐子大，空心酒下五七丸，甚者十五丸。

【主治】经闭并干血气。(《种杏仙方·卷三·经闭》)

四、痛经小方

四味调经止痛散

【组成】当归、玄胡索、没药、红花各等份。

【用法】上为末，每服二钱，醇酒送下。

【主治】妇人月水将来，或将尽，前后数日腹痛。(《古今医鉴·卷十一·妇人科》)

第二节　带下病小方

妇人赤白带下者，皆因月经不调、房色过度，或产后血虚，胃中湿痰流下，渗入膀胱而带也。(《万病回春·卷之六·带下》)

二白丸

【组成】石灰一两，白茯苓去皮二两。

【用法】为末，水丸，每三十丸，空心白水下。

【主治】白带。

【效果】如神。(《济世全书·离集·卷六·带下》)

无名方一

【组成】白鸡冠花。

【用法】捣末，每服三钱，空心酒调下。赤带，用赤鸡冠花。(《寿世保元·卷七·崩漏》)

【注】《济世全书·离集·卷六·带下》录有本方，妇人白带。立已。

无名方二

【组成】白葵花，黄酒。

【用法】用白葵花，阴干，为末，黄酒送下。(《种杏仙方·卷三·带下》)

无名方三

【组成】干姜炒黑五钱，白芍酒炒二两。

【用法】上为细末，每服一钱，空心米饮调服。

【主治】妇人赤白带下，不论年月深久不瘥。(《寿世保元·卷七·崩漏》)

无名方四

【组成】黄荆子炒研，米饮。

【用法】每服二三钱，空心米饮和。

【主治】白带久不止。(《云林神彀·卷三·带下》)

【注】《济世全书·离集·卷六·带下》录有本方，妇人赤白带下。《寿世保元·卷七·崩漏》也录有本方，燥湿痰，治心痛。《种杏仙方·卷三·带下》也录有本方，以能燥湿痰也，上可治心痛。

无名方五

【组成】硫黄末三分。

【用法】烧灰存性，为末，好酒调下，空心服二匙。(《寿世保元·卷七·崩漏》)

无名方六

【组成】鹿角。

【用法】烧灰存性，为末，好酒调下，空心服二匙。(《寿世保元·卷七·崩漏》)

无名方七

【组成】荞麦面不拘多少。

【用法】用鸡子清为丸。每服三五十丸，白汤送下。

【主治】赤白带下。

【效果】即愈。(《万病回春·卷之六·带下》)

无名方八

【组成】蛇床子末一两，枯矾二钱。

【用法】炼蜜为丸，如弹子大，用丝绵包裹放入阴户内，不过二三丸。

【主治】赤白带下，经年不好者。

【效果】神效。(《济世全书·离集·卷六·带下》)

如圣丹

【组成】白矾、蛇床子各等份。

【用法】上为末，醋糊丸，胭脂为衣，薄绵裹，留绵线二尺许，系药丸，深入玉户中，定坐半日，热极再换。

【主治】子宫不洁，服药难以取效。(《寿世保元·卷七·崩漏》)

无名方九

【组成】白芍三钱，干姜五钱炒。

【用法】为末。每二钱，空心米饮调下。（《种杏仙方·卷三·带下》）

无名方十

【组成】白芷四两，石灰半斤。

【用法】以石灰淹三宿，去灰，炒焦，为末，清米饮空心调服。（《寿世保元·卷七·崩漏》）

无名方十一

【组成】倍子、桃仁各等份。

【用法】倍子、桃仁炒，为细末，烧酒调服。

【主治】赤白带不止。（《云林神彀·卷三·带下》）

无名方十二

【组成】苍术、干姜各等份。

【用法】为末，每服二钱，空心酒调服。（《寿世保元·卷七·崩漏》）

无名方十三

【组成】甘松、川椒、潮脑各等份。

【用法】为末，炼蜜为丸，樱桃大，送入阴户内。

【主治】妇人赤白带下。

【效果】立效。（《济世全书·离集·卷六·带下》）

无名方十四

【组成】干姜炮一两，百草霜二两。

【用法】为末，每服一钱，温酒调下。

【主治】妇人白带，男子白浊下淋。（《寿世保元·卷七·崩漏》）

无名方十五

【组成】硫黄末五钱，乌梅肉三钱。

【用法】同捣烂为丸，每服五七粒，空心温酒吞。

【主治】白带久不止。(《云林神毂·卷三·带下》)

无名方十六

【组成】五倍子炒、桃仁（去皮尖）等份。

【用法】为末。烧酒调服。

【主治】赤白带下。(《种杏仙方·卷三·带下》)

火龙丹

【组成】硫黄、丁香、甘松、山奈各二钱。

【用法】上共为细末，炼蜜为丸，如绿豆大。每服七丸、九丸，空心热黄酒送下。

【主治】专治男妇下元久冷，赤白带下。

【效果】如神效。(《鲁府禁方·卷三·康集·带下》)

四仙散

【组成】苍术酒浸去皮炒干一两，白芷五钱，川芎五钱，大附子面裹煨五钱。

【用法】上为末，每服五分，空心好酒调下。

【主治】妇人白带下。(《济世全书·离集·卷六·带下》)

玉仙散

【组成】白芍炒、干姜、香附一两剉，甘草研末五钱。

【用法】上为末，三钱空心酒下。

【主治】赤白带。(《云林神毂·卷三·带下》)

【注】《古今医鉴·卷十一·带下》录有本方，赤白带下属寒者。《济世全书·离集·卷六·带下》录有本方，简而易效而捷。

无名方十七

【组成】白芷一两，单叶红葵根二两，芍药、枯白矾各五钱。

【用法】上研为末，同以蜡丸梧子大，空心饭前米饮下十丸，或十五丸。候脓尽，仍用他药补之。

【主治】妇人带下，肠有败脓，淋露不已，腥秽殊甚，遂至脐腹更增冷痛。(《寿世保元·卷七·崩漏》)

【注】《济世全书·离集·卷六·带下》录有本方，此盖为败脓所致。

无名方十八

【组成】胡椒、硫黄、丁香各一钱，鸡子，酒。

【用法】前三味为细末，入在鸡子潜藏，纸裹火煨透热，细嚼酒下。

【主治】白带腹痛寒凉。（《云林神彀·卷三·带下》）

第三节 妊娠病小方

一、保胎小方

无名方

【组成】黄芩三钱，白术二钱。

【用法】水煎服。

【效果】预防妊娠堕胎。（《济世全书·离集·卷六·妊娠》）

佛手散

【组成】当归六钱，川芎四钱，益母草五钱。

【用法】上锉一剂，水煎，入酒，再煎一沸，温服；如人约行五里，再进一服。

【主治】妊娠五七个月，因事筑磕着胎，或子死腹中，恶露下，痛不已，口噤欲绝。

【效果】若不损，则通止，子母俱安；若胎损，即便遂下。（《万病回春·卷之六·妊娠》）

束胎丸

【组成】茯苓七钱半，陈皮三两，黄芩夏一两，春秋三钱，冬五钱，白术二两。

【用法】上为末，酒糊丸，梧子大，每服五十丸，米汤送下。（《寿世保元·卷七·妊娠》）

二、 妊娠腹痛小方

安胎散

【组成】缩砂不拘多少。

【用法】为末，每服三钱，热酒调服，艾盐汤皆可。

【主治】妊妇偶有所伤，腹痛不安，或从高坠下，重伤所压，触动胎元，痛不可忍，及下血；又治胃虚气逆呕吐，心腹诸痛。

【禁忌】此药非八九月内，不宜多用。（《古今医鉴·卷十二·妊娠》）

无名方一

【组成】红枣二十个，盐一钱，酒。

【用法】红枣烧存性，盐，煅白色。每服一撮，好酒调服。

【主治】妇人三四个月，小腹痛不可忍者。（《种杏仙方·卷三·妊娠》）

无名方二

【组成】砂仁二两，条芩炒，紫黑一两半，白术炒一两。

【用法】上为末，每服三钱，紫苏汤调下。

【主治】孕妇腹痛，或胎动不安。（《寿世保元·卷七·妊娠》）

三、 妊娠伤寒小方

无名方

【组成】伏龙肝。

【用法】为末，温酒调，涂脐上，一日一换。七日之后不堕。

【主治】妊娠伤寒，恐致堕胎。（《种杏仙方·卷三·妊娠》）

加味四物汤

【组成】当归身、川芎、白芍、熟地黄各等份。

【用法】上剉，每服五六钱，水煎温服。

【主治】妊娠伤寒诸症。

【加减】如妊娠伤寒，头痛，身热无汗，脉浮紧，加麻黄、细辛。

如妊娠伤寒、中风，表虚自汗，头痛项强，身热恶寒，脉浮而弱，加黄芪、地骨皮。

如妊娠中风湿之气，肢节烦疼，脉浮而热．头痛，加防风、苍术。

如妊娠伤寒，胸膈满痛，脉弦，加柴胡、黄芩。

如妊娠伤寒，大便硬，小便赤，气满而脉沉数，加大黄生、桃仁去皮尖，麸炒。如妊娠伤寒，小便不利，加茯苓、泽泻。

如妊娠伤寒，小便赤如血状者，加琥珀、茯苓等。

如妊娠伤寒，四肢拘急，身凉微汗，腹中痛，脉沉而迟，加附子去脐、桂少用。如妊娠伤寒，蓄血证，加生地黄、大黄酒浸。

如妊娠伤寒，身热大渴，蒸蒸发热，脉长而大者，加石膏、知母。

如妊娠伤寒，下后过经而不愈，温毒发斑如锦纹，加升麻、连翘。

如妊娠伤寒，下后咳嗽不止者，加人参、五味子。

如妊娠伤寒，下后虚痞腹满，加厚朴姜制、枳实麸炒。

如妊娠伤寒，不得眠者，加栀子、黄芩。

如妊娠伤寒，脉浮、头肿、自利、腹中痛，去地黄。(《寿世保元·卷七·妊娠》)

四、妊娠心痛小方

无名方

【组成】玄胡索五分，当归一钱，乳香五分，甘草一钱。

【用法】上水一钟，煎至半钟，温服。

【主治】孕妇心疼。

【效果】静卧少倾即愈。(《济世全书·离集·卷六·妊娠》)

五、妊娠腰痛小方

无名方一

【组成】乳香一块。

【用法】浓磨水一合，温服后破水，即进催生药。

【主治】临产腰腹作痛。(《济世全书·离集·卷六·产育》)

无名方二

【组成】补骨脂,核桃肉。

【用法】补骨脂瓦上炒令香熟,为细末,嚼核桃肉半个,空心温酒调下二钱。

【主治】孕妇腰痛,状不可忍。(《寿世保元·卷七·妊娠》)

六、 妊娠遗尿小方

无名方

【组成】白薇、白芍各等份。

【用法】上为细末,酒调,日三服。

【主治】妊娠,遗尿失禁。(《寿世保元·卷七·妊娠》)

七、 转胞小方

无名方

【组成】甘遂末,甘草节。

【用法】甘遂水调敷脐下,内以甘草节煎汤饮之,及药汁至脐。

【主治】阴阳关格,前后不通,寻常通利,大腑小水自行,中有转胞一证,诸药不效,失效则胀满,闷乱而死。

【效果】胞自转矣。(《古今医鉴·卷八·淋闭》)

冬葵散

【组成】冬葵子半两,山栀子炒,研半两,木通三钱,滑石研半两。

【用法】上剉一剂,水一盏半,煎八分,温服。

【主治】转胞。(《寿世保元·卷七·妊娠》)

【注】《古今医鉴·卷十二·妊娠》录有本方,孕妇转胞,小便不通。此药滑胎,临月可用,若六七个月以前,不可用

八、 子喘小方

无名方

【组成】条芩、香附各等份。

【用法】为末，每服二钱，白汤调下。

【主治】胎逆喘急者，火动也。(《万病回春·卷之六·妊娠》)

九、 子烦小方

竹叶汤

【组成】白茯苓一钱，防风一钱，麦门冬、黄芩各一钱半。

【用法】上剉一剂，竹叶五片，水煎温服。

【主治】子烦。(《寿世保元·卷七·妊娠》)

【注】《古今医鉴·卷十二·妊娠》录有本方，孕妇转胞，小便不通。此药滑胎，临月可用，若六七个月以前，不可用。《云林神彀·卷三·妊娠》也录有本方，烦躁闷乱，胆怯心惊，虐亦可断。五味药神通。《万病回春·卷之六·妊娠》录有本方，心神闷乱。

十、 子淋小方

无名方

【组成】麦门冬、赤茯苓、木通、淡竹叶。

【用法】上剉，水煎，空心服。

【主治】子淋，小便涩少。(《万病回春·卷之六·妊娠》)

十一、 胎动不安小方

无名方一

【组成】鲤鱼一个。

【用法】煮熟并汤食之。

【主治】胎气动不安。(《种杏仙方·卷三·妊娠》)

无名方二

【组成】艾叶。

【用法】用艾叶如鸡子大一块，酒四升，煮一升，分作二服。或用醋煎亦可。

【主治】妊娠卒胎动，腰痛，或转抢心，或血不止。(《种杏仙方·卷三·妊娠》)

无名方三

【组成】条芩、香附。

【用法】为末，调服。

【主治】因火动胎。（《种杏仙方·卷三·妊娠》）

佛手散

【组成】当归_{酒洗}一两，川芎七钱。

【用法】上剉一剂，水煎将熟，再入酒煎，温服。

【主治】胎动。（《寿世保元·卷七·妊娠》）

无名方四

【组成】杜仲_{姜汁炒}、续断_{酒浸}。

【用法】用杜仲、续断为末，枣肉为丸，如梧桐子大。每三十丸，米饮下。

【主治】妊娠两三月，胎动不安，防其欲堕，预服之或素惯堕者。

【禁忌】忌醋。（《种杏仙方·卷三·妊娠》）

无名方五

【组成】归尾、南芎各五钱。

【用法】归尾、南芎酒煎，入童便服之。

【主治】妊娠胎动，下血不止，心腹胀满。

【效果】登时效。（《种杏仙方·卷三·妊娠》）

十二、 胎漏小方

无名方一

【组成】葱白一把。

【用法】浓煎汁。饮之。

【主治】妇人胎漏，时时下血。（《寿世保元·卷十·单品杂治·方》）

无名方二

【组成】黄连。

【用法】为末，酒调二钱，日三服。

【主治】胎动出血，产门痛。(《寿世保元·卷七·妊娠》)

芎归汤

【组成】当归尾、川芎各五钱。

【用法】上剉一剂，酒煎，入童便，同煎服。

【主治】胎漏下血不止，或心腹胀。

【效果】一服立效。(《万病回春·卷之六·妊娠》)

十三、小产小方

无名方

【组成】莲肉四两，砂仁炒二两。

【用法】为末，每服二三匙，米饮调下，日服二三次。

【主治】妇人小产。

【效果】保胎，孕十月完足。(《寿世保元·卷七·妊娠》)

十四、堕胎小方

香桂散

【组成】白芷、肉桂三钱，麝香三分。

【用法】研末，童便酒调服下来。

【主治】死胎。

【效果】下死胎。(《云林神彀·卷三·产育》)

十五、滑胎小方

莲砂散

【组成】湖莲肉去心四两，砂仁炒二两。

【用法】上为末，每服二三匕，米饮调下，日服三四次。

【主治】妇人常惯小产。

【效果】保胎孕十月完足。(《济世全书·离集·卷六·妊娠》)

无名方

【组成】老母鸡，红谷，小黄米。

【用法】老母鸡煮汤，入红谷，小黄米，煮粥食之。

【主治】妇人怀胎，每至三月必堕，不肯服药。(《种杏仙方·卷三·妊娠》)

十六、 胎死腹中小方

千金去胎方

【组成】大曲五升，清酒一斗。

【用法】煮二沸，去渣分五服，隔夜勿食，旦再服。

【效果】其胎如糜，母无所苦，千金不传。(《济世全书·离集·卷六·妇人杂病》)

无名方一

【组成】伏龙肝。

【用法】为细末，温酒调服二三钱。

【主治】横逆不顺，子死腹中。

【效果】其儿带土而下。(《古今医鉴·卷十二·产育》)

无名方二

【组成】桂心。

【用法】为末，每二钱，痛阵密时，温童便调下。

【主治】死胎不下兼难产及横、倒生。(《济世全书·离集·卷六·产育》)

无名方三

【组成】鹿角。

【用法】烧灰存性为末，每服三钱，温黄酒送下。

【主治】胎死腹中，疼痛不已。(《万病回春·卷之六·产育》)

无名方四

【组成】鹿角屑二三方寸匕。

【用法】煮葱豉汤和服之。

【主治】孕死。

【效果】立出。(《济世全书·离集·卷六·妊娠》)

无名方五

【组成】麝香五分另研，官桂末三钱。

【用法】黄酒调下。

【主治】死胎不出。

【效果】须臾，如手推下效。(《万病回春·卷之六·产育》)

香桂散

【组成】香白芷三钱，肉桂三钱，麝香少许。

【用法】上为末，童便、酒调下。

【主治】坐产涩滞，心腹大痛，死胎不能下者。

【效果】即产。(《古今医鉴·卷十二·产育》)

十七、 胎死不下方小方

无名方

【组成】桂心。

【用法】为末，每二钱，痛阵密时，用温酒调下。

【主治】死胎不下及横生倒生。(《寿世保元·卷七·产育》)

佛手散

【组成】当归二钱，川芎四钱，益母草五钱。

【用法】上剉一剂，水一盏，入酒，再煎一沸，温服。如人行五里，再进一服。

【主治】妊娠六七个月，因事筑磕着胎，或子死腹中，恶露下，痛不已，口噤欲绝。

【效果】若不损则痛止，子母俱安；若胎损，即便逐下。(《古今医鉴·卷十二·妊娠》)

十八、 难产小方

无名方一

【组成】艾炷如小麦大。

【用法】灸右足小指尖头三炷。

【主治】服诸符药不下者。(《万病回春·卷之六·产育》)

无名方二

【组成】葱白数根。

【用法】 生嚼吃。

【效果】 即下。(《种杏仙方·卷三·产育》)

无名方三

【组成】 发尾。

【用法】 产妇口衔自己发尾于口中，令呕哕。

【效果】 衣即下。(《种杏仙方·卷三·产育》)

无名方四

【组成】 红蓖麻。

【用法】 去皮捣烂，抹妇人手中，烧香过四寸。急使温水洗蓖麻，恐堕下子肠。

【主治】 难产。

【效果】 即下。(《种杏仙方·卷三·产育》)

【注】《种杏仙方·卷三·产育》录有本方，贴在妇人囟门上，点香三寸，儿顺过，急去蓖麻，温水洗净。治横生者。

无名方五

【用法】 用绢针刺儿脚心三七刺，用盐水少许擦刺处。

【主治】 临产其子逆下。

【效果】 即时顺生。(《济世全书·离集·卷六·产育》)

催生神柞散

【组成】 生柞树刺枝，甘草五钱。

【用法】 上剉一大剂，新汲水一碗半，入折瓦罐内，用纸三重密封之，文武火煎八分，温服。

【主治】 产难，或横或倒，死胎烂胀于腹中，几觉腹痛，或腰重，欲坐草时。(《寿世保元·卷七·产育》)

柞木饮

【组成】 柞木生枝如小指大，甘草五寸。

【用法】 柞木生枝净洗剉碎，一叶一刺，处处有之，上剉一大剂，水一碗半，砂锅内纸二重密封，慢火煎至一半。候产母腹痛甚时，温饮一杯，不过一二服。

【主治】催生，亦治横生逆产、死胎烂胀不下者。

【效果】觉下重即生。(《万病回春·卷之六·产育》)

无名方六

【组成】伏龙肝。

【用法】伏龙肝为细末。每二钱，温酒调下。

【主治】横逆不顺，子死腹中者。

【效果】其儿带土而下。(《种杏仙方·卷三·产育》)

无名方七

【组成】葵子。

【用法】炒令黄，捣为末，每二钱，酒调服。

【主治】倒生，手足冷，口噤。

【效果】则顺。(《济世全书·离集·卷六·产育》)

无名方八

【组成】朴硝二钱，童便。

【用法】温童便调下。

【主治】下死胎。(《种杏仙方·卷三·产育》)

无名方九

【组成】蛇退炒焦。

【用法】为末，每五分，酒调下。

【主治】妇人难产及横生逆产。

【效果】如神。(《寿世保元·卷七·产育》)

无名方十

【组成】头发。

【用法】头发烧灰。每一钱，黄酒调服。(《种杏仙方·卷三·产育》)

无名方十一

【组成】鱼鳔三寸。

【用法】灯焰上烧过，为末，每一分，用好黄酒调服。横生直下者服五分。

【主治】难产。(《鲁府禁方·卷三·康集·产育》)

如神丹

【组成】巴戟天,蓖麻子。

【用法】研细如泥,入麝香,捏作饼贴脐下。

【主治】难产,兼胞衣不大,及死胎。

【效果】须臾母子便分张。

【方歌】巴三蓖七脱衣裳,细研如泥入麝香。

　　　　捏作饼儿脐下贴,须臾母子便分张。(《古今医鉴·卷十二·产育》)

瘦胎散

【组成】枳壳去瓤麸炒五钱,香附子二钱,甘草一钱半。

【用法】上为末,每服二钱,百沸汤调服。

【主治】胎肥壅隘,动止艰难。

【效果】临月服之,缩胎易产。(《济世全书·离集·卷六·妊娠》)

无名方十二

【组成】巴戟天三两,甘草七两,麝香。

【用法】巴戟天、甘草细研如泥入麝香,捏作饼儿脐下贴。

【主治】生产难分娩。

【效果】须更子母便分张。(《云林神彀·卷三·产育》)

无名方十三

【组成】蜜、香油、黄酒各一钟。

【用法】合一处煎热,产妇面朝东服。

【主治】难产。(《种杏仙方·卷三·产育》)

【注】《古今医鉴·卷十二·产育》录有本方,坐草三四日不下者。即刻下。

无名方十四

【组成】皮硝二钱,酒半钟,童便半钟。

【用法】煎,一二沸,温酒服。

【主治】难产或横或逆，或血海干涸，或胎死不下，惶惶无措，死在须臾。

【效果】立下，百发百中。（《寿世保元·卷七·产育》）

无名方十五

【组成】蛇退，麝，酒。

【用法】蛇退烧灰，同麝少许，研细，温酒调下。

【主治】产难，凑心不下者。

【效果】立产。（《寿世保元·卷七·产育》）

无名方十六

【组成】香油、蜂蜜各一碗，滑石末五钱。

【用法】油蜜和匀用，铜铫内慢火煎一二沸，掠去沫，调滑石，顿服。外以油蜜抹母腹上下。

【主治】难产沥浆胞干，胎不得下。（《济世全书·离集·卷六·产育》）

【注】《济世全书·离集·卷六·产育》录有本方，胎即下。

无名方十七

【组成】鱼鳔三寸，香油，酒。

【用法】香油浸，灯上烧之，滴下油，入酒内，其灰研末，酒调服。

【主治】临产破水，三五日不下，将死未绝者。

【效果】立下。（《寿世保元·卷七·产育》）

催生如意散

【组成】人参一钱，乳香一钱，辰砂五分，鸡子清一个。

【用法】上为末，临产之时，急用鸡子清调药，用生姜自然汁调开，冷服。

【主治】临产腰痛。

【效果】如横生倒产，即时顺生，子母俱安。（《寿世保元·卷七·产育》）

催生遇仙丹

【组成】朱砂一钱半，雄黄一钱半，蛇退_煅一尺，蓖麻子十四粒。

【用法】上为末，粥糊为丸，如弹子大。临产先用椒水洗净脐穴，纳药一丸于脐中，仍用油纸数重覆药上，封固，软帛拴系。

【主治】难产胞衣不下。

【效果】立效。(《古今医鉴·卷十二·产育》)

活命川芎汤

【组成】川芎、当归各一两，生男女妇人发一握，自死龟壳一个。

【用法】上为末，每一两，水煎服。

【主治】妇人分娩，交骨不开，或五七日不下，垂死者。

【效果】良久，不问生死，胎即下。(《寿世保元·卷七·产育》)

无名方十八

【组成】白芷、百草霜等份，童便、酒。

【用法】用白芷、百草霜为末。每二钱，童便和酒下。

【主治】横生逆产，皆因坐草太早，努力过多，二转未逮，或已破水，其血必干。(《种杏仙方·卷三·产育》)

无名方十九

【组成】当归、川芎各一两，自死干龟壳_{酥炙}一个，妇人油发_{烧存性}一握。

【用法】上剉细，每服一钱，水一盏半，煎服。

【主治】妊娠产五七日不下，垂死者及产妇交骨不开。

【效果】约人行五里，不问生死胎立下。(《济世全书·离集·卷六·产育》)

无名方二十

【组成】皮硝二钱，酒半钟，童便半钟。

【用法】煎一二沸，温服。

【主治】横生逆产，或胎死不下，血海干涸，死在须臾。

【效果】立下。（《济世全书·离集·卷六·产育》）

催生丹

【组成】母丁香另研一钱，乳香另研一钱，麝香另研一字，腊月兔脑去皮膜，研如泥，辰砂一钱。

【用法】上为末，以兔脑和为丸，如鸡头实大，辰砂为衣，阴干，油纸密封。每服一丸，温水送下。

【主治】生理不顺，或横或逆。

【效果】即产。（《古今医鉴·卷十二·产育》）

催生汤

【组成】桃仁炒，去皮、赤芍、牡丹皮净、官桂、白茯苓去皮各一钱。

【用法】上剉一剂，水煎热服。

【主治】产母腹痛腰痛，见胞浆水下。（《万病回春·卷之六·产育》）

催生饮

【组成】当归、川芎、大腹皮洗、枳壳麸炒、白芷各等份。

【用法】上剉一剂，水煎温服。

【主治】产生难者。

【效果】此五味下胎催生立应。（《万病回春·卷之六·产育》）

乌金丸

【组成】真阿胶蛤粉一两八钱，苏木一两，熟艾端午日收，去梗二两，谷麦芽晒干二两，龙衣即蛇退，焙干一条。

【用法】上为细末，炼蜜为丸，如芡实大，每用一丸，童便和酒化下。

【主治】临产艰难，横生逆产，死胎不下，及产后诸病。（《济世全书·离集·卷六·产育》）

无名方二十一

【组成】香附醋煮四两，桃仁去皮）一两，海石醋煮二两，白术去芦、炒一两。

【用法】上为细末，神曲打糊为丸，梧子大，每服四五十丸，白汤下。

【主治】妇人血块如盘，又孕难服峻药。（《济世全书·离集·卷六·妊娠》）

第四节　产后病小方

脉：临产六至，脉号离经；或沉细滑，若无即生。

浮大难产，寒热又顿。此时凶候，急于色征。

面颊唇舌，忌黑与青。面赤母活，子命必倾；

若胎在腹，子母归冥。（《万病回春·卷之六·产育》）

一、产后血晕小方

无名方一

【组成】人参二两。

【用法】水一碗，煎半碗，温服。

【主治】产后血晕，下血过多，不省人事，兼治一切失血，恶寒发热，作渴烦躁，或口噤耳鸣，自汗盗汗，或气虚脉脱，手足逆冷。（《济世全书·离集·卷六·产后》）

无名方二

【组成】五灵脂。

【用法】半生半炒为末。每服三钱，熟水下。如口噤，以尺翰开灌之。

【主治】产后血晕迷闷。（《种杏仙方·卷三·产后》）

无名方三

【组成】干姜炒黑五钱。

【用法】水煎，入童便，温服。

【主治】产后三日，牙关紧急，眼目直视，四肢厥冷。

【效果】立效。（《寿世保元·卷七·产后》）

无名方四

【组成】韭菜。

【用法】用韭菜，切细，盛于有嘴瓶内，上以热醋沃之，急封瓶口，以瓶嘴纳产妇鼻中。

【主治】产后血晕。

【效果】搐之即醒。（《种杏仙方·卷三·产后》）

加味佛手散

【组成】当归、川芎、荆芥各等份。

【用法】上到一大剂，水煎入童便，温服。

【主治】产后晕倒，不省人事，眼黑耳鸣等症，并治中风不省人事，口吐涎沫，手足瘛疭。（《寿世保元·卷七·产后》）

无名方五

【组成】血竭、没药等份。

【用法】血竭、没药等份为末。每二钱，童便、好酒调服。

【主治】产后攻心，语言颠倒，健忘失志及打扑伤损。

【效果】其恶血即下行而愈。（《种杏仙方·卷三·产后》）

无名方六

【组成】益母草汁三合，生地黄汁二合，童便一合，鸡子清三枚。

【用法】煎三沸，入鸡清搅匀，作一服。

【主治】产后血晕心闷，恍惚如见鬼。（《种杏仙方·卷三·产后》）

二、 产后胞衣不下小方

无名方一

【组成】蓖麻子十四粒。

【用法】去壳研，涂两脚心。

【主治】胞衣不下。

【效果】衣即下，可即洗去。如不出，则肠头出。如此时，就以此药贴顶心缩回其肠，多用此药不妨。如肠入则洗去，神效。
(《济世全书·离集·卷六·产育》)

无名方二

【组成】伏龙肝。

【用法】研末，每三钱，温水调服。

【主治】胞衣不下。(《济世全书·离集·卷六·产育》)

无名方三

【组成】鸡子清三个，酸醋一合。

【用法】去黄，醋和之，啜入口中。

【主治】胞衣不下。

【效果】即下。(《济世全书·离集·卷六·产育》)

【注】《寿世保元·卷七·产育》录有本方，治：须臾不救，母子俱亡。

无名方四

【组成】红花炒一两，清酒。

【用法】沃之，温服。

【主治】胞衣不下。(《寿世保元·卷七·产育》)

无名方五

【组成】锦纹大黄一两，醋半升。

【用法】熬成膏，如梧子大，以醋化五丸服之。

【主治】产后胎衣不下，恶血冲心，腹中血块。月经不通。

【效果】须臾即下。(《寿世保元·卷七·产育》)

无名方六

【组成】川芎，当归，官桂倍量。

【用法】水煎温服。

【主治】胞衣不得下，产母元气虚。

【效果】下片时。(《云林神彀·卷三·产育》)

无名方七

【组成】当归二钱，苏木二钱，麝香少许，另用，童便一钟。

【用法】上用水一钟半，煎至一钟，入童便一钟，并麝香末，调匀服之。

【主治】胎衣不下。

【效果】立下。（《鲁府禁方·卷三·康集·产育》）

夺命丹

【组成】附子炮，去皮尖五钱，丹皮去骨一两，大黄一两，干漆炒令烟尽三两，米醋一升。

【用法】上为末，入米醋，熬成膏，和丸如梧桐子大。每服五六十丸，温汤下。

【主治】产后胞衣不下者，因血流入衣中，为血所胀，是以不下，上冲心胸。

【效果】但去衣，血自下。（《古今医鉴·卷十二·产后》）

脱衣汤

【组成】川牛膝，当归尾，木通，白滑石，冬葵子。

【用法】冬葵子或加枳壳，水煎温服。

【主治】胎衣不得下。

【效果】保安吉。（《云林神彀·卷三·产育》）

三、 产后血崩小方

无名方

【组成】蒲黄。

【用法】蒲黄炒黑。每二钱，用芎、归煎汤调下。

【主治】产后血大下不止。（《种杏仙方·卷三·产后》）

四、 产后恶露不下小方

失效散

【组成】五灵脂水淘去砂，醋煮、真蒲黄炒各等份。

【用法】上剉一剂，水煎温服。一法，为细末，每服三钱，酽醋熬成膏，白汤化下。痛甚，加川芎、肉桂、玄胡素各一钱。

【主治】产后恶露不快，腰痛，小腹痛，时作寒热，头痛，不思饮食，亦治久积恶血，脉不调，心痛，小肠气痛，血气痛，欲死者；心腹疼痛，儿枕痛不可忍，或血迷心窍，不省人事；北人青筋。(《寿世保元·卷七·产后》)

益母保命方

【组成】益母草。

【用法】益母草煎汤，加入童便、酒。

【主治】恶露。产后恶露不尽，攻冲心腹疼痛，或作眩晕，或寒热交攻。(《种杏仙方·卷三·产后》)

【效果】恶露下行良。(《云林神彀·卷三·产后》)

五、 产后便秘小方

无名方一

【组成】大麦芽。

【用法】炒，为末，每服三钱，沸汤调下与粥间服。

【主治】产后五七日不大便。(《寿世保元·卷七·产后》)

无名方二

【组成】人乳。

【用法】饮。

【主治】产妇大小便闭结，诸治不应。

【效果】通。(《济世全书·离集·卷六·产后》)

无名方三

【组成】火麻仁、人参、枳壳、杏仁各等份。

【用法】水煎服。

【主治】妇人大便不通。

【效果】即通。(《济世全书·离集·卷六·产后》)

无名方四

【组成】当归酒洗、川芎、防风去芦、枳壳麸炒各一钱，甘草炙二钱。

【用法】上剉，姜、枣煎服。

【主治】产前产后大便不通。

【禁忌】忌动风之物。(《寿世保元·卷七·产后》)

六、 产后不语小方

无名方一

【组成】白矾。

【用法】生研末，每服一钱，熟水调下。

【主治】产后目闭不语。(《济世全书·离集·卷六·产后》)

无名方二

【组成】荆芥穗。

【用法】荆芥穗为末。每二钱，好酒调服。

【主治】产后角弓反张，四肢搐搦。 (《种杏仙方·卷三·产后》)

无名方三

【组成】人参，石菖蒲，石莲肉去壳留心。

【用法】水煎温服。

【主治】产后不语。(《济世全书·离集·卷六·产后》)

七、 产后发热小方

无名方

【组成】猪腰子一对。

【用法】去白膜，切作柳叶片，用盐、酒拌，先用粳米一合，入葱、椒，煮粥，先将盐、酒、腰子铺盆底，以热粥盖之，如作盒生状，空心服。

【主治】产后蓐劳发热。(《寿世保元·卷七·产后》)

抽薪散

【组成】熟地四钱，当归四钱，干姜炒黑一钱。

【用法】上到一剂，水煎服。

【主治】产后血虚发热。(《古今医鉴·卷十二·产后》)

当归羊肉汤

【组成】当归_{酒洗}、人参各七分，黄芪一两，生姜五钱，羊肉一斤。

【用法】上剉，用羊肉煮清汁五大盏，去肉，入前药，煎至四碗，去渣，作六服，早晚频进。

【主治】产后发热自汗，肢体疼痛。（《寿世保元·卷七·产后》）

八、 产后腹痛小方

无名方

【组成】螃蟹一个。

【用法】螃蟹，烧存性，研末，空心好酒一盏，调服。生男用尖脐，生女用圆脐蟹。

【主治】产后小腹作痛，诸药不效及吹乳、乳痈，痛不可忍。

【效果】即止。（《种杏仙方·卷三·产后》）

失笑散

【组成】五灵脂、蒲黄_炒各一钱。

【用法】研末醋熬为膏子，白汤化服。

【主治】产后恶露，心腹刺痛，久积瘀血。

【效果】儿枕痛用。（《云林神彀·卷三·产后》）

柞木饮子

【组成】柞木，生枝，甘草。

【用法】水煮，温服。

【主治】产母腹痛甚。

【效果】温投一服见神奇。（《云林神彀·卷三·产育》）

九、 产后汗证小方

二子饮

【组成】苏子、火麻子_{去壳}。

【用法】二味各半合，净，洗，研极细，用水再研，取汁一盏，分三次煮粥食之。

【主治】产后有种疾，郁冒则多汗，汗则大便闭。

【效果】此粥不惟产后可服，大抵老人、诸虚人风闭，皆得效。（《寿世保元·卷七·产后》）

十、 产后咳嗽小方

无名方

【组成】干柿一个。

【用法】切碎，水一盏，煎至六分，热呷之。

【主治】产后咳逆。

【效果】即止。（《济世全书·离集·卷六·产后》）

十一、 产后痢疾小方

无名方

【组成】马齿苋。

【用法】捣烂，取汁三大合，煎沸，下蜜一合调，顿服。

【主治】产妇血痢，小便不通，脐腹疼痛。（《寿世保元·卷七·产后》）

十二、 产后呕吐小方

无名方

【组成】韭汁，姜汁，童便，血竭末。

【用法】调服。

【主治】产后呕吐不止。（《济世全书·离集·卷六·产后》）

十三、 产后阴痛小方

无名方

【组成】桃仁。

【用法】泡，去皮夹，研如泥，涂之。

【主治】产后阴门痛极不可忍。

【效果】即已。（《寿世保元·卷七·产后》）

十四、 产后阴痒小方

无名方

【组成】食盐一两。

【用法】涂之。

【主治】产后阴户极痒不可忍。

【效果】即止。(《寿世保元·卷七·产后》)

十五、 产后预防小方

无名方一

【组成】麦蘖末一合。

【用法】酒调服。

【主治】产后闭结,膨胀不通,气急,坐卧不安。

【效果】即百病不生。(《种杏仙方·卷三·产后》)

无名方二

【组成】童便半钟,好酒半钟。

【用法】合而温服。

【主治】凡产后不问有病无病。

【效果】即百病不生。(《种杏仙方·卷三·产后》)

第五节 乳房疾病小方

一、 乳汁不通小方

无名方一

【组成】半夏炮三粒。

【用法】为末,酒调服。

【效果】即有乳。(《鲁府禁方·卷三·康集·乳病》)

无名方二

【组成】穿山甲,酒。

【用法】穿山甲，烧存性，研末。每二钱，空心热酒调下。

【主治】妇人少乳。（《种杏仙方·卷三·乳病》）

下乳方

【组成】半夏一个，葱白二寸。

【用法】捣一饼。如左吹，塞入右鼻孔；右吹，塞入左鼻孔。

【主治】吹乳肿痛不可忍。

【效果】经宿愈。（《鲁府禁方·卷三·康集·乳病》）

当归补血汤

【组成】当归二钱，黄芪一两，葱白十根。

【用法】水煎服。

【主治】气血虚无乳。（《济世全书·离集·卷六·乳病》）

【注】《寿世保元·卷七·通乳》录有本方，妇人素禀怯弱。

胡桃散

【组成】胡桃仁十个，穿山甲一钱，黄酒。

【用法】胡桃仁去皮捣烂，入穿山甲炒末，黄酒调服。

【主治】妇人少乳，乳汁不行。（《古今医鉴·卷十二·乳病》）

【效果】只片时，来如泉涌堪止渴。（《云林神彀·卷三·乳病》）

无名方三

【组成】穿山甲、天花粉各五钱，猪蹄。

【用法】水煮令烂。

【主治】产妇少乳。

【效果】服之立愈。（《寿世保元·卷七·通乳》）

【注】《济世全书·离集·卷六·乳病》录有本方，同煮烂，去渣，吃蹄食汤。

无名方四

【组成】木通、穿山甲等份，通草。

【用法】木通、穿山甲为末。每二钱，通草煎汤调服。

【主治】乳汁不通。（《种杏仙方·卷三·乳病》）

无名方五

【组成】猪蹄一只，通草四两。

【用法】先水煎肉汁，后同通草再煎，去渣，食后服之，又用木梳上梳垢，取下男梳者，丸如梧桐子大，每服七八十丸，空心顺流水下。

【主治】产后乳汁绝少。(《寿世保元·卷七·通乳》)

二母散

【组成】牡蛎、知母、贝母。

【用法】为细末，猪蹄汤调下。

【效果】下乳。(《寿世保元·卷七·通乳》)

三母散

【组成】贝母君，知母佐，牡蛎使。

【用法】为末，猪蹄汤下。

【主治】产后无乳。(《济世全书·离集·卷六·乳病》)

蟠桃酒

【组成】王不留行、穿山甲酥炙、猪蹄筋膜要七孔前蹄。

【用法】三味为末，用酒或煎，服其蟠桃。日进三服。若要降，用葫芦巴，酒服之即降。

【主治】返经为乳，治乳汁不通。

【效果】即生。(《种杏仙方·卷三·乳病》)

无名方六

【组成】猪蹄下截四只，通草二两，川芎一两，穿山甲炒一两，甘草一钱。

【用法】上用水五升，煮汁饮之。更以葱汤频洗乳房。

【主治】产后气血不足，经血衰弱，乳汁涩少。

【禁忌】忌生冷，避风寒，夏月不宜失盖。(《寿世保元·卷七·通乳》)

二、乳痈小方

熨法膏

【组成】葱。

【用法】连根捣烂，铺乳患处，上用瓦罐盛灰火盖葱上，一时蒸热。

【主治】吹乳、乳痈。

【效果】出汗即愈。(《古今医鉴·卷十二·乳病》)

治吹乳仙方

【组成】葱一大把。

【用法】捣成饼，一指厚摊乳上；用炭火一罐覆葱上。

【主治】吹乳。

【效果】须臾汗出，肿痛自消。(《万病回春·卷之六·乳病》)

无名方一

【组成】葱根。

【用法】捣烂，铺乳患处上，用瓦罐盛火盖葱上，一时蒸热。

【主治】吹乳、乳痈。

【效果】汗出即愈。(《鲁府禁方·卷三·康集·乳病》)

【注】《种杏仙方·卷三·乳病》录有本方：葱白切烂炒熟，帛包熨乳上，冷则易之。《寿世保元·卷七·乳病》也录有本方：葱一大把，捣烂作饼，厚摊乳上，将瓦罐盛灰火，铺在葱上，蒸出汗。吹乳用后即消肿痛，甚妙。《寿世保元·卷十·单品杂治·方》：用连根葱，捣烂，铺乳患处，上用瓦罐盛火，盖在葱上。妇人吹乳、乳痈，肿痛不可忍。一时蒸热汗出，即愈。《云林神彀·卷三·乳病》：用生葱捣一饼，摊在患乳上，火罐覆葱饼。用于吹乳乳痈，血脉凝注。汗出即无恙。

最效散

【组成】螃蟹。

【用法】去足，用盖烧存性为末，每服二钱，黄酒下。

【主治】妇人吹乳。

【效果】神效。(《古今医鉴·卷十二·乳病》)

无名方二

【组成】白丁香末二钱。

【用法】酒调服。

【主治】吹乳肿硬痛。（《云林神彀·卷三·乳病》）

无名方三

【组成】葱一大把，炭灰。

【用法】捣烂作饼一指厚，摊乳上，以罐贮，炭火覆葱上。

【主治】吹乳。

【效果】须臾汗出，肿立消。（《济世全书·离集·卷六·乳病》）

无名方四

【组成】鹿角胶，黄酒。

【用法】鹿角胶烧灰为末。每三钱，好黄酒调服。

【主治】吹乳。（《种杏仙方·卷三·乳病》）

无名方五

【组成】生半夏一个，葱白半寸。

【用法】半夏为末，葱白捣和为丸，绵裹塞鼻一夜，左乳塞右，右乳塞左。

【主治】吹乳肿痛未成脓者。

【效果】三次即愈。（《济世全书·离集·卷六·乳病》）

【注】《寿世保元·卷七·乳病》录有本方，一夜即愈。

无名方六

【组成】黍子一合。

【用法】黄酒下。

【主治】吹乳。

【效果】即散。（《万病回春·卷之六·乳病》）

无名方七

【组成】贝母、白芷各二钱。

【用法】为末，酒调服。

【主治】吹乳肿硬痛。（《云林神彀·卷三·乳病》）

无名方八

【组成】蒲公英，金银花。

【用法】共一处煎浓，加黄酒服。

【主治】吹乳。(《鲁府禁方·卷三·康集·乳病》)

无名方九

【组成】桃仁二十个，穿山甲末一钱。

【用法】桃仁，去皮净，捣烂，入穿山甲，黄酒调服。

【主治】乳汁不行。(《种杏仙方·卷三·乳病》)

无名方十

【组成】牙皂、密蒙花。

【用法】为末，酒调下。

【主治】吹乳肿硬痛。(《云林神彀·卷三·乳病》)

无名方十一

【组成】皂角，蛤蜊一个。

【用法】皂角火烧黄色，蛤蜊火烧灰色，共为细末，每服三钱，滚黄酒调服。

【主治】吹乳。

【效果】汗出愈。(《济世全书·离集·卷六·乳病》)

无名方十二

【组成】蜘蛛三个，红枣去核三枚。

【用法】每枣一枚，入蜘蛛一个，夹于内炒熟，口嚼吃，用烧酒送下。

【主治】吹乳乳痈。

【效果】未成者立消，已成者立溃。(《济世全书·离集·卷六·乳病》)

三、 乳悬小方

无名方

【组成】川芎、当归各二斤。

【用法】半斤剉散于瓦石器内，用水浓煎，不拘时候多少温服；余一斤半剉大块，用香炉慢火逐渐烧烟，安在病人低伏桌子上，将口鼻及病乳常吸烟气，直候用此一料药尽，看病症如何。或未全安，略缩减，再用一料如前法煎及烧烟熏吸必安。如此二料已尽，虽两乳略缩上而不复旧，用冷水磨蓖麻子一粒，于头顶心上涂，片时后洗去。

【主治】妇人产后，忽两乳伸长细小如肠，垂下直过小肚，痛不可忍，危亡须臾，名曰乳悬。

【效果】则全安矣。(《万病回春·卷之八·奇病》)

四、 乳房胀痛小方

无名方

【组成】大麦芽炒一二两。

【用法】水煎服。

【主治】妇人血气方盛，乳房作胀，或无儿食乳胀痛，憎寒发热。(《济世全书·离集·卷六·乳病》)

五、 乳岩小方

无名方

【组成】桦皮、油核桃各等份烧灰存性，枯矾、轻粉二味加些，香油。

【用法】共为细末，香油调敷。

【主治】妇人乳岩，久不愈者。(《寿世保元·卷七·乳岩》)

六、 断乳小方

妇人欲断乳方

【组成】归尾、赤芍、红花酒洗、牛膝酒洗。

【用法】水煎，临卧服。

【主治】妇人欲断乳。(《寿世保元·卷七·断乳》)

第六节　妇科杂病小方

一、不孕症小方

生子秘方

【组成】艾，花椒。

【用法】先将艾揉碎，花椒研末，铺艾撒椒，艾三层，椒二层，用细布一层，缎子一层，作兜肚，昼夜常穿，汗出为度。

【主治】妇女子宫寒，先生后久不生。

【效果】二三日，口闻椒艾香妙。(《济世全书·离集·卷六·求嗣》)

仙灵酒

【组成】山公羊，淫羊藿二两，烧酒一金花坛。

【用法】山羊，连腰子及骨肉，砍下一具约二斤，用淫羊藿，共入好酒，文武文煮化，埋土中一旦夕出火毒，滤去渣，每晨一二钟。

【主治】男子元阳虚损，不能直射子宫。

【效果】兴阳生子。(《济世全书·离集·卷六·求嗣》)

无名方一

【组成】鸡子，硫黄研末三分。

【用法】用鸡子不拘多少，每顶开，入硫黄在内，搅匀，用湿纸包裹，慢火煨熟，嚼吃，温酒送下。

【主治】妇人下寒，子宫久冷，赤白带下，崩漏不止，久不受孕。(《种杏仙方·卷三·种子》)

调经汤

【组成】香附便制四两，炙甘草一两，茯神一两五钱，陈皮泡去白，炒二两。

【用法】上为末，每服二钱，空心用滚汤调下。

【主治】月经不调者。(《古今医鉴·卷十一·求嗣》)

赛金莲不孕症方

【组成】夜交藤米泔浸三斤，淫羊藿切碎、羊油炒二斤，肉苁蓉细面煨一斤，怀生地黄（酒浸，晒干）半斤，怀熟地黄半斤。

【用法】上共合一处，装入绢袋内悬吊坛中，入酒五十壶，用笋叶扎口，细泥糊，入水锅煮五炷香，放一七后，日进三服。

【主治】不孕。

【效果】通神。(《济世全书·离集·卷六·求嗣》)

抑气散

【组成】香附米童便浸四两，白茯神去皮木一两半，陈皮去白二两，甘草炙一两。

【用法】上为末，每服二钱，空心滚水调下。

【主治】妇人气盛于血，变生诸症，所以无子，寻常头晕、膈满、怔忡。(《寿世保元·卷七·求嗣》)

无名方二

【组成】大附子一两二钱一个，或一两六钱尤佳，甘草、甘遂各一两，烧酒二斤，麝香三分。

【用法】用大附子，切作薄片，苎布包定，甘草、甘遂俱剉，以烧酒，共浸半日，文武火煮，酒干为度。取起附子，其二甘不用。加麝香，捣研作二丸，阴干。以一丸纳脐中，七日一换，一丸于黑铅盒内养之，轮换更用。

【功效】暖丹田，助两肾，添精补髓，却病久固，返老还童，益寿生子。(《种杏仙方·卷三·种子》)

无名方三

【组成】胡椒、杏仁、核桃、蜂蜜。

【用法】捣烂，用磁罐一个，以纸封固，用绳系紧，用竹箭一条插封瓶纸中间，以通其气。放瓶于锅内，煮一饭熟为度，取起。每日清晨用热酒服三匙，睡一觉起。

【主治】妇人下寒久不生育。

【效果】久服下元温暖，自然有孕。（《种杏仙方·卷三·种子》）

二、 阴痒小方

无名方一

【组成】食盐。

【用法】涂之。

【主治】阴门痒极不可忍。

【效果】即止。（《济世全书·离集·卷六·产后》）

无名方二

【组成】小蓟。

【用法】水煮汤，热洗，日三次用之，蒜煮汤亦可。一方，用杏仁，烧作灰，乘热绵裹，纳阴中，日二易之。

【主治】阴痒。（《寿世保元·卷七·妇人杂病》）

治阴痒脱方

【组成】白矾，酒。

【用法】白矾烧，研为末，每日空心酒调方寸匕，日三服。

【主治】阴痒。（《济世全书·离集·卷六·妇人杂病》）

无名方三

【组成】川椒开口者七粒，连根葱白七根。

【用法】同煮水洗净，用绢帛试干。

【主治】下部生疮，热痒而痛。

【效果】即愈。（《济世全书·兑集·卷八·下疳》）

无名方四

【组成】红椒，生杏仁。

【用法】用红椒去目，水浸半日，和生杏仁研烂，擦两手掌，擦外肾。

【主治】肾脏风发疮疥。

【效果】极效。（《济世全书·兑集·卷八·下疳》）

无名方五

【组成】远志二分、干姜生、莲花各三分，蛇床子、五味子各四分。

【用法】上为细末，先以兔尿涂阴门，然后绵裹药一钱，纳阴中。一方以硫黄末，煎汤洗。

【主治】妇人阴冷痒。

【效果】热即为效。(《寿世保元·卷七·妇人杂病》)

三、 阴疮小方

无名方一

【组成】鹿角屑。

【用法】捣散，以水调方寸匕与服。

【主治】妇人阴中生疮，如虫咬疼痛淫乱思色，久之有猫鬼相侵，似睡不睡，情意相通，交接昏迷，淫精泄漏，病人隐而不说，不肯言鬼。

【效果】即言实也。(《济世全书·离集·卷六·妇人杂病》)

无名方二

【组成】桃叶。

【用法】捣烂，绵裹，纳阴户中，三四次易。

【主治】妇人阴中生疮，如虫咬痛。

【效果】即瘥。(《寿世保元·卷七·妇人杂病》)

无名方三

【组成】马齿苋四两，青黛二两。

【用法】研匀，敷上。

【主治】下部生湿疮，热痒而痛，寒热，大小便涩，食亦减，身面微肿。(《济世全书·兑集·卷八·下疳》)

无名方四

【组成】硫黄，生矾调水，洗三五次，杏仁烧灰。

【用法】油调搽。

【主治】妇人玉户生疮，作痒不可忍者，皆因欲事损元。(《古今医鉴·卷十一·妇人科》)

无名方五

【组成】杏仁研末、雄黄、矾石、麝香少许。

【用法】上四味，研细末，和敷阴中。

【主治】妇人阴中生疮。(《寿世保元·卷七·妇人杂病》)

四、阴挺小方

无名方一

【组成】大蓟。

【用法】捣汁，和醋在盆内，将生肠放汁上。

【主治】盘肠生产，花肠俱出。

【效果】须臾即上。(《济世全书·离集·卷六·产育》)

无名方二

【组成】绵茧二三钱。

【用法】烧灰存性，酒调，鸭毛搽上。

【主治】女人生门翻出，流黄臭水，作痛。

【效果】其毒即收，一时即愈。(《寿世保元·卷七·妇人杂病》)

无名方三

【组成】香油，皂角末。

【用法】香油炼熟，以盆盛，候温，却令产妇坐油盆中，约一顿饭时，用皂角末少许吹鼻中，即作嚏。

【主治】产后生肠不收。

【效果】立上，神效。(《寿世保元·卷十·单品杂治·香油治验》)

无名方四

【组成】淡竹根，五倍子，白矾。

【用法】竹根煎水洗，次用五倍子、白矾为末，搽之。

【主治】阴门下脱。(《寿世保元·卷七·妇人杂病》)

五、 阴肿小方

无名方

【组成】艾叶五两,防风三两,大戟二钱。

【用法】上剉,水煎,热洗。

【主治】妇人阴中肿痛不可忍。

【禁忌】避风冷。(《寿世保元·卷七·妇人杂病》)

菖蒲散

【组成】石菖蒲,当归,秦艽,吴茱萸,葱白五寸。

【用法】上剉,水煎,空心服。

【主治】妇人阴肿,虚损受风邪所为。(《寿世保元·卷七·妇人杂病》)

黑白散

【组成】小麦、朴硝、白矾、五倍子、葱白。

【用法】上件煎汤频洗。一方用马鞭草捣烂涂之。

【主治】阴中肿痛。(《万病回春·卷之六·妇人诸病》)

六、 断产小方

无名方一

【组成】白面一升,无灰酒三斗。

【用法】打作糊,煮至二升半,绢袋滤去渣,分作三服,月经来日,晚吃一服,五更吃一服,天明吃一服。

【效果】经事即行,终身无子。(《寿世保元·卷七·断产总方论》)

无名方二

【组成】故蚕纸。

【用法】烧为末,酒调服。

【效果】终身不复怀孕。(《寿世保元·卷七·断产总方论》)

第七节 妇科病统治小方

无名方

【组成】治妇人百病。用香附米一斤，分作四制：一用盐水加姜汁浸透，煮，略炒，主降痰，用下部血；一用米醋浸透煮熟，略炒，主敛气补血；一用山栀仁四两同炒，去栀子不用，主降郁火；一用童便洗过，不炒，为末。一方用芎、归各二两，为末。酒煮面糊为丸，如梧桐子大。每五七十丸，随引下。

【用法】不犯铁器，以石臼捣为末，炼蜜为丸如弹子大。每服一丸，照后引下，以病愈为度。或丸如梧桐子大，每五七十丸亦可或将益母草连根茎叶洗净，石臼内捣烂，入水熬浓汁，滤去渣，再熬如黑砂糖色为度。入磁器内收贮。

【加减】经水不调用酒下；胎前诸病艾汤下；产后诸病芎归下；胸膈胀满姜汤下；头晕荆芥薄荷入姜汁下；白带非冷，乃自庚辛金来，主忿气所致，用小茴香汤或木香汤下。其余病者，与男子同症，随意用引；不能者，只用白汤下。治妇人胎前产后一切诸病。用益母草，于端午日或六月六日花正开时收采，透风处阴干。

【效果】每服一二匙，极妙。(《种杏仙方·卷三·经闭》)

四时增损四物汤

【组成】春倍川芎，夏倍芍药，秋倍地黄，冬倍当归。

【功效】调理妇人女子诸症。(《鲁府禁方·卷三·康集·妇人》)

四物汤

【组成】当归，川芎，芍药，地黄。

【用法】上㕮咀一剂，水煎温服，临病加减用之。

【主治】妇人诸疾之总司也。

【加减】

经水行过三五日，腹中绵绵走痛者，此血行而滞气未尽行也，加木香、槟榔。

经水过多，别无余证，加黄芩、白术。

若经血过多，得五心烦热，日晡潮热，加胡黄连。

经水涩少，加葵花、红花。(《古今医鉴·卷十一·妇人科》)

第一节　肺系病小方

一、感冒小方

无名方

【组成】老葱三四根。

【用法】舂极烂，以手抹来，相搽满掌，烘温暖，向病者遍身擦之，通气处再擦几遍。

【主治】小儿脾胃虚弱，或因克伐之过，致饮食少思，或食而难化，或欲作吐，或大便不实，脾胃虚损，吐泻少食感风或冒寒。

【效果】暖处出汗，立愈，又不相妨出痘疹，屡验，绝妙！（《寿世保元·卷八·感冒》）

二、发热小方

清凉散

【组成】银柴胡、胡黄连等份。

【用法】上为末，灯心汤下。

【主治】潮热。

【效果】效。（《小儿推拿方脉活婴秘旨全书·卷二·奏效方》）

无名方一

【组成】马前子一个，礞石煅一块。

【用法】白水磨，服。

【主治】口渴、潮热。(《小儿推拿方脉活婴秘旨全书·卷二·奏效方》)

无名方二

【组成】寒水石三钱，朱砂五分半，滑石一两，甘草六分。

【用法】上为末，冷水调服。

【主治】潮热。(《小儿推拿方脉活婴秘旨全书·卷二·奏效方》)

玉颜膏

【组成】黄柏一两，绿豆粉四两，生甘草四两，红花二两，香油。

【用法】上为末，香油调成膏，从耳前、眼、唇、面上并涂之，三五日度。(《寿世保元·卷八·小儿初生杂证论方·初起发热治法》)

三、咳嗽小方

无名方一

【组成】巴豆一枚。

【用法】去壳捣烂，作一丸，以棉花包裹，男左女右，塞鼻中。

【主治】小儿喉中痰壅喘急。

【效果】痰即坠下而愈。(《万病回春·卷之七·咳嗽》)

无名方二

【组成】生姜四两。

【用法】煎汤浴之。

【主治】小儿咳嗽。(《济世全书·坤集·卷七·感冒》)

无名方三

【组成】天南星，生姜三片。

【用法】炮令裂，为末，每服一钱，入生姜，水煎服，空心，日午、临卧各一服。

【主治】小儿咳嗽痰喘。(《济世全书·坤集·卷七·感冒》)

无名方四

【组成】甜梨一个,硼砂一分。

【用法】硼砂入梨内,纸包水湿,火煨熟与服,或捣汁亦可。

【主治】小儿咳嗽吐痰。(《济世全书·坤集·卷七·感冒》)

蜜梨噙方一

【组成】甜梨,蜜。

【用法】甜梨入蜜火煨透,令儿早晚细嚼吞。

【主治】咳嗽痰喘。

【效果】神妙。(《云林神彀·卷四·咳嗽》)

参花散

【组成】人参、天花粉各等份。

【用法】为末,每服五分,蜜水调下。

【主治】咳嗽发热、气喘吐血。(《万病回春·卷之七·咳嗽》)

【注】《云林神彀·卷四·咳嗽》《种杏仙方·卷三·小儿杂病》录有本方,服后人皆道有缘。

蜜梨噙方二

【组成】甜梨一个,蜜,面。

【用法】甜梨,刀切勿断,入蜜于内,面裹,灰火煨熟,去面吃梨。

【主治】咳嗽喘急。

【效果】愈。(《万病回春·卷之七·咳嗽》)

无名方五

【组成】郁金三钱,石膏一两煅过,清茶。

【用法】上共为末,每服二三匙,清茶送下。

【主治】伤寒潮热痰咳。(《万病回春·卷之七·咳嗽》)

礞石滚痰丸

【组成】青礞石,大黄酒蒸两半,黄连两半,沉香五钱。

【用法】上为末,水丸,黍米大。每二三十丸,白汤下。

【禁忌】脾虚者勿用。

【效果】此方非独治痰有功，利积尤妙。(《小儿推拿方脉活婴秘旨全书·卷二·咳嗽歌》)

疏风化痰丸

【组成】半夏泡一两，南星姜制二两，白附子一两，明矾五钱。

【用法】上为末，大米糊为丸，黍米、滑石或辰砂为衣。

【主治】小儿风痰咳嗽，惊热及喘。(《小儿推拿方脉活婴秘旨全书·卷二·咳嗽歌》)

无名方六

【组成】款冬花三钱，石膏三钱，甘草三钱，硼砂七厘。

【用法】上为末，吹入喉内，用细茶漱下。

【主治】咳嗽。

【效果】即好。(《济世全书·坤集·卷七·感冒》)

四、 喘证小方

无名方

【组成】巴豆去壳一枚。

【用法】捣烂作一丸，以棉花包裹，男左女右，塞鼻中。

【主治】小儿喉中痰壅喘急。

【效果】痰即坠下。(《古今医鉴·卷十三·痰嗽》)

夺命丹

【组成】青礞石。

【用法】为末，炼蜜为丸，量意加减，生薄荷汁送下。

【功效】利痰去风。

【主治】风涎灌膈。(《济世全书·坤集·卷七·痰喘》)

定喘紫金丹

【组成】淡豆豉一两，人言一钱。

【用法】将豆豉浸四五日，已软，研烂，和人言为丸，绿豆大。每岁一丸，临卧，冷茶送下。

【主治】喘嗽气急之症。

【禁忌】药有大毒，量情用之，可也。(《小儿推拿方脉活婴秘旨全书·卷二·咳嗽歌》)

泻白散

【组成】桑白皮去皮，炒一两，甘草炒半两，地骨皮焙一两，粳米一合。

【用法】上为末，每服一钱，水一钟，煎至七分，空心服。

【主治】闷乱，喘促，或饮水，肺实症也。(《小儿推拿方脉活婴秘旨全书·卷二·奏效方》)

第二节　心系疾病小方

一、神昏小方

回阳散

【组成】天南星三钱，京枣三枚。

【用法】为末，每服三钱，入京枣，同煎，温服。

【主治】小儿吐泻不止，或攻伐过多，四肢发厥，虚风不省人事。

【效果】四肢渐暖，神识渐醒。(《寿世保元·卷八·吐泻》)

稀涎散

【组成】猪牙皂角，明矾。

【用法】为末，每服一匙，白汤灌下。如要吐，加瓜蒂等份。

【主治】痰壅咽喉，牙关紧闭。(《小儿推拿方脉活婴秘旨全书·卷二·内吊惊歌》)

第三节　脾系病小方

一、口疮小方

无名方一

【组成】白矾一勺。

【用法】用热水一盆，入白矾，将儿两足频频洗之。

【主治】小儿口疮，流水不绝。

【效果】立瘥。(《种杏仙方·卷三·小儿杂病》)

无名方二

【组成】地龙。

【用法】擂水涂疮。

【主治】小儿鹅口，不能乳食。

【效果】即愈。(《寿世保元·卷八·小儿初生杂证论方·鹅口》)

无名方三

【组成】孩儿茶。

【用法】为极细末，敷之。

【主治】小儿口疮。

【效果】立效。(《鲁府禁方·卷三·康集·口疮》)

泻心汤

【组成】黄连一两。

【用法】蜜水调服。

【主治】鹅口，口疮。(《小儿推拿方脉活婴秘旨全书·卷二·鹅口口疮重腭歌》)

无名方四

【组成】黄柏蜜炙，僵蚕炒。

【用法】上为末，敷之。

【主治】小儿口疮。

【效果】立效。(《鲁府禁方·卷三·康集·口疮》)

无名方五

【组成】黄丹、巴豆。

【用法】同炒焦，去豆用丹，掺疮上。

【主治】小儿白口疮。

【效果】立止。(《鲁府禁方·卷三·康集·口疮》)

无名方六

【组成】吴茱萸末。

【用法】醋调敷脚心。

【主治】小儿口疮。

【效果】移夜即已。药性虽热，能引热下行，其功至良。(《济世全书·坤集·卷七·口舌》)

无名方七

【组成】白矾，鸡子清。

【用法】置醋中，涂儿足底一匕。

【主治】小儿舌上生疮，吮乳不得。

【效果】即已。(《济世全书·坤集·卷七·口舌》)

无名方八

【组成】白矾二钱，硼砂一钱。

【用法】咽痛吹入，口疮蜜调。

【主治】咽喉并口疮。

【效果】一次若不愈，再用保安康。(《寿世保元·卷八·小儿初生杂证论方·口疮》)

无名方九

【组成】小红枣去核、白矾、雄黄末、孩儿茶各一分。

【用法】白矾入枣些许，煅存性，为末，加雄黄、孩儿茶，和匀搽之。先用荆芥煎汤洗口，后敷药。

【主治】小儿口疮。

【效果】立效。(《鲁府禁方·卷三·康集·口疮》)

二、 呕吐小方

无名方一

【组成】甘草，黄连。

【用法】浓煎汁灌服。

【主治】小儿初生后，秽物。

【效果】吐出秽恶涎。(《云林神彀·卷四·小儿科》)

无名方二

【组成】五倍子两个—生—熟，甘草一握。

【用法】用湿纸裹，炮过，同为末，每服半钱，米泔水调下。

【主治】小儿吐不定。(《寿世保元·卷八·吐泻》)

【注】《济世全书·坤集·卷七·吐泻》录有本方，立已。

碧玉丹

【组成】黄丹四两，米醋半升，粟米，醋。

【用法】黄丹用醋同药入铫内煎令干，却用炭火三秤，酒铫内煨透红，冷取研细为末，用粟米饭丸，如绿豆大，煎醋汤下七丸，不嚼。

【主治】吐逆。

【效果】只一服立效。(《济世全书·坤集·卷七·吐泻》)

三、 泄泻小方

无名方一

【组成】巴豆。

【用法】去壳，研末为膏，贴在囟门上，烧线香一柱未尽，即去巴豆膏。

【主治】小儿泄泻。

【效果】如神。(《济世全书·坤集·卷七·吐泻》)

【注】《寿世保元·卷八·吐泻》录有本方，立已。

无名方二

【组成】山药炒。

【用法】为末，不拘多少，入粥，同粥食之。

【主治】小儿泄泻不止。

【效果】立止。(《寿世保元·卷八·吐泻》)

无名方三

【组成】柿饼。

【用法】烧熟食之。

【主治】溏泄。

【效果】即止。(《万病回春·卷之七·泄泻》)

无名方四

【组成】胡椒，姜汁。

【用法】为细末，姜汁调，敷脐。

【主治】泄泻。

【效果】妙。(《小儿推拿方脉活婴秘旨全书·卷二·遗尿症歌》)

无名方五

【组成】干山药，黑砂糖水。

【用法】干山药，半生半炒，等份为末。每服一二钱，黑砂糖水调下。

【主治】泄泻。(《种杏仙方·卷三·小儿杂病》)

【注】《古今医鉴·卷十三·吐泻》录有本方，主治小儿脾虚泄泻。

无名方六

【组成】五倍子。

【用法】为细末，陈醋调稀，熬成膏，贴脐上。

【主治】小儿水泻不止。

【效果】即止。(《万病回春·卷之七·泄泻》)

无名方七

【组成】巴豆二个火炮，去油，皮硝、黄蜡各等份。

【用法】上三味，捣成膏，摊在纸上，贴额颅上、囟门下是也。

【主治】小儿惊痫水泻。

【效果】有小疮起，即止其泄。(《鲁府禁方·卷三·康集·吐泻》)

无名方八

【组成】白矾、黄丹、葱白各五钱。

【用法】用葱白同捣烂，涂脐上。

【主治】小儿水泻。

【效果】即止。(《鲁府禁方·卷三·康集·吐泻》)

无名方九

【组成】赤石脂。

【用法】赤石脂为末，面糊为丸，如黍粒大。每服十丸，米汤送下。

【主治】小儿泄泻。(《鲁府禁方·卷三·康集·吐泻》)

无名方十

【组成】生姜四两，真香油四两，黄丹二两。

【用法】熬成膏药贴脐。

【主治】水泻痢疾。

【效果】立效。(《万病回春·卷之七·泄泻》)

烧针丸

【组成】黄丹，朱砂，白矾枯过。

【用法】上为末，枣肉为丸，如黄豆大。每服三四丸。戳针尖上灯焰上烧过，凉，米泔研烂调服。泻者食前，吐者无拘时。外用绿豆粉，以鸡子清作膏。如吐，涂两脚心；如泻，涂囟门上。

【主治】小儿吐泻。

【效果】止则去之。(《万病回春·卷之七·吐泻》)

铁门栓

【组成】文蛤炒黄色一两，白矾半生半枯一钱，黄丹三钱，黄蜡一两。

【用法】上为末，黄蜡化开为丸，如绿豆大，大人每服十五丸，小儿五七丸，用茶一钱、姜二钱，煎汤下。

【主治】小儿五种泄泻，赤白痢疾。(《寿世保元·卷八·吐泻》)

四、呕吐泄泻小方

回阳散

【组成】天南星，京枣三枚。

【用法】为末，每服三钱，入京枣，同煎温服，未省再服。

【主治】吐泻不止，或取转过多，四肢发厥，虚风不省人事。

【效果】四肢渐暖，神识便醒。(《济世全书·坤集·卷七·吐泻》)

无名方一

【组成】黄丹、白矾各五钱，葱白。

【用法】捣烂，涂脐。

【主治】小儿水泻。

【效果】立安然。(《云林神彀·卷四·吐泻》)

无名方二

【组成】小丁香、陈皮各等份。

【用法】水煎温服。

【主治】小儿吐泻。(《万病回春·卷之七·吐泻》)

无名方三

【组成】砂仁五钱，肉豆蔻五钱面包，火煨，去面，白面一斤。

【用法】二味研细末，入白面，和匀，照常烙饼食之。

【主治】呕吐泄泻。(《种杏仙方·卷三·小儿杂病》)

烧针丸

【组成】黄丹、朱砂、枯白矾各等份，小红枣肉。

【用法】上药研极细，用小红枣肉去皮核，和丸如鸡头大，每用一丸，针挑于灯上烧存性，研末，凉米泔水调服，泻者食前，吐者无时。外用绿豆粉以鸡子清和作膏，如吐，涂两足心，如泻，涂囟门上，止则去之。

【主治】吐泻。(《济世全书·坤集·卷七·吐泻》)

木香豆蔻丸

【组成】诃子煨四两，干姜煨三两，木香五钱，豆蔻五钱。

【用法】上为末，面糊为丸如芡实大。夏月，减干姜，加白果、黄连。冬月，依本方。

【主治】吐、泻。(《小儿推拿方脉活婴秘旨全书·卷二·吐泻门总括歌》)

异功散

【组成】人参，白术，白茯苓，甘草，陈皮。

【用法】上为末，每服一钱，姜、枣煎汤下。

【主治】吐泻，生风，虚冷，不饮乳，脾虚证也。(《小儿推拿方脉活婴秘旨全书·卷二·奏效方》)

四、 腹痛小方

奏效方

【组成】莱菔子。

【用法】煎汤服或炒为末，抹乳上，令儿吮饮之。

【主治】肚痛。(《小儿推拿方脉活婴秘旨全书·卷二·奏效方》)

乳香散

【组成】乳香、没药各等份。

【用法】共为细末，以木香煎汤调服。

【主治】盘肠气痛。(《寿世保元·卷八·小儿初生杂证论方·阴肿》)

消积丸

【组成】丁香九粒，砂仁十二个，巴豆去油净。

【用法】上为细末，面丸，如黍米大。每服二三丸，温水下。

【主治】腹痛。(《小儿推拿方脉活婴秘旨全书·卷二·腹痛症歌》)

四顺饮

【组成】赤芍药、当归、甘草、大黄各等份。

【用法】欲利小便，用赤芍药。虚热，加甘草。下利，减大黄。胃风邪，加去节麻黄。中风、体强、直眼上视，加独活。水煎，温服。

【主治】挟热腹痛。(《小儿推拿方脉活婴秘旨全书·卷二·腹痛症歌》)

五、 食积小方

法制缩砂

【组成】缩砂去皮十两，朴硝、麻油、粉草炙、桂花研为末各一钱半。

【用法】上件和匀为衣，遇酒食后细嚼。

【效果】消化水谷，温暖脾胃。(《济世全书·兑集·卷八·杂方》)

无名方一

【组成】丁香七枚，乳汁。

【用法】用丁香为末，以无病妇人生子乳取盏和末匀，蒸熟，作三次服即愈。

【主治】小儿面黄肌瘦，肚大青筋，乳食入口即吐。(《种杏仙方·卷三·疳疾》)

无名方二

【组成】黑矾三斤，皮硝三斤，金花烧酒一碗。

【用法】上用金花烧酒一碗，调二味匀，面一升和块，围病上，以熨斗加火，三日一熨，十日癖软。宜牛肉、白米粥，加小枣三个，入饭煮，先吃枣，后用饭，日三服。

【主治】大人小儿癖积。

【禁忌】忌醋、酱、鱼、犬肉、豆等物。(《鲁府禁方·卷三·康集·疳疾》)

无名方三

【组成】黑丑半生半炒、槟榔各三钱，木香五分。

【用法】上为细末，每服五分，黑砂糖调入滚水服。

【主治】小儿食积，腹痛膨胀，肚硬青筋。(《寿世保元·卷八·伤食》)

黄金枣

【组成】人参一两，白术_{去芦微炒}二两，粉草_炙一两，小红枣五升。

【用法】上剉散，小红枣入水同煮干，去渣食枣，逐日吃之。

【主治】小儿乳食伤脾胃，面黄肌瘦，肚大青筋，腹胀或泻，或不思饮食。（《济世全书·坤集·卷七·伤食》）

无名方四

【组成】蛤蟆。

【用法】用蛤蟆，每日用三四枚，去头、足、皮、肠，只用本身四腿，切五块，白水入盐、酒、椒、葱，煮熟与吃。

【主治】疳疾，腹胀如鼓。（《种杏仙方·卷三·疳疾》）

无名方五

【组成】核桃一斤，槟榔二十个，硇砂一钱，大黄一两，皮硝半斤。

【用法】上三味为细末，入桃仁，水煮一炷香，水滚时，陆续入皮硝半斤，香尽硝亦尽，止食桃仁亦好。

【主治】小儿癖疾，并男妇一切积块。（《鲁府禁方·卷三·康集·疳疾》）

无名方六

【组成】真阿魏一两，乳香五钱，没药五钱，麝香一钱，皮硝三钱（风化为末）。

【用法】搅匀，以磁器内盛之。如用，坐水中溶化开，不可火上化。如有马刀、瘰子疮，加琥珀一两在内。

【主治】疳疾。

【效果】无不效验。（《鲁府禁方·卷三·康集·疳疾》）

六、腹胀小方

无名方

【组成】酒小曲一个，鸡子，盐。

【用法】江南做酒小曲，为末入鸡子内，盐少许，蒸熟食之。

【主治】小儿肚腹胀大。

【效果】立消。(《济世全书·坤集·卷七·伤食》)

七、痢疾小方

无名方一

【组成】田螺。

【用法】捣烂，敷脐中。

【主治】小儿噤口红痢。

【效果】效。(《济世全书·坤集·卷七·痢疾》)

固肠丸

【组成】黄蜡一两，黄丹一两水飞。

【用法】共化一处为丸，如黄豆大。每服三丸。红痢甘草、白痢干姜、红白痢甘草、干姜汤下，空心服。

【主治】红白痢，日久不止。(《万病回春·卷之七·痢疾》)

石莲散

【组成】石莲肉炒去心，陈仓米饮。

【用法】上为末，每服一二钱，米饮下。如呕，加生姜汁二匙同服。一方，山药末生、半炒，米饮调下。

【主治】小儿噤口痢，呕逆不食。

【效果】神效。(《万病回春·卷之七·痢疾》)

无名方二

【组成】白矾一钱水飞，丁香五分。

【用法】共为末，水泻白水下，痢疾黄酒下。

【主治】水泻痢疾。(《万病回春·卷之七·痢疾》)

无名方三

【组成】白萝卜汁、蜜等份。

【用法】服三四匙。

【主治】小儿痢疾。

【效果】即止。(《济世全书·坤集·卷七·痢疾》)

无名方四

【组成】鸡子一个。

【用法】鸡子,冷水下锅煮二三沸,取出,去白用黄,研碎。以生姜汁半小钟和匀与服之。不用茶。

【主治】小儿痢疾。(《种杏仙方·卷三·小儿杂病》)

无名方五

【组成】糯米谷一升,炒米花用姜汁拌匀,再炒干。

【用法】为末。每服一匙,米汤调服。

【主治】噤口痢及翻胃。

【效果】二三服止。(《种杏仙方·卷三·小儿杂病》)

无名方六

【组成】肉豆蔻末三钱,面四两。

【用法】水和作面,入葱、盐食,如常与之。

【主治】小儿泻痢不肯服药。(《济世全书·坤集·卷七·痢疾》)

无名方七

【组成】烧饼一个,木鳖子。

【用法】用烧饼乘热分作二边。将一边纳木鳖子泥,搭脐上,冷则易之。

【主治】噤口痢并泻。(《种杏仙方·卷三·小儿杂病》)

无名方八

【组成】石莲。

【用法】为细末,每服一二钱,仓米汤调吃。

【主治】小儿噤口痢。(《云林神彀·卷四·痢疾》)

无名方九

【组成】田螺数枚,麝香。

【用法】连壳捣烂,加些麝香在内调匀,填满脐内。

【主治】噤口痢不受药,并不受饮食者。

【效果】引火下降，服药再不吐矣。(《济世全书·坤集·卷七·痢疾》)

无名方十

【组成】甜菜一个，蜜。

【用法】取出子，入蜜填满，纸包火煨，熟吃。

【主治】小儿噤口痢。

【效果】立止。(《济世全书·坤集·卷七·痢疾》)

姜茶煎

【组成】老生姜切片三钱，细茶三钱，新汲水。

【用法】煎服。

【主治】痢疾腹痛，不问赤白冷热。(《万病回春·卷之七·痢疾》)

仙梅丸

【组成】细茶，乌梅水洗则去核，晒，生蜜。

【用法】上为末，用生蜜揭作丸，弹子大。每一丸，水冷热随意化下。

【主治】痢疾发热发渴者。(《万病回春·卷之七·痢疾》)

无名方十一

【组成】巴豆去壳一个，瓜子仁七个，烧钱灰一个。

【用法】上共捣一处，如泥，津液贴在两眉间正中，待成泡揭去。

【主治】小儿久泻、久痢不止，及满口生疮，白烂如泥，疼痛叫哭，诸药不效者。

【效果】即已。(《古今医鉴·卷十三·痢疾》)

无名方十二

【组成】黄连、细茶、生姜等份。

【用法】水煎服。

【主治】痢。(《种杏仙方·卷三·小儿杂病》)

无名方十三

【组成】蜜三匙，枯矾末二钱，萝卜汁。

【用法】调服。

【主治】小儿水泻痢疾。

【禁忌】忌酸冷三五日。

【效果】出微汗。（《济世全书·坤集·卷七·痢疾》）

无名方十四

【组成】五倍子，葱汁，生姜汤。

【用法】五倍子不拘多少，炒黑色存性，为末，葱汁为丸，绿豆大。每服一二十丸，生姜汤送下。一服不已，再进一服，甘草汤送下。

【主治】小儿一切痢疾，并噤口痢。七八日乃可服。

【效果】立愈。（《鲁府禁方·卷三·康集·痢疾》）

无名方十五

【组成】细茶、生姜、川黄连各等份。

【用法】水煎服。

【主治】小儿痢疾。

【效果】不拘新久自然安。（《云林神彀·卷四·痢疾》）

香连丸一

【组成】宣黄连二两，吴茱萸二两，木香三钱。

【用法】宣黄连用吴茱萸同炒，去吴茱萸不用，上为末，神曲糊丸，如绿豆大。每服三十丸。

【主治】痢疾。（《小儿推拿方脉活婴秘旨全书·卷二·痢门总括歌》）

香连丸二

【组成】黄连十两用吴茱萸五两，水拌湿，磁器，顿滚汤中半日，炒焦黑，木香二两。

【用法】上为末，醋糊丸，如赤豆大。每服二三丸，白汤下。

【主治】痢疾。（《万病回春·卷之七·痢疾》）

无名方十六

【组成】蜂蜜三茶匙，飞矾三钱为细末。

【用法】白萝卜捣烂，扭水半酒钟，调在一处饮之。

【主治】小儿水泻痢疾。

【禁忌】忌酸冷三五日。

【效果】出微汗即好。(《鲁府禁方·卷三·康集·痢疾》)

无名方十七

【组成】生姜、细茶、连根韭菜，姜汁酒。

【用法】三味同姜汁酒调。

【主治】痢疾。

【效果】立止。(《万病回春·卷之七·痢疾》)

第四节 肝胆疾病小方

一、抽搐小方

泻心汤

【组成】黄连一两。

【用法】上为末，每服一钱，温水下。

【主治】叫哭，发热，饮水而搐，心实证也。(《小儿推拿方脉活婴秘旨全书·卷二·奏效方》)

夺命散

【组成】赤脚蜈蚣去头、足，炙焦一条，麝香少许。

【用法】为末，猪乳调服。

【主治】惊风。(《小儿推拿方脉活婴秘旨全书·卷二·内吊惊歌》)

导赤散

【组成】木通、甘草、生干地黄各等份。

【用法】上为末，每服二钱，淡竹叶汤下。

【主治】叫哭，发热，饮水而搐，心实症也。(《小儿推拿方脉活婴秘旨全书·卷二·奏效方》)

搐鼻散

【组成】半夏、细辛各二钱，荆芥七分，牙皂三钱，麝香一分。

【用法】上为末，用纸条蘸药取嚏。

【主治】惊风。

【效果】为效。(《小儿推拿方脉活婴秘旨全书·卷二·内吊惊歌》)

四磨汤

【组成】槟榔，木香，枳壳，乌药。

【用法】上四味，不切，但用姜汤水磨服。

【主治】惊风。

【效果】行气、行痰。(《小儿推拿方脉活婴秘旨全书·卷二·内吊惊歌》)

二、 惊风小方

无名方一

【组成】灯心。

【用法】烧灰，敷乳上，令儿吮之。

【主治】胎惊。(《万病回春·卷之七·小儿杂病》)

万亿丸

【组成】朱砂、巴豆去壳、寒食面各等份。

【用法】上先将朱砂研烂，即将巴豆同研极细，却以寒食面、好酒打成糕入药中，仍同研百余下，揉和为丸，如黍米大，每所服，看儿大小加减丸数。

【主治】百病。

【加减】感冒风寒，姜葱汤下。内伤饮食，清茶送下。心痛，艾叶煎水入醋少许送下。伏暑热，冷水送下。

心膨气胀，淡姜汤下。霍乱吐泻，生姜汤下。痢疾，空心清茶下。肚腹疼痛，热茶下。小儿急慢惊风，薄荷汤下。一切百病，清

茶下。(《济世全书·兑集·卷八·通治》)

无名方二

【组成】白颈蚯蚓，朱砂。

【用法】五月五日取白颈蚯蚓，不拘多少，去泥焙干为末，加朱砂等份，糊为丸，如绿豆大，金箔为衣。每服一丸，白汤下。取蚯蚓法：先以刀断蚯蚓为二段，看其断裂，快者治急惊，慢着治慢惊，作二处治之。

【主治】急慢惊风。(《种杏仙方·卷三·惊风》)

无名方三

【组成】全蝎尾七个，乳汁。

【用法】全蝎尾，七节火烤研极细，乳汁送与孩儿吞。

【主治】脐风。

【效果】头上汗出如手取。(《云林神彀·卷四·小儿科》)

无名方四

【组成】天南星一个，猪胆汁。

【用法】去皮、脐，泡，为末。每半字，或一字，三五岁半钱，用猪胆汁，食前调下。

【主治】小儿惊风并退，只是声哑不能言，并诸病后不能言。(《古今医鉴·卷十三·惊风·惊风不治证》)

无名方五

【组成】田螺三个，麝香。

【用法】田螺捣用，入麝香少许搭脐，须臾再易。

【主治】小儿脐风肿痛。

【效果】必中。(《云林神彀·卷四·小儿科》)

嚏惊散

【组成】半夏、牙皂等份，豆少许。

【用法】为末，吹入鼻中。

【主治】急惊。(《寿世保元·卷八·急惊》)

团参汤

【组成】新罗人参、川当归各三钱，雄猪心一个，井水一盏半。

【用法】上细剉，用雄猪心，切二片。每服二钱，猪心一片，井水煎，食前作两次服。

【主治】小儿虚汗，或心血液盛亦发为汗。

【效果】此药收敛心气。(《万病回春·卷之七·小儿杂病》)

无名方六

【组成】柴胡、胡连各等份。

【用法】研末蜜为丸芡实大，一丸水化酒少入，重汤再煮二十沸，待温食后和渣啜。

【主治】小儿盗汗发潮热。(《云林神彀·卷四·盗汗》)

无名方七

【组成】芦荟，灯心，竹沥。

【用法】芦荟面丸每五丸，灯心竹沥汤送去。

【主治】小儿急惊发搐搦，喉中痰响目直视。(《云林神彀·卷四·急惊》)

无名方八

【组成】青礞石一两打碎，入焰硝一两同煅如金黄色者佳。

【用法】青礞石为末，急惊风痰壅上，身热入火，用生薄荷汁、生蜜调，微温服之。急慢惊，药食俱不能入，用青州白丸子加青礞石稀糊丸，熟蜜汤调化下。

【主治】急惊、慢惊、慢脾风，涎潮搐搦，死在须臾。(《种杏仙方·卷三·惊风》)

无名方九

【组成】真芦荟，冰片，竹沥。

【用法】真芦荟为末，加冰片十分之一，竹沥为丸，如梧桐子大。每服二三粒，竹沥化下。

【主治】惊风。

【效果】痰在上即涌，在下即化。解热化痰，杀虫去积。(《种

杏仙方·卷三·惊风》)

吐风散

【组成】全蝎炒一个，瓜蒂炒十个，赤小豆三十个。

【用法】上为末，每一岁儿服一字，温米饮调下。未吐，再服。

【主治】小儿急慢惊风，发热口噤，不省人事，手心伏热，痰涎咳嗽，上壅喘急。(《寿世保元·卷八·急惊》)

无价散

【组成】朱砂五分，珍珠九粒，土牛犊一钱在墙下寻，瓦上焙干。

【用法】上研细末。每服一分或二分，井花水送下，不拘时服。

【主治】初生小儿一岁以上，三岁以下，乳食冲肺，风邪相感，及生胎毛相，急慢惊风，发热咳嗽，泼痰涎壅，服诸药不效。

【效果】立止。服此药累验。(《种杏仙方·卷三·痘疹》)

探生散

【组成】雄黄一钱，没药一钱，乳香五分，麝香一字。

【用法】上为末。用少许吹鼻。

【主治】小儿急、慢惊风，诸药无效。

【效果】如眼泪、鼻涕俱出者，可治。(《古今医鉴·卷十三·惊风·惊风不治证》)

镇惊散

【组成】朱砂研细，牛黄少许。

【用法】取猪乳汁调稀，抹入口中，加麝香少许尤效。

【主治】小儿在胎受惊，生下来满月而惊也。(《万病回春·卷之七·小儿杂病》)

无名方十

【组成】朱砂一粒，僵蚕、全蝎各一枚。乳汁。

【用法】为末。乳汁调，涂两太阳穴，并五心、舌上。

【主治】急惊风。(《种杏仙方·卷三·惊风》)

保童丹

【组成】陈枳壳五对大者，去瓤，用巴豆七粒，去壳入内，十字缚定，好醋反复煮软，去巴豆，切片焙干，余醋留煮糊，三棱、莪术煨各五钱，金箔十片，朱砂另研二钱。

【用法】上共为细末，以前醋面糊为丸，如绿豆大，朱砂为衣。小儿未及一周一丸，已上三丸，三岁以下七丸，用薄荷、灯心、金银环同煎汤下。如不能吞者，磨化与服。

【主治】专治小儿急慢惊风。痰咳嗽喘满，不进乳食，虫疳积热，膨胀等病。

【效果】大效。（《鲁府禁方·卷三·康集·小儿惊风》）

还魂丹

【组成】蜈蚣二寸，虾一个，白芷四两，天麻四两，黄花子二字。

【用法】为末，吹鼻。

【主治】急慢惊风。

【方歌】二寸蜈蚣一个虾，四两白芷与天麻。

再加二字黄花子，死在阴灵要返家。（《小儿推拿方脉活婴秘旨全书·卷二·奏效方》）

黑附汤

【组成】附子泡，去皮三钱，白附子一钱，甘草五分，木香一钱半，生姜五片。

【用法】上剉，每三钱，生姜五钱，煎服。

【主治】惊风。

【效果】若是手暖，而苏省即止。（《古今医鉴·卷十三·惊风·惊风不治证》）

神秘雄黄解毒丸

【组成】雄黄、郁金共五钱，巴豆去油二十四粒。

【用法】醋糊为丸用茶吞。

【加减】中风卒然倒扑，牙关紧急，不省人事，以刀尺或铁匕斡开口，灌下。

咽喉肿闭，缠喉风，卒死而心头犹热，以热茶调灌立苏。

上膈壅热，痰涎不利，热茶清下。

应热毒肿痛，茶清下。

伤食停积，痞闷胀痛，茶清下。

气郁满闷，茶清下。

食疟寒热，茶清下。

瘰疬，加斑蝥七个，去翅足，糯米炒，去米，临卧冷茶下。

小儿急慢惊风，痰涎上壅，加腻粉五分。

上方用醋煮，面糊丸，如绿豆大。每服七丸，热茶送下，吐出顽涎立苏。未吐再服。神效。（《云林神彀·卷四·通治》）

三、　慢惊小方

慢惊属脾，中气虚损不足之病也。（《万病回春·卷之七·慢惊》）

灸法

【用法】男左乳黑肉上，女右乳黑肉上，周岁灸三壮，二三岁灸五七壮。

【主治】小儿惊风。

【效果】神效。（《云林神彀·卷四·慢惊》）

无名方一

【组成】天南星。

【用法】炮去皮脐为末，每服半字或一字，三五岁服半钱，用猠猪胆汁调，食前服。

【主治】小儿惊风并退，只是声哑不能言，并治诸病后不能语。（《济世全书·坤集·卷七·慢惊》）

无名方二

【组成】朱砂五厘二岁以上一分，三岁以上四五分，全蝎一个去足、翅毒、一岁一个，三岁两个，乳汁。

【用法】上为细末，乳汁调服。

【主治】小儿吐泻脾惊。（《万病回春·卷之七·慢惊》）

黄芪汤

【组成】黄芪二钱蜜水炒，人参三钱，炙甘草五分，白芍炒一钱。

【用法】上剉一剂，水煎，食远服。

【主治】小儿慢惊风。

【效果】神药。(《万病回春·卷之七·慢惊》)

四、痫证小方

无名方一

【组成】蝉退去足翅七个，白附子。

【用法】蝉退水煎，白附子磨浓，温服。

【主治】小儿发搐，眼翻口噤，抽掣，痰喘气促。

【效果】立已。(《济世全书·坤集·卷七·急惊》)

无名方二

【组成】芦荟。

【用法】为末，稀面糊为丸，如绿豆大，每服五七丸，灯心、竹沥汤下。

【主治】急惊风，见生人如见虎，面赤口红，舌生芒刺，喉中痰响，眼目直视，手足牵连。(《济世全书·坤集·卷七·急惊》)

第五节　肾系疾病小方

一、水肿小方

牵牛散

【组成】黑牵牛，桑白皮，木香。

【用法】黑牵牛半生半炒，取头细末，每服一二匙，桑白皮煎汤，磨木香汁调服。

【主治】小儿诸般肿胀。(《万病回春·卷之七·小儿杂病》)

内消丸

【组成】青皮五钱，巴豆去油七钱，木香一钱，防己钱半，丁香十四个。

【用法】上，以巴豆同青皮炒苍色，去豆不用，入前药，同为末，饭丸，如黍大。男用陈皮汤下，女用艾叶汤下。

【主治】四肢浮肿。(《小儿推拿方脉活婴秘旨全书·卷二·奏效方》)

二、遗尿小方

故纸散

【组成】破故纸。

【用法】炒，为末，每服一钱，热汤调下。

【主治】小儿遗尿失禁。(《寿世保元·卷八·小儿初生杂证论方·遗尿》)

桂肝丸

【组成】官桂为末、雄鸡胆一具等份。

【用法】捣，丸如小豆大。温水送下，每日进三服。

【主治】小儿睡中遗尿不自去者。(《万病回春·卷之七·小儿杂病》)

益智神苓散

【组成】益智生、白茯苓去皮、茯神去皮各等份。

【用法】上为末，空心、清米饮调下。

【主治】遗尿。(《小儿推拿方脉活婴秘旨全书·卷二·遗尿症歌》)

鸡肶胵散

【组成】鸡肶胵一具，鸡肠一具烧存性，猪脬炙焦，黄酒。

【用法】上为末，每服一钱，黄酒调服。男用雌，女用雄。

【主治】小儿遗尿。(《万病回春·卷之七·小儿杂病》)

三、淋证小方

无名方

【组成】生地黄、泽泻、木通、滑石、车前子各二钱。

【用法】水煎服。

【主治】下淋，膀胱郁热。（《万病回春·卷之七·小儿杂病》）

四、 癃闭小方

葱乳汤

【组成】葱白，乳汁半小盏。

【用法】切四段，同煎片时，分作四次服。

【主治】初生小儿不尿。

【效果】即通。不饮乳者，服之即饮。（《寿世保元·卷八·小儿初生杂证论方·不尿》）

通神散

【组成】儿茶末一钱。

【用法】萹蓄煎汤来送下。

【主治】小便紧急不通。

【效果】霎时溲便涌如泉。（《万病回春·卷之七·小儿杂病》）

【方歌】小便闭塞不堪言，为用儿茶末一钱；

萹蓄煎汤来送下，霎时溲便涌如泉。（《寿世保元·卷八·小儿初生杂证论方·大小便闭》）

无名方

【组成】野蒺藜子不拘多少。

【用法】焙黄色，为末，温酒调服。

【主治】小便不通，腹胀欲死。

【效果】立通。（《寿世保元·卷八·小儿初生杂证论方·大小便闭》）

五、 便秘癃闭小方

蜣螂散

【组成】蜣螂不拘多少。

【用法】六七月间，寻牛粪中有蜣螂，用线串起阴干收贮。用时，取一个，要全者，放净砖上，四面以炭火烘干，以刀从腰切断。如大便闭，用上半截；小便闭，用下半截；二便俱闭，全用。为细末，新汲水调服。

【主治】小儿大小便不通。(《万病回春·卷之七·小儿杂病》)

无名方

【组成】葱汁、人乳各半。

【用法】调匀，抹在口中，同乳带下。

【主治】新生小儿两三日不大小便。

【效果】即通。(《寿世保元·卷八·小儿初生杂证论方·大小便闭》)

掩脐法

【组成】连根葱白一茎，生姜一块，淡豆豉二十粒，盐一匙。

【用法】同研烂、捏作饼子，贴脐中。烘热贴之，用绢帛扎定。

【主治】小儿大小便不通。

【效果】良久，气透自通。不通，再易一饼。(《万病回春·卷之七·小儿杂病》)

第六节 其他病小方

一、 痰饮小方

夺命丹

【组成】青礞石，薄荷汤。

【用法】煅，为末，炼蜜为丸，如绿豆大，每七八丸，薄荷汤下。

【主治】小儿风涎灌膈。

【效果】利痰去风。(《寿世保元·卷八·痰喘》)

青丸子

【组成】青黛五钱，南星炒过五钱，巴霜五分。

【功效】化痰。(《小儿推拿方脉活婴秘旨全书·卷二·奏效

方》)

白丸子

【组成】白附子_{生用}五钱，寒水石_{硝煅}半两，巴霜五分。

【功效】吐痰。(《小儿推拿方脉活婴秘旨全书·卷二·奏效方》)

红丸子

【组成】朱砂_{水飞过}一钱，半夏_{姜制}五钱，巴霜五分。

【功效】下痰。(《小儿推拿方脉活婴秘旨全书·卷二·奏效方》)

黄丸子

【组成】大黄_{煨过}五钱，郁金五钱，巴霜五分。

【功效】泻痰。(《小儿推拿方脉活婴秘旨全书·卷二·奏效方》)

二、 虚损小方

四君子汤

【组成】人参、白术_炒、白茯苓、甘草_炙各等份。

【用法】上剉，姜、枣煎服。

【主治】小儿脾胃虚弱，或因克伐之过，致饮食少思，或食而难化，或欲作呕，或大便不实，脾胃虚损，吐泻少食。(《寿世保元·卷八·脾胃》)

异功散

【组成】人参、茯苓、白术_炒、甘草_炙、陈皮各等份。

【用法】上，用姜、枣煎服。

【主治】小儿脾胃虚弱，吐泻不食，或惊搐痰盛，或睡而露睛，手足指冷，或脾肺虚弱，咳嗽吐痰，或虚热上攻，口舌生疮，弄舌流涎。若母有疾，致儿患此者，母亦当服。(《寿世保元·卷八·脾胃》)

三、 血证小方

黄金丸

【组成】黄芩。

【用法】不拘多少为末，炼蜜为丸，如鸡头实大。三岁儿，每一丸，盐汤化下。

【主治】小儿吐血、衄血、下血。（《万病回春·卷之七·小儿杂病》）

奏效方

【组成】牙硝一钱，发余一分。

【用法】敷舌上。

【主治】舌上出血。

【效果】效。（《小儿推拿方脉活婴秘旨全书·卷二·奏效方》）

无名方一

【组成】山栀子炒黑，生姜。

【用法】每用三钱，生姜煎。

【主治】吐血。（《万病回春·卷之七·小儿杂病》）

无名方二

【组成】黄连末一钱，豆豉二十粒。

【用法】水煎温服。

【主治】小儿吐血不止。（《万病回春·卷之七·小儿杂病》）

柏枝散

【组成】柏枝晒干、藕节晒干各等份，蜜一匙。

【用法】为末，三岁者，服半钱，藕汁和蜜调白汤下。

【主治】小儿衄血、吐血。（《万病回春·卷之七·小儿杂病》）

五苓散

【组成】猪苓、泽泻、茯苓、白术各等份，官桂减半。

【用法】上剉一剂，水煎，食如前。

【主治】吐血。（《万病回春·卷之七·小儿杂病》）

四、癖瘕小方

无名方一

【组成】鸡子五个，阿魏五分，黄蜡。

【用法】锅内同煮，分作十服细嚼，空心温水送下。

【主治】癖疾。

【效果】大便下血癖破。（《云林神毂·卷四·癖疾》）

无名方二

【组成】金蟾两个，大黄二两为末，皮硝半碗。

【用法】一处捣，绢袋盛贴在癖家。

【主治】癖疾。（《云林神毂·卷四·癖疾》）

明目化癖丹

【组成】牛黄一分，片脑一分，熊胆一分，麝香三厘，乳香三厘，乳汁。

【用法】上共为细末，先将乳汁于铜勺中炭火上滚黄色，下煎药，急取出，搅匀，于油单纸上丸如米粒大，男左女右，卧时点入大眼角内，合眼自化，头上汗出至胸前，第二丸，汗至脐上，第三丸，汗至脐下，再点二三丸。

【主治】小儿癖疾，发热之甚，及眼矇。

【效果】腹痛下脓血，即愈，妙不可言。（《寿世保元·卷八·癖疾》）

信甲绿袍散

【组成】红枣去核五枚，人言，黄柏五分，青黛三分，穿山甲烧存性五分。

【用法】每一枣入人言一分，火煅存性，上为极细末，和匀，搽患处。

【主治】小儿疳癖，牙龈俱烂，牙齿脱落，皮肉破坏。

【效果】立效。（《古今医鉴·卷十三·癖疾》）

五、 汗证小方

无名方一

【组成】五倍子。

【用法】或何首乌，为末，津液调，涂脐中。

【主治】小儿盗汗。

【效果】一宿即止。(《寿世保元·卷八·小儿初生杂证论方·汗证》)

黄芪六一散

【组成】黄芪六钱，甘草一钱。

【用法】上为细末，滚水下。(《小儿推拿方脉活婴秘旨全书·卷二·自汗盗汗大汗症歌》)

止汗散

【组成】故蒲扇。

【用法】火烧，存性，去火毒，研末。每服三钱，温酒下。

【主治】睡而自汗。(《小儿推拿方脉活婴秘旨全书·卷二·自汗盗汗大汗症歌》)

牡蛎散

【组成】牡蛎煅二钱，黄芪蜜炙、生地黄各一两。

【用法】上剉一剂，水煎服。

【主治】小儿盗汗，因食生冷之物过度，或热水淘饭，大能损土，为水之所伤，不能制其津液。(《万病回春·卷之七·小儿杂病》)

无名方二

【组成】柴胡、胡黄连各等份。

【用法】上为细末，炼蜜为丸，如鸡豆子大。每一丸至三丸，银器中，用酒少许化开，更入水五分，重汤煮二三十沸，放温，食后和渣服。

【主治】小儿盗汗，潮热往来。(《古今医鉴·卷十三·盗汗》)

无名方三

【组成】牡蛎煅二钱，黄芪蜜炙、生地黄各一两。

【用法】剉散，水煎服。

【主治】小儿盗汗。(《寿世保元·卷八·小儿初生杂证论方·汗证》)

无名方四

【组成】新罗人参、川当归各三钱，雄猪心一个。

【用法】上细剉，猪心，切三片，每服二钱，猪心一片，井水一盏半煎，食前作两次服。

【主治】小儿虚汗，或心血液盛。(《寿世保元·卷八·小儿初生杂证论方·汗证》)

六、疟病小方

芫花散

【组成】芫花根，鸡子一个。

【用法】为末，每用一二分，三岁用三分。以鸡子，去顶入末搅匀，纸糊顶口，外用湿纸裹，灰火煨熟，嚼吃。

【主治】小儿疟疾。(《万病回春·卷之七·疟疾》)

无名方一

【组成】棉花根，鸡清。

【用法】棉花根，每用三分要细研，搅入鸡清纸封口，煨熟嚼吃。

【主治】小儿疟疾。

【效果】疟当痊。(《云林神彀·卷四·疟疾》)

消癖丸

【组成】芫花炒、朱砂各等份。

【用法】上为细末，炼蜜为丸，如小豆大。每十丸，枣汤送下。

【主治】疟母、停水结癖、腹胁坚痛。(《万病回春·卷之七·疟疾》)

无名方二

【组成】雄黄、人参、神曲炒各五钱。

【用法】为末，端午日午时，用粽子尖七个和为丸，如赤豆大。发时，每服七丸，无根水送下。

【主治】小儿疟疾。(《种杏仙方·卷三·小儿杂病》)

七、 虫病小方

无名方一

【组成】荸荠。

【用法】食之。

【主治】小儿肚腹胀大瘦弱。

【效果】立时打下虫即消。(《济世全书·坤集·卷七·伤食》)

黄金饼

【组成】干黄土，黄连汁。

【用法】为末，浓煎黄连汁和为饼，食之。

【主治】小儿好吃泥土。

【效果】立愈。(《万病回春·卷之七·小儿杂病》)

灵矾散

【组成】五灵脂末二钱，枯矾五分。

【用法】上为细末，每服二钱，水煎，不拘时服。

【主治】小儿虫咬，心痛欲绝。

【效果】当吐出虫即愈。(《万病回春·卷之七·小儿杂病》)

追虫散

【组成】使君子去壳二钱，槟榔一钱。

【用法】作一剂，水煎，食远服。

【主治】小儿虫积痛。(《寿世保元·卷八·小儿初生杂证论方·虫疾》)

蛔虫痛方

【组成】鸡子，白醋，陈酒。

【用法】酒糊丸，服。

【主治】蛔虫痛。(《小儿推拿方脉活婴秘旨全书·卷二·蛔虫痛歌》)

使君散

【组成】使君子一钱，槟榔一钱，雄黄五分，苦楝根皮。

【用法】上为末，每服一钱，苦楝根皮煎汤调下。

【主治】小儿虫积痛。(《寿世保元·卷八·小儿初生杂证论方·虫疾》)

一郎二子散

【组成】槟榔五个切片，锡灰炒，榧子十个去壳，使君子去壳二十个。

【用法】上共为细末，每服大人二钱，小儿一钱或五分，空心用蜜水调下。每月初一日起，至十五日止可服，虫头向上；如十六日虫头向下，不可服。

【主治】诸虫。(《鲁府禁方·卷三·康集·小儿杂症》)

无名方二

【组成】巴豆去壳，槌去油一枚，朱砂一粒，鸡子一个。

【用法】同研匀，鸡子开顶微去白，入药在内，搅匀，仍将纸糊口，用秆围坐在锅内，水煮熟，令儿食之，或以茶清送下。

【主治】小儿虫积腹痛。

【效果】即打下所积虫，神效。(《古今医鉴·卷十三·虫痛》)

无名方三

【组成】巴豆一枚去油，鸡子一个。

【用法】巴豆火炒一粒研入，鸡子开头，入药搅匀在内，纸糊水煮熟收，食之茶清送下。

【主治】小儿虫积腹痛。

【效果】打下虫积便休。(《云林神彀·卷四·虫痛》)

清胃养脾汤

【组成】黄芩、软石膏、陈皮、白术去芦、甘草各等份。

【用法】水煎服。

【主治】小儿爱吃泥土，脾虚胃热。(《万病回春·卷之七·小儿杂病》)

千金丸

【组成】枣肉_{去核}十个，巴霜一钱，没药一钱，木香一钱，乳香一钱。

【用法】上共碾成丸，绿豆大。五七丸，滚白水送下。

【主治】小儿虫积。(《小儿推拿方脉活婴秘旨全书·卷二·奏效方》)

八、 中暑小方

六一散

【组成】滑石六两，粉甘草一两。

【用法】上为细末，滚水汤下。

【主治】伤暑湿。

【效果】降痰、助脾。(《小儿推拿方脉活婴秘旨全书·卷二·奏效方》)

九、 风疹小方

二仙汤

【组成】黄芩_{去朽}、白芍药_{生用}各等份。

【用法】水煎温服。

【主治】麻疹已出而复没，或出不尽，心慌，哭啼不止，十分危急，死在须臾，或下利腹痛。(《寿世保元·卷八·小儿初生杂证论方·麻疹》)

导赤散

【组成】生地黄、木通、甘草，淡竹叶七片。

【用法】水煎服。

【主治】麻疹已出，谵语，小便闭塞者。(《寿世保元·卷八·小儿初生杂证论方·麻疹》)

黄连解毒汤

【组成】黄连、黄芩、黄柏、栀子。

【用法】水煎温服。

【主治】疹子没后，余热内攻，循衣摸床，谵语妄言，神昏丧志者。(《寿世保元·卷八·小儿初生杂证论方·麻疹》)

四苓散

【组成】猪苓、泽泻、白术去芦、白茯苓各等份。

【用法】水煎服。

【主治】麻疹已出，泄泻不止。(《寿世保元·卷八·小儿初生杂证论方·麻疹》)

【加减】如小便如泔者，或小便不通者，加车前子、木通。

四物汤

【组成】当归、川芎、白芍药、熟地黄血虚用熟，血热用生。

【用法】上剉，水煎服。

【主治】麻疹前后，有潮热不退等症，并为血虚血热。(《寿世保元·卷八·小儿初生杂证论方·麻疹》)

【加减】发渴，加麦门、犀角汁。嗽，加瓜蒌霜。有痰，加贝母、陈皮去白。

消毒饮

【组成】鼠粘子四钱，荆芥二钱，生甘草一钱，防风去芦五分。

【用法】上剉，水煎服。加乌犀角尤妙。

【主治】麻疹既出一日而又没者，乃为风寒所冲，麻毒内攻，若不治，胃烂而死。(《寿世保元·卷八·小儿初生杂证论方·麻疹》)

升麻葛根汤

【组成】升麻、干葛、白芍各一钱，甘草五分。

【用法】上剉，生姜水煎服。

【主治】疹子初起，呵欠，发热恶寒，咳嗽喷嚏，流涕头眩。(《寿世保元·卷八·小儿初生杂证论方·麻疹》)

十、　不乳小方

茯苓丸

【组成】赤茯苓、川黄连，枳壳去瓤，麸炒各等份。

【用法】上为末，炼蜜为丸，如梧子大，每服一丸，乳汁化下。

【主治】不乳。(《寿世保元·卷八·小儿初生杂证论方·不乳》)

十一、　变蒸小方

益气散

【组成】木香、白术、人参、茯苓、防风、川芎。

【用法】上㕮咀，姜三片，艾二枚，水煎，温服。

【主治】变蒸、气升。(《小儿推拿方脉活婴秘旨全书·卷二·蒸变症歌》)

十二、　夜啼小方

奏效方

【组成】黑牛。

【用法】生为末，水调，敷脐下。

【主治】夜啼。(《小儿推拿方脉活婴秘旨全书·卷二·奏效方》)

花火膏

【组成】大黑枣三枚，黄连两分。

【用法】黄连入大黑枣，用线扎紧入罐中，水钟半，煎一小杯，徐徐喂之。

【主治】夜啼。(《济世全书·坤集·卷七·夜啼》)

夜安一粒金

【组成】牛黄，乳汁。

【用法】牛黄，生者三分，研极细，用乳汁调灌咽下，仍将小儿脐下写一田字。

【主治】小儿夜啼。

【效果】立安。(《鲁府禁方·卷三·康集·小儿杂症》)

【注】《济世全书·坤集·卷七·夜啼》录有本方，小儿腹痛夜啼。

无名方一

【组成】乱发，酒。

【用法】烧灰，酒调服。

【主治】惊啼。(《寿世保元·卷八·小儿初生杂证论方·夜啼》)

无名方二

【组成】蝉蜕七个下半截。

【用法】蝉蜕研末薄荷汤调和，入酒一同啜。

【主治】小儿夜啼不歇。

安神散

【组成】人参、黄连姜汁炒各一钱半，甘草五分，竹叶二十个，生姜一片。

【用法】上剉一剂，水煎服。

【主治】小儿惊啼，作心经有热、有虚治。(《济世全书·坤集·卷七·夜啼》)

【注】《寿世保元·卷八·小儿初生杂证论方·夜啼》录有本方，治小儿腹痛夜啼。

第七节　外科小方

一、　丹毒小方

碧叶膏

【组成】菠菜叶。

【用法】不拘多少，捣极烂取汁，扫敷在患处。

【主治】小儿遍身丹毒。

【效果】二三次即愈。神效。(《鲁府禁方·卷三·康集·小儿杂症》)

冰黄散

【组成】土硝、大黄末各一钱。

【用法】上合一处，新汲水调匀，用鸡翎蘸药，频频涂扫。

【主治】赤游丹毒。(《万病回春·卷之七·小儿杂病》)

牛黄消毒膏

【组成】雄黄一钱，蜗牛五十个，大黄末一两。

【用法】上共研为一处，用铁锈水调搽患处。

【主治】小儿一切丹毒。

【效果】神验。(《鲁府禁方·卷三·康集·小儿杂症》)

二、 阴囊肿痛肿胀小方

无名方一

【组成】蝉退五钱。

【用法】蝉退水煎汤洗肿处。若不消，再煎再洗。

【主治】阴囊忽肿，或坐地多时，或风邪，或虫蚁吹者。

【效果】其痛立止。(《万病回春·卷之七·小儿杂病》)

无名方二

【组成】牡蛎。

【用法】不拘多少，为末，用鸡子清调涂。

【主治】小儿外肾肿大。

【效果】即消。(《万病回春·卷之七·小儿杂病》)

三、 疝气小方

无名方一

【组成】五倍子。

【用法】烧存性，为末，好酒调服。

【主治】小儿阴肿、疝气，寒邪所郁也。

【效果】出汗而愈。(《寿世保元·卷八·小儿初生杂证论方·阴肿》)

【注】《万病回春》载本方，主治：小儿偏坠气痛。

乳香散

【组成】乳香、没药各等份。

【用法】共为细末，以木香煎汤调服。

【主治】盘肠气痛。(《万病回春·卷之七·小儿杂病》)

无名方二

【组成】槐子。

【用法】炒，为末，每服一钱，入盐三分，黄酒调下。

【主治】疝气偏坠，肿痛不可忍。

【效果】立止。(《寿世保元·卷八·小儿初生杂证论方·阴肿》)

四、 脱肛小方

无名方一

【组成】蓖麻子。

【用法】捣烂，贴顶上。

【主治】大小肠气虚，肛门脱出。

【效果】肠收即去之 (《万病回春·卷之七·小儿杂病》)

无名方二

【组成】葱。

【用法】葱汤熏洗，令软，送上，或以五倍子末敷，而频托入。又，以五倍子煎汤洗之。

【主治】小儿脱肛。(《寿世保元·卷八·小儿初生杂证论方·脱肛》)

无名方三

【组成】浮萍草。

【用法】为末，掺患处。

【主治】小儿脱肛不收。(《济世全书·坤集·卷七·喉痹》)

无名方四

【组成】五倍子。

【用法】为细末，敷，而频托入。

【主治】脱肛。

【效果】效。(《小儿推拿方脉活婴秘旨全书·卷二·脱肛症歌》)

无名方五

【组成】鳖头，香油。

【用法】烧存生，为末，香油调敷。

【主治】小儿脱肛。(《寿世保元·卷八·小儿初生杂证论方·脱肛》)

【注】《小儿推拿方脉活婴秘旨全书·卷二·脱肛症歌》录有本方。

涩肠散

【组成】赤石脂、诃子_{去核}、龙骨各等份。

【用法】上末，腊茶少许，和药掺上，绢帛揉入。治痢，米汤调下。

【主治】久痢，大肠脱出。(《小儿推拿方脉活婴秘旨全书·卷二·脱肛症歌》)

脱肛洗药

【组成】苦参、五倍子、陈壁土。

【用法】上等份，水煎汤洗，次用木贼末搽上。

【主治】脱肛。(《万病回春·卷之七·小儿杂病》)

无名方六

【组成】甘草一钱，黑豆二钱，淡竹叶五个，灯草七茎。

【用法】上剉一剂，灯草，水煎，频频少进，令母乳多服。

【主治】胎热，小儿生下，面赤、眼间口中气热、焦啼烦躁。(《万病回春·卷之七·小儿杂病》)

第八节　五官科小方

一、 眼病小方

拔毒膏一

【组成】黄连。

【用法】为末，水调，敷脚心、手心。如肿痛难开，加姜黄、牙皂、朴硝，为末同敷太阳穴、手心、足心，加葱，捣烂敷之。一方，用熟地黄一两，以新汲水浸透，捣烂，贴两脚心，布裹住。

【主治】小儿未周，患两眼肿痛。

【效果】自愈。（《寿世保元·卷八·小儿初生杂证论方·眼疾》）

拔毒膏二

【组成】熟地黄一两，新汲水。

【用法】捣烂贴脚心，布裹住。

【主治】婴儿患眼肿痛。

【效果】有效。（《万病回春·卷之七·小儿杂病》）

通天散

【组成】芒硝五钱，雄黄三钱。

【用法】共为细末，吹入两鼻内流水，双目流泪。

【主治】赤眼暴发肿痛。

【效果】即效。（《万病回春·卷之七·小儿杂病》）

无名方一

【组成】苍术为末二两，羊肝一个。

【用法】掺药在内，麻绳扎定，以粟米泔一大盏煮熟为度，患人先熏眼，后温服。

【主治】小儿雀目。（《寿世保元·卷八·小儿初生杂证论方·眼疾》）

无名方二

【组成】南星四分，大黄六分，陈醋。

【用法】用南星、大黄为末，陈醋调匀，左眼敷右脚底，右眼敷左脚底，裹脚缠敷。

【主治】热眼。

【效果】俟口内闻药气即愈。

吹鼻散

【组成】乳香、没药各五分，雄黄三分，焰硝一两，黄丹水飞一分。

【用法】上为细末，每少许，吹两鼻孔。

【主治】暴病赤痛。(《寿世保元·卷八·小儿初生杂证论方·眼疾》)

二、鼻病小方

无名方

【组成】百草霜。

【用法】研细，每服五分，冷水调服。

【主治】久患鼻疮，脓极臭者。(《寿世保元·卷八·小儿初生杂证论方·耳疾》)

泽泻散

【组成】泽泻、郁金、山栀仁、甘草炙各一钱。

【用法】上为细末，用甘草煎汤，食后调服。

【主治】鼻疮。(《万病回春·卷之七·小儿杂病》)

三、脓耳小方

羽泽散

【组成】枯矾。

【用法】为末，少许，吹耳中。

【主治】脓耳。

【效果】即已。(《寿世保元·卷八·小儿初生杂证论方·耳疾》)

【注】《万病回春·卷之七·小儿杂病》录有本方，耳中出脓，或痛或疼，或出水。

无名方一

【组成】黄蜡如皂角大。

【用法】搓成条；外用好绵艾捶熟，裹蜡条烧着，烟熏患处，痛止住熏。

【主治】聤耳、脓耳，不问新久，痛不止。（《万病回春·卷之七·小儿杂病》）

无名方二

【组成】五倍子。

【用法】烧存性，为末，少许，吹耳中。

【主治】脓耳。

【效果】亦效。（《寿世保元·卷八·小儿初生杂证论方·耳疾》）

【注】《万病回春·卷之七·小儿杂病》录有本方，耳中出脓，或痛或疼，或出水。

四、重舌小方

独脑散

【组成】梅花脑子。

【用法】点舌。

【主治】舌肿满口。（《小儿推拿方脉活婴秘旨全书·卷二·重舌、木舌、弄舌》）

无名方一

【组成】桐油。

【用法】用布针，蘸桐油，烧红，针下颏挨骨边。

【主治】小儿绊舌，不语啼哭。

【效果】一针即愈。（《寿世保元·卷八·小儿初生杂证论方·重舌》）

无名方二

【组成】胆矾。

【用法】研细敷之。

【主治】重舌。（《万病回春·卷之七·小儿杂病》）

无名方三

【组成】蒲黄。

【用法】涂之。

【主治】重舌。(《寿世保元·卷八·小儿初生杂证论方·重舌》)

黄柏丹

【组成】黄柏不拘多少，竹沥。

【用法】用竹沥浸水，点之。

【主治】重舌。

【效果】效。(《小儿推拿方脉活婴秘旨全书·卷二·重舌、木舌、弄舌》)

蒲黄散

【组成】竹沥、蒲黄末。

【用法】调，敷之。

【主治】重舌。(《小儿推拿方脉活婴秘旨全书·卷二·重舌、木舌、弄舌》)

无名方四

【组成】白矾、朴硝。

【用法】为末，掺入口中。

【主治】重舌喉闭。

【效果】即愈。(《济世全书·坤集·卷七·口舌》)

千金方

【组成】竹沥青、黄柏末。

【用法】二味和匀，无时点舌上。

【主治】重舌。

【效果】即退。(《万病回春·卷之七·小儿杂病》)

无名方五

【组成】白矾生，谷丹飞，五倍子。

【用法】上为末，用蜜调涂舌上，少顷，用水漱之再涂，以安为度。

【主治】重舌。(《济世全书·巽集·卷五·舌病》)

无名方六

【组成】百草霜、芒硝、滑石。

【用法】共为末，酒调服。

【主治】重舌。(《万病回春·卷之七·小儿杂病》)

当归连翘汤

【组成】归尾、连翘、白芷各三钱，大黄煨、甘草炙各一钱。

【用法】上剉剂，水煎。食后频服。

【主治】小儿心脾有热，舌下有形如舌而小者，名曰重舌，及唇口两旁生疮。(《万病回春·卷之七·小儿杂病》)

五、 木舌小方

无名方一

【组成】黄葵花研细一两，黄丹五钱。

【用法】上二味，为细末，点七次。

【主治】木舌。

【效果】无不有效。(《小儿推拿方脉活婴秘旨全书·卷二·重舌、木舌、弄舌》)

无名方二

【组成】百草霜，芒硝，滑石。

【用法】为末，酒调，敷之。

【主治】木舌。(《寿世保元·卷八·小儿初生杂证论方·木舌》)

泻黄散

【组成】藿香叶七分，山栀一钱，软石膏五分，防风四分，甘草七分。

【用法】上剉一剂，水煎，不拘时服。

【主治】小儿木舌、弄舌。(《万病回春·卷之七·小儿杂病》)

雪硝散

【组成】朴硝五钱，真紫雪二分，盐半分，竹沥二三点。

【用法】上为末，用白汤调敷。

【主治】木舌。(《万病回春·卷之七·小儿杂病》)

六、 弄舌小方

泻黄散

【组成】山栀仁二两，石膏五钱，甘草六钱，防风_{去芦}七钱，藿香七钱。

【用法】上为末，水煎服。

【主治】弄舌。(《小儿推拿方脉活婴秘旨全书·卷二·重舌木舌弄舌》)

七、 走马牙疳小方

姜矾散

【组成】干姜五分，晋矾二钱，红枣三枚_{烧存性}。

【用法】上共为细末。敷在患处。

【主治】小儿走马牙疳。(《鲁府禁方·卷三·康集·牙疳》)

玉蟾散

【组成】蛔皮_{不鸣不跳者，黄泥裹，火煨焦}二钱半，黄连二钱半，麝香少许，青黛一钱。

【用法】上为末。湿则干掺，干则香油调抹之，先用甘草汤洗净，令血出涂之。

【主治】小儿走马牙疳，牙龈臭烂，侵蚀唇鼻。(《古今医鉴·卷十四·牙疳》)

无名方

【组成】白矾，五倍子。

【用法】白矾置五倍子内煅过，为末敷之。

【主治】小儿走马牙疳。(《济世全书·坤集·卷七·牙病》)

【注】《种杏仙方·卷三·小儿杂病》录有本方，忌醋。

八、 喉病小方

碧雪

【组成】青黛、硼砂、焰硝、蒲黄、甘草各等份。

【用法】掺咽喉。

【主治】心肺积热，上攻咽喉，肿痛闭塞，水浆不下，或生疮疖，重舌、木舌。（《万病回春·卷之七·小儿杂病》）

第九节　特殊疾病小方

一、 解颅小方

柏子仁散

【组成】防风二两，柏仁一两。

【用法】上为末，乳汁调涂。

【主治】头颅不合。（《小儿推拿方脉活婴秘旨全书·卷二·解颅总括歌》）

三辛散

【组成】细辛、桂心各半两，干姜一钱。

【用法】上为末，乳汁调涂囟上，干时涂。

【主治】脑角大，囟不合。

【效果】面赤，是效。（《小儿推拿方脉活婴秘旨全书·卷二·解颅总括歌》）

二、 五迟小方

菖蒲丸

【组成】石菖蒲，丹参各一钱，赤石脂三钱，人参去芦半两，天门冬去心三钱。

【用法】上为末，蜜丸，麻子大。滚水、食后服。

【主治】心气不足，舌本无力，迟语。（《小儿推拿方脉活婴秘旨全书·卷二·语迟症歌》）

五加皮散

【组成】加皮，木瓜，牛膝，米饮，酒。

【用法】食前调服。

【主治】行迟。

【歌诀】五茄皮散一加皮，二木瓜同牛膝宜。

米饮更浸些小酒，食前调服治行迟。（《小儿推拿方脉活婴秘旨全书·卷二·行迟大法歌》）

芎归散

【组成】川芎、干山药、当归、白芍炒、甘草炙各二钱半。

【用法】上为细末，每服二钱，白汤调下，食后服。将此干药末擦牙龈。

【主治】小儿齿迟。

【效果】即生。（《万病回春·卷之七·小儿杂病》）

第一节　疮疡肿毒小方

一、疮疡小方

点疮顶方

【组成】葛条。

【用法】烧灰，点在疮顶上。

【主治】无名肿毒日久不破者。

【效果】就破。（《鲁府禁方·卷四·宁集·诸疮》）

无名方一

【组成】巴豆。

【用法】用簪穿，灯上烧存性，为末，放疮顶上，以膏药贴之。

【主治】软疮疖毒，久不能开口，疼痛不可忍者。

【效果】即溃。（《寿世保元·卷九·诸疮》）

无名方二

【组成】白矾。

【用法】用白矾，不拘多少，为末，入新汲水内，用粗纸三张浸内。将一张搭患处，频频更搭十数次。

【主治】一切无名肿毒、发背、痈疽、疔疮。（《种杏仙方·卷三·诸疮》）

无名方三

【组成】葱白。

【用法】捣膏敷之愈。

【主治】白秃。

【效果】愈。(《济世全书·兑集·卷八·秃疮》)

无名方四

【组成】葱头。

【用法】细切，捣烂，炒熟，敷患处，冷则易之，再熨肿处。

【主治】虚怯人，肢体患肿块，或作痛，或不痛，或风袭于经络，肢体疼痛，或四肢筋挛骨痛，而又治流注，并跌扑损伤肿痛。

【效果】即已。(《寿世保元·卷十·单品杂治·方》)

无名方五

【组成】荷叶。

【用法】用荷叶烧灰存性，不拘多少，煎汤，以气熏蒸，不可沾水，则不效矣。

【主治】百毒诸疮、瘰疬、痔漏、臁疮、痈疽、无名肿毒。

【效果】一人颏下生疮长二寸，久不愈，熏之愈。(《种杏仙方·卷三·诸疮》)

无名方六

【组成】鸡子。

【用法】开一窍，将指入内，待蛋化水，又换一个。如此三枚而已。

【主治】蛇头指。(《种杏仙方·卷三·诸疮》)

无名方七

【组成】乌梅。

【用法】用乌梅烧存性，为末。

【主治】疮疖后胀起，恶肉不消。

【效果】掺上立消。(《种杏仙方·卷三·诸疮》)

无名方八

【组成】白矾。

【用法】白矾在勺内化，入人言一钱，一并在内滚，矾枯干取出，用矾研细，洗疮净，散即干。

【主治】秃疮。

【效果】几次全好。(《鲁府禁方·卷四·宁集·秃疮》)

无名方九

【组成】鹿角末一钱。

【用法】剉鹿角末，用滚白酒调服，量疮上下服之。

【主治】大人小儿妇女，偶生肿毒，于未成脓之先。

【效果】经宿即成脓，无脓则肿自消，毒自解，神效。(《鲁府禁方·卷四·宁集·诸疮》)

无名方十

【组成】桑叶。

【用法】醋煮贴之。

【主治】久远肿毒，不能收口。(《种杏仙方·卷三·诸疮》)

无名方十一

【组成】蛇退。

【用法】烧灰存性，为末，猪油调敷。

【主治】秃头。(《济世全书·兑集·卷八·秃疮》)

无名方十二

【组成】松香。

【用法】用松香，不拘多少，为末，用纸卷药在内，搓成条，以线缚住，入香油内一浸取出，火燃着，滴药入碗内，取搽疮上。

【主治】黄水疮。(《种杏仙方·卷三·诸疮》)

三白散

【组成】白及、白蔹二两，枯矾五钱。

【用法】入水中，绵纸蘸水频搽，搽后将药敷其中。

【主治】疮肿毒。

【效果】消毒止痛。(《云林神彀·卷四·诸疮》)

无名方十三

【组成】白矾。

【用法】端午日取白矾研末。但遇疮毒初起，每三钱，加葱头切拌匀，好酒调服。

【主治】肿毒发背，一应恶疮。(《种杏仙方·卷三·诸疮》)

无名方十四

【组成】大黄五钱，枯矾、皮硝各二钱半，榆皮四两。

【用法】上为细末，凉水调敷患处。

【主治】恶疮出汗。(《鲁府禁方·卷四·宁集·诸疮》)

无名方十五

【组成】大黄一两，僵蚕五钱，皮硝一撮或五钱。

【用法】上为细末，每服三钱半，空心滚白汤送下。

【主治】诸毒疮。(《鲁府禁方·卷四·宁集·诸疮》)

无名方十六

【组成】飞过白矾一钱，干姜一钱。

【用法】共为一处，为细末。每服二钱，黄酒下。

【主治】恶疮。

【效果】汗出有效。(《鲁府禁方·卷四·宁集·诸疮》)

无名方十七

【组成】鸡子油。

【用法】鸡子油加头发、黄蜡些许，量用黄丹试熬贴。

【主治】肿毒。

【效果】每用一个即消。(《鲁府禁方·卷四·宁集·诸疮》)

无名方十八

【组成】硫黄一两二钱，焰硝一钱，人言三钱。

【用法】三味共为末。每用三分，水一碗，煎末药，鹅毛扫水于疮上。

【主治】脓疱疮。(《种杏仙方·卷三·诸疮》)

无名方十九

【组成】蒜，槐皮，艾，槐花酒。

【用法】以面作圈，圈疮在内，以蒜捣烂填满，上以槐皮一块盖之。用大艾柱灸百壮。内服槐花酒。

【主治】附骨疽即贴骨瘤。(《种杏仙方·卷三·诸疮》)

无名方二十

【组成】天花粉三两，赤芍、白芷二两，郁金一两。

【用法】共为末，或茶或酒可调搽。

【主治】一切恶毒疮。(《云林神彀·卷四·诸疮》)

无名方二十一

【组成】香油四两，鸡子二个清黄俱用，熬枯灰碾为极细末，入油亦好，硫黄一两为细末，雄黄三钱为末。

【用法】共油搅匀，搽疮，鸡毛扫。

【主治】风疮，各种烂疮。(《鲁府禁方·卷四·宁集·诸疮》)

无名方二十二

【组成】雄黄五分，没药五分。

【用法】前二味共研极细，入油熬一二滚，取下放将冷，下鸡子清调匀。

【主治】暴起疮肿如烧，半日串身。

【效果】治热疮神效。(《鲁府禁方·卷四·宁集·诸疮》)

无名方二十三

【组成】鲫鱼一个，乱发，雄黄二钱，清油，蕹。

【用法】鲫鱼重三四两，去肚肠，以乱发填满，纸裹，烧存性，雄黄共为末，清油调敷，先以蕹洗，试后用药。又方，以苦楝皮，烧，猪脂调敷。

【主治】小儿白秃疮。(《寿世保元·卷九·秃疮》)

无名方二十四

【组成】藜芦二钱，枯矾、苦参、五倍子各二钱。

【用法】上为细末，香油调搽。

【主治】秃疮。(《寿世保元·卷九·秃疮》)

无名方二十五

【组成】香油、黄香、轻粉、头发，苦楝根。

【用法】上入锅熬，得不稀不稠，将疮用苦楝根水洗净。

【主治】秃疮。

【效果】只搽一遍除根。(《鲁府禁方·卷四·宁集·秃疮》)

二、 便毒小方

便毒，一名跨马痈。此奇经冲任为病，而痈见于厥阴经之分野。其经少血，又名血庙，或先有疮疮而发，或忽然起核疼痛而发，皆热郁血聚而成也。初发宜疏利之即散；成脓后如常用托里内补之药。(《万病回春·卷之八·便毒》)

黄芷汤

【组成】大黄、香白芷各五钱。

【用法】水煎，露一宿，次早空心温服。

【主治】鱼口疮。

【效果】至午后肚痛，未成者自消，已成未穿者，脓血从大便中出。(《古今医鉴·卷十五·便毒》)

立消散

【组成】大蛤蟆一个，葱五钱。

【用法】大蛤蟆，剥去皮，连肠捣烂，入葱再捣，敷肿处，却用皮覆贴其口。

【主治】鱼口便毒。(《万病回春·卷之八·便毒》)

【注】《古今医鉴·卷十五·便毒》录有本方，此疮立刻消散，决无遗毒之患也。

无名方一

【组成】白矾一钱半生、半枯，酒。

【用法】为末，好酒调服，尽量饮之，发汗，汗如油，针刺患处。

【主治】疳疮初愈，便毒复生。(《种杏仙方·卷三·便毒》)

无名方二

【组成】白芷、大黄。

【用法】水煎露一宿，空心温服。

【主治】人患鱼口疮。(《云林神彀·卷四·便毒》)

无名方三

【组成】百草霜五倍，醋。

【用法】研末调醋贴。

【主治】人患鱼口疮。

【效果】一日即平安。(《云林神彀·卷四·便毒》)

无名方四

【组成】大蜘蛛一个，生白酒。

【用法】大蜘蛛，春烂，用生白酒泡服。

【主治】便毒。(《种杏仙方·卷三·便毒》)

无名方五

【组成】古铜钱一个，胡桃肉一个。

【用法】空心一同嚼。

【主治】便毒鱼口疮。

【效果】三早二次痊愈。(《云林神彀·卷四·便毒》)

无名方六

【组成】槐子七钱。

【用法】槐子，炒黄，酒煎热服，汗出为度。

【主治】鱼口疮初起。(《种杏仙方·卷三·便毒》)

无名方七

【组成】五倍子。

【用法】炒为末，醋调，贴患处，干则醋润。

【主治】鱼口疮。(《济世全书·兑集·卷八·便毒》)

无名方八

【组成】鱼胶。

【用法】用鱼胶熬化，摊在桦皮上，贴患处。（《种杏仙方·卷三·便毒》）

【主治】鱼口疮。

无名方九

【组成】猪胆一枚。

【用法】投热酒，温服。

【主治】鱼口疮未破。

【效果】即内消。（《济世全书·兑集·卷八·便毒》）

百五散

【组成】五倍子。

【用法】五倍子炒黄为末，入百草霜，醋调，贴患处。

【主治】鱼口疮初出三五日。

【效果】一日夜即消。（《古今医鉴·卷十五·便毒》）

斑白散

【组成】斑蝥去翅、足，炒一钱，白芷八分。

【用法】上共为细末，每服六分，空心黄酒送下。

【主治】便毒。

【效果】即刻立效。（《万病回春·卷之八·便毒》）

攻毒散

【组成】油核桃，蝎子。

【用法】核桃去肉，将蝎子于内，火烧存性研末，黄酒下。如未愈，加蜈蚣同烧为末，烧酒调服。

【主治】鱼口疮。

【效果】出汗。（《古今医鉴·卷十五·便毒》）

无名方十

【组成】瓣蒜头要独的，鱼鳔二寸熔化，米。

【用法】瓣蒜，捣烂，鱼鳔共为一处，剪红绢一块，摊药。先将米水洗净脓血，贴药，留口。如紧痛，以温水润之。

【效果】立消。（《种杏仙方·卷三·便毒》）

无名方十一

【组成】大黄三钱，白矾一钱。

【用法】研末酒调服。

【主治】便毒初作者。(《云林神彀·卷四·便毒》)

【注】《种杏仙方·卷三·便毒》录有本方，日久加穿山甲炒一钱。

无名方十二

【组成】鸡子一个，红娘子六个，酒。

【用法】鸡子，顶上打一小孔，将红娘子装入内，纸包水湿煨热，去娘子，只食鸡子，酒送下。先用汤洗后服鸡子为妙。

【主治】便毒。

【效果】食后小便多，小便内痛，尿出或脓或血立愈。(《种杏仙方·卷三·便毒》)

无名方十三

【组成】鹿角烧灰，核桃干皮烧灰三钱。

【用法】共一处，无灰好酒下。(《种杏仙方·卷三·便毒》)

【主治】便毒。

无名方十四

【组成】牛皮胶一两切，穿山甲三枚切，炒成珠。

【用法】好酒煎，空心热服。

【主治】疮疡。(《种杏仙方·卷三·便毒》)

【注】《云林神彀·卷四·便毒》录有本方，人患鱼口疮。

无名方十五

【组成】雄黄、乳香各二钱，黄柏一钱。

【用法】上为细末，新汲水调敷肿处。

【主治】便毒肿痛。

【效果】自消。(《济世全书·兑集·卷八·便毒》)

白金散

【组成】黄柏，猪胆汁。

【用法】黄柏分作手指大条，慢火炙热，淬猪胆汁中，用二枚，每炙淬汁尽为度。研细，入轻粉钱余，香油调敷患处。

【主治】下疳疮。(《古今医鉴·卷十五·便毒》)

三、悬痈小方

国老汤

【组成】横纹大甘草一两，无灰酒二碗。

【用法】用横纹大甘草，截长三寸许，取出山涧东流水一碗，不用井水、河水，以甘草蘸水，文武火慢炙，不可急性，须用三时久，水尽为度，劈视草中润透，却以无灰酒，煮至一碗，温服。一日一服，半月消尽为度。

【主治】悬痈。(《古今医鉴·卷八·悬痈》)

无名方

【组成】大黄、甘草各五钱。

【用法】剉碎酒煎，空心服。

【主治】毒生阴囊后、肛门前，谓之悬痈。

【效果】即散。(《济世全书·兑集·卷八·下疳》)

将军散

【组成】大黄煨、贝母、白芷、甘草节。

【用法】上为末，酒调空心服。虚弱，加当归一半。

【主治】悬痈。(《古今医鉴·卷八·悬痈》)

【注】《万病回春·卷之四·悬痈》《寿世保元·卷九·悬痈》《云林神彀·卷三·悬痈》录有本方，初发甚是痒，日久肿如桃。

四、丹毒小方

赤龙散

【组成】伏龙肝不拘多少。

【用法】用鸡清调，敷患处。

【主治】赤毒、火毒、走注。(《古今医鉴·卷十三·丹毒》)

白玉散

【组成】滑石、寒水石各等份，井水。

【用法】调涂。

【主治】丹毒。（《济世全书·兑集·卷八·诸疮》）

犀角消毒饮

【组成】犀角一钱半，牛蒡子一两半，荆芥五钱，防风二钱半，甘草二钱半。

【用法】水煎服。

【主治】丹毒。（《济世全书·兑集·卷八·诸疮》）

五、 瘰疬、 痰核小方

灸法

【组成】蒜。

【用法】蒜贴瘰疬上，灸七壮必易蒜。

【主治】瘰疬。

【效果】多灸取效。（《云林神彀·卷四·瘰疬》）

无名方一

【用法】以男左女右，搦拳后绞尽处，豌豆大艾炷，灸三壮。

【主治】瘰疬。

【效果】三四日愈。（《鲁府禁方·卷四·宁集·瘰疬》）

无名方二

【组成】靛叶。

【用法】以手揉软贴之，频易。

【主治】老鼠疮。（《种杏仙方·卷三·瘰疬》）

无名方三

【组成】癞蛤蟆一个。

【用法】剥取皮，盖疮上，灸七壮。

【主治】瘰疬用药皆消，唯一二个不消者。（《种杏仙方·卷三·瘰疬》）

无名方四

【组成】夏枯草。

【用法】水煎频服。

【主治】结核肿痛。(《鲁府禁方·卷二·寿集·结核》)

【注】《古今医鉴·卷九·结核》《种杏仙方·卷二·结核》录有本方，并瘰疬马刀疮，不问已溃未溃，日久成漏者。

治瘰疬妙方

【组成】乌鸡子，斑蝥一个。

【用法】顶上开窍，搅青黄匀，却以线系斑蝥，去头、翅、足入鸡子中，纸糊盖之，饭上蒸熟，剥去壳去斑蝥，空心吃鸡子，一日一个，以瘥为度。

【主治】瘰疬，不问已破未破。(《济世全书·兑集·卷八·瘰疬》)

无名方五

【组成】地肤子、白矾等份。

【用法】煎汤，洗。

【主治】满颈生小瘊子。

【效果】数次即去。(《种杏仙方·卷二·结核》)

无名方六

【组成】山药一块，蓖麻子。

【用法】三个研匀摊鼻贴。

【主治】项后疙瘩色不变。(《云林神彀·卷三·结核》)

【注】《古今医鉴·卷九·结核》《鲁府禁方·卷二·寿集·结核》《寿世保元·卷六·结核·补遗》也录有本方，不问大小及年深月久，或亦赤硬肿痛。即消。

无名方七

【组成】天南星。

【用法】为末，醋调，搽瘊子上。

【主治】满颈生小瘊子。

【效果】数次即落。(《种杏仙方·卷二·结核》)

无名方八

【组成】五倍子末。

【用法】醋调贴敷。如已破,以蜜调敷硬出。

【主治】瘰疬。

【效果】消肿软坚。(《鲁府禁方·卷四·宁集·瘰疬》)

无名方九

【组成】猪悬蹄。

【用法】烧存性为末,每服三钱,黄酒送下。

【主治】瘰疬,老鼠疮。

【效果】一服立消。(《鲁府禁方·卷四·宁集·瘰疬》)

丹青散

【组成】银朱一钱,铜青一钱,松香五分。

【用法】研末。有水,干敷之;如干,灯油调搽。

【主治】瘰疬已破者。

【效果】搽上即愈。(《古今医鉴·卷十五·瘰疬》)

化风膏

【组成】蓖麻子七枚。

【用法】蓖麻子去壳捻烂,用薄纸卷于中,插入鸡子内,纸封固,水浸湿,火煨熟,去壳内纸条,只食鸡子,酒送下,每早晨服一枚。

【主治】咽喉颈项结核成形及瘰疬。

【效果】十日效。(《济世全书·巽集·卷五·结核》)

无名方十

【组成】斑蝥一钱糯米同炒黄色,去米,五灵脂炒四钱。

【用法】共为末,食后,黄酒调下。壮者一钱,弱人五分。空心服。

【主治】瘰疬,鱼口未破及妇人闭经不通。(《种杏仙方·卷三·瘰疬》)

无名方十一

【组成】蓖麻子七粒。

【用法】蓖麻子捻烂纸卷鸡子裹，煨熟去麻只食蛋，一早二枚酒下吃。

【主治】结核瘰疬。

【效果】清风化痰。(《云林神彀·卷三·结核》)

无名方十二

【组成】黄花苗、商陆根、生南星等份。

【用法】捣烂涂患处。

【主治】痰核疙瘩。

【效果】立消。(《种杏仙方·卷二·结核》)

无名方十三

【组成】嫩槐条一斤，蕲艾四两，川椒三两净。

【用法】上三味，用新大炒锅一个盛水满，煎至七分，去渣待温，将所患之疮徐徐洗一炷香，去脓水并甲，用软白布擦待干；至午时，仍将药渣入水一锅，又煎至六分，去渣，照前洗一炷香掺干；待晚，仍将熬洗一炷香。次日，用大蒜瓣切薄片，围疮上，用麦子大艾柱灸蒜上。如痒再灸，以痛为止。

【主治】瘰疬鼠疮。

【效果】渐渐自愈。(《万病回春·卷之八·瘰疬》)

无名方十四

【组成】蜈蚣。

【用法】蜈蚣不拘多少，瓦焙干为末，用银杏汁为丸，如黍米大，每服十丸，盐汤送下。

【主治】瘰疬。

【效果】服数次而愈。(《济世全书·兑集·卷八·瘰疬》)

【注】《种杏仙方·卷三·瘰疬》录有本方，外将被盖。即消。

无名方十五

【组成】猪肚。

【用法】用猪肚去净勿洗，刮肤上极细嫩油一层，以葱、蜜捣烂，上疮。

【主治】瘰疬。

【效果】即溃，蚀旧干，生新肉。（《鲁府禁方·卷四·宁集·瘰疬》）

赤白丸

【组成】白矾三两，朱砂九钱。

【用法】上为细末，酒糊为丸，如绿豆大。每服二十丸，清茶送下。

【主治】瘰疬未破。

【效果】日进三服，药尽即消。（《万病回春·卷之八·瘰疬》）

地龙膏

【组成】雄黄、地龙粪、小麦面各等份。

【用法】研末，醋调涂之。

【主治】瘰疬未破者。

【效果】贴之立消。（《古今医鉴·卷十五·瘰疬》）

内消散一

【组成】朱砂、血竭各一钱，斑蝥去翅足三分生用。

【用法】上为细末，每服一分，空心，烧酒调服。

【主治】瘰疬结核。（《万病回春·卷之八·瘰疬》）

【效果】未破已破立消然。（《云林神彀·卷四·瘰疬》）

紫云膏

【组成】黄蜡一两，松香五钱，黄丹三钱，香油四两。

【用法】上四味，共入铁锅内，用柳条去皮搅之，文武火熬至半柱香尽为度。摊油纸贴之，或搽涂患处。

【主治】瘰疬及一切顽疮溃烂久不愈，并杖疮、臁疮、小儿头疮。（《古今医鉴·卷十五·瘰疬》）

代灸散

【组成】官粉一钱，雄黄一钱，银朱一钱，麝香二分，槐皮一片。

【用法】上为细末，用槐皮，将针密密刺孔，置疮上。上糁药一撮，以炭火炙热，其药气自然透入疮中，痛热为止。

【主治】瘰疬溃烂，臭不可闻，久不能愈。

【效果】甚者换三次，轻者二次痊愈。（《古今医鉴·卷十五·瘰疬》）

内消丸

【组成】斑蝥去翅足一两，粟米一升，干薄荷四两，乌鸡子清。

【用法】斑蝥，粟米同炒，令米焦黄，去米不用，细研，入干薄荷，同研令匀，以乌鸡子清丸，如绿豆大。空心服，茶下一丸，加至五丸，却每日减一丸，后每日服五丸。

【主治】瘰疬。

【效果】神效。（《济世全书·兑集·卷八·瘰疬》）

神砂散

【组成】赤豆、僵蚕、瓜蒂、斑蝥去翅、麻雀粪各二钱。

【用法】研末，五更无根水调下。

【主治】老鼠疮。

【效果】小便出色见病详。（《云林神彀·卷四·瘰疬》）

无名方十六

【组成】白头翁一斤。

【用法】去叶用根，分作四服，每一服四两，用酒煎，一日三次服之，二日服尽四剂。

【主治】痰核遍身皆有。

【效果】立效。（《济世全书·巽集·卷五·结核》）

无名方十七

【组成】米糖三两，靛花三钱。

【用法】米糖，水一钟，勺内化开，用靛花，搅匀，摊厚纸上贴之。

【主治】痰核。（《种杏仙方·卷二·结核》）

无名方十八

【组成】生山药一排去皮，蓖麻子去壳一个。

【用法】上二味研均，摊帛上，贴之。

【主治】项后侧小肠经中疙瘩，不变肉色，不问大小及月日深远，或有赤硬肿痛。

【效果】如神。(《济世全书·巽集·卷五·结核》)

无名方十九

【组成】南星、淮乌各等份，姜汁。

【用法】共为细末，姜汁调如膏。敷核上。

【主治】痰核。

【效果】立消。(《古今医鉴·卷九·结核》)

内消散二

【组成】南薄荷叶三钱，斑蝥去翅足、炒三分。

【用法】上为末，每服一分，烧酒调下。

【主治】痰核、气核，痄腮疙瘩及吹乳。

【效果】立消。(《济世全书·巽集·卷五·结核》)

无名方二十

【组成】生白矾四两，鹿角蛇一条。

【用法】黄泥作窝，入白矾，蛇在窝内阴干，火煅为末，每服一分，温酒调服。

【主治】痰核。(《济世全书·巽集·卷五·结核》)

醉翁仙方

【组成】白头翁一斤。

【用法】去叶用根，分作四服，每一服四两，用酒煎，一日三次服之，二日服尽而已。

【主治】不问男妇，遍身疙瘩成块如核，不红不痛。(《寿世保元·卷六·结核》)

内消散三

【组成】南薄荷三钱，斑蝥去翅足三分。

【用法】上为细末，每服三分，烧酒调下。

【主治】痰核气核，疬腮疙瘩，及吹乳等症。

【效果】立消。（《寿世保元·卷六·结核》）

无名方二十一

【组成】蓖麻子一斤。

【用法】放入猪肚内，酒煮，肚烂为度，取去蓖麻子，晒干，为末，用前烂猪肚捣钱下，为丸，酒送下，一日服三次。

【主治】不问男妇，遍身疙瘩成块如核，不红不痛。（《寿世保元·卷六·结核》）

六、 疬腮小方

赤豆散

【组成】赤小豆，醋。

【用法】为细末，醋调敷肿处。

【主治】疬腮肿痛。（《古今医鉴·卷九·咽喉》）

七、 虫兽伤小方

辟蚊虫法

【组成】鳗鲡鱼。

【用法】干者，于室内烧之，即化为水矣。（《寿世保元·卷九·虫兽》）

无名方一

【组成】穿山甲。

【用法】烧存性，为末，水调灌之。

【主治】蚁入耳。

【效果】即出。（《寿世保元·卷九·虫兽》）

无名方二

【组成】独蒜。

【用法】擦螯处。

【主治】蜈蚣咬伤，痛不止。（《寿世保元·卷十·单品杂治·

大蒜治验》）

无名方三

【组成】番木鳖即马钱子。

【用法】磨水吃，即看见脑头顶有红头发，急宜扯去。

【主治】癫狗咬伤。（《寿世保元·卷九·虫兽》）

无名方四

【组成】韭菜根。

【用法】捣汁，服二三盏；外用艾灸伤处五七壮。（《种杏仙方·卷四·虫兽伤》）

【注】《种杏仙方·卷四·虫兽伤》录有本方，蝎螫。《寿世保元·卷九·虫兽》也录有本方，百虫入耳，即瘥。

无名方五

【组成】酒。

【用法】热酒洗，或用清油搽上。

【主治】黄蜂螫。

【效果】即愈。（《寿世保元·卷九·虫兽》）

无名方六

【组成】蓝汁。

【用法】或葱汁灌之，或猪油少许，炙香，置耳边或芦管，入耳内，口吸之。

【主治】百虫入耳。（《寿世保元·卷九·虫兽》）

无名方七

【组成】蜗牛。

【用法】捣烂，涂。

【主治】雄蝎螫人，痛一处。（《寿世保元·卷九·虫兽》）

无名方八

【组成】盐。

【用法】嚼盐抹上，及以盐汤浸疮。

【主治】蜈蚣咬人痛不止。

【效果】极效。(《济世全书·兑集·卷八·虫兽》)

无名方九

【组成】油菜三钱。

【用法】倾地上,以指擦地上油,搽咬处即可,不可令四眼见。

【主治】蜈蚣咬。(《种杏仙方·卷四·虫兽伤》)

无名方十

【组成】芋梗。

【用法】挼敷之。又蜂螫人至死者,用蜂房末、猪脂敷愈。

【主治】蜂螫。

【效果】则愈。(《济世全书·兑集·卷八·虫兽》)

海上方

【组成】丝瓜根。

【用法】洗净,捣研,生酒吃一醉。或用半边莲,研酒服。

【主治】蛇咬。

【效果】立已。(《古今医鉴·卷十六·虫兽伤》)

溯源散

【组成】斑蝥七个。

【用法】斑蝥去头翅足为末,温酒调服。

【主治】癫狗咬。

【效果】于小便桶内,见衣沫似狗形为效。(《古今医鉴·卷十六·虫兽伤》)

【注】《鲁府禁方·卷四·宁集·虫兽》录有本方,微焙黄色,温黄酒送下。忌见风及人惊。汗出即愈。

无名方十一

【组成】白芷。

【用法】白芷为末,麦门汤调。

【主治】蛇咬痛肿。

【效果】服之即活。(《云林神彀·卷四·虫兽伤》)

无名方十二

【组成】半夏、蟾酥。

【用法】各少许擦之。

【主治】蝎螫。(《种杏仙方·卷四·虫兽伤》)

无名方十三

【组成】猫儿眼草汁。

【用法】用猫儿眼草汁，捻入黄蜡内，令匀为丸。临用取些须，灯火化，簪尖点痛处。

【主治】蝎螫。(《种杏仙方·卷四·虫兽伤》)

无名方十四

【组成】生矾、枯矾等份。

【用法】为末，水调搽患处。

【主治】蜈蚣咬。(《种杏仙方·卷四·虫兽伤》)

无名方十五

【组成】丝瓜小藤一大把，绿豆粉七匙。

【用法】丝瓜藤，研烂取汁一碗，以绿豆粉调服。冬月略温服，春夏秋冷服。

【主治】狗咬。

【禁忌】忌生冷荤腥。(《种杏仙方·卷四·虫兽伤》)

无名方十六

【组成】蒜，酒。

【用法】食蒜饮酒，更用蒜捣烂涂患处，加艾于蒜上，灸之。

【主治】蛇咬。

【效果】其毒自解。凡毒虫伤并效。(《万病回春·卷之八·虫兽》)

无名方十七

【组成】五灵脂末。

【用法】每二钱，酒调服。

【主治】毒蛇咬。(《种杏仙方·卷四·虫兽伤》)

无名方十八

【组成】香油，盐。

【用法】熬服一盏。

【主治】虫咬心痛。(《寿世保元·卷十·单品杂治·香油治验》)

无名方十九

【组成】杏仁、甘草。

【用法】口嚼搭伤处；又宜银杏涂伤处。又宜蓖麻子五十粒去壳，以井花水研成膏，先盐水洗伤处，后敷此药。

【主治】狗咬伤。(《万病回春·卷之八·虫兽》)

【注】《云林神彀·卷四·虫兽伤》录有本方，疼痛即便好。

定风散

【组成】天南星、防风各等份。

【用法】为末，破伤处以药敷贴疮口，然后温水调下一钱。先口衔浆水洗净，用绵拭干贴药。如牙关紧急，角弓反张，用药二钱，童便调下。

【主治】癫狗咬破。

【效果】更不再发，无脓有效。(《济世全书·兑集·卷八·虫兽》)

雄灵散

【组成】雄黄五钱，五灵脂一两。

【用法】上为末，每服二钱，好酒调服，仍敷患处，良久再进一服。

【主治】毒蛇所伤，昏闷欲死者。

【效果】即愈。(《古今医鉴·卷十六·虫兽伤》)

治癫狗咬神方

【组成】斑蝥去翅、足七个，香附七个。

【用法】共为细末，作一服，烧酒调下。如腹痛不可忍者，吃猪肉汤一两口解之。

【主治】癫狗咬。(《济世全书·兑集·卷八·虫兽》)

无名方二十

【组成】白芷，麦门冬，白矾。

【用法】白矾为末，每三钱，麦门冬汤调服。外用白矾熔化，滴伤处。

【主治】蛇咬，赤肿欲死。(《种杏仙方·卷四·虫兽伤》)

无名方二十一

【组成】半夏，白矾。

【用法】为细末，醋调涂敷。

【主治】蛇蝎螫。

【效果】即痊安。(《云林神彀·卷四·虫兽伤》)

无名方二十二

【组成】火硝焙干一钱三分，雄黄一钱，麝香少许。

【用法】为末，男左女右点大眼角。

【主治】蝎螫。

【效果】立止。(《济世全书·兑集·卷八·虫兽》)

无名方二十三

【组成】天南星三个，胆矾五钱，焰硝半斤。

【用法】化成水，擦之。

【主治】蝎螫。(《寿世保元·卷九·虫兽》)

无名方二十四

【组成】雄黄五钱，五灵脂一两。

【用法】为末，好酒调服。

【主治】青蛇所伤昏欲死。(《云林神彀·卷四·虫兽伤》)

【注】《万病回春·卷之八·虫兽》录有本方，仍敷患处良久，再进一服。又宜贝母去心，好酒服。又宜白芷为末，麦门冬调服立愈。又宜抗板归不拘多少，其药四五月生，至九月，见霜即无叶，尖青如梨头尖样，藤有小刺，有子圆黑如睛，味酸；用藤叶捣汁，酒调，随量服之，用渣搭伤处。立愈。

无名方二十五

【组成】雄黄一钱，麝香半分，蓼兰汁。

【用法】为末，用蓼兰汁和，涂疮上，如无蓼汁，以青黛五分入水内和。

【主治】蜘蛛咬成疮。

【效果】立愈。(《万病回春·卷之八·虫兽》)

无名方二十六

【组成】斑蝥七个，蛤蟆，江米一撮，黄酒。

【用法】斑蝥去足翅，蛤蟆去五脏，用江米，砂锅片上炒黄色令干，各另研收，用时方合一处。

【主治】疯狗伤人。(《鲁府禁方·卷四·宁集·虫兽》)

无名方二十七

【组成】斑蝥七个，雄黄二钱，麝香三分，滑石五六钱。

【用法】上，俱观人禀气虚实，用糯米一勺，与斑蝥同炒，以赤为度，各为细末，酒调服。

【主治】癫狗咬。(《寿世保元·卷九·虫兽》)

蝉花散

【组成】蝉蜕、青黛各五钱，蛇退一两烧存性，华阴细辛一钱五分，黄酒。

【用法】上为细末，每服三钱，黄酒送下。

【主治】夏月犬伤，蛆虫极盛，臭恶不可近者。(《万病回春·卷之八·虫兽》)

胆矾锭子

【组成】白矾二钱，雄黄、蟾酥、胆矾、乳香各一钱。

【用法】上五味共为细末，用水化皮胶为锭子。

【主治】蝎螫疼痛。

【效果】即好。(《鲁府禁方·卷四·宁集·虫兽》)

蝎螫疼痛神妙丸

【组成】雄胆、半夏、胆矾各等份。

【用法】为末，麝少许，猫眼草汁和丸，口嗒患处须令静，用药揩擦立欢然。

【主治】蝎螫疼痛。

【效果】立欢然。（《云林神彀·卷四·虫兽伤》）

八、 金疮杖疮外伤小方

出箭方

【组成】花蕊石。

【用法】为细末，撒在伤处周围。

【效果】箭头即出。（《万病回春·卷之八·金疮》）

葱搭法

【组成】葱头。

【用法】切烂，炒焦，搭患处，冷则再易。

【主治】打扑伤损肿痛。

【效果】止痛消肿散瘀。（《古今医鉴·卷十六·折伤》）

金疮方

【组成】葱。

【用法】入灰火煨熟，剥皮劈开，取其涕，敷患处，仍多火煨，继续易热。

【主治】折伤及割破手足。（《种杏仙方·卷四·金疮》）

神效葱熨法

【组成】葱白。

【用法】细切，杵烂烧热敷患处。如冷易之。

【主治】跌打伤损。

【效果】肿痛即止。其效如神。（《万病回春·卷之八·折伤》）

【注】《寿世保元·卷十·单品杂治·方》录有本方，因伤其拇指，并爪甲劈裂，索金疮药裹之，其痛不止，误截去一指。《济世全书·兑集·卷八·折伤》也录有本方，刀斧伤损血不止，痛难忍者。痛与血随止。

守田膏

【组成】半夏。

【用法】为末，调敷伤处。

【主治】打扑有伤，瘀血流注。

【效果】一宿不见痕迹。(《古今医鉴·卷十六·折伤》)

折伤先用止痛方

【组成】白矾。

【用法】为末，每用一匕沸汤化了，以手帕蘸，乘热熨伤处。

【主治】折伤。

【效果】少时痛止。(《济世全书·兑集·卷八·折伤》)

无名方一

【组成】白萝卜。

【用法】捣烂罨之。

【主治】杖疮。(《云林神彀·卷四·杖疮》)

【注】《万病回春·卷之八·杖疮》《种杏仙方·卷三·杖疮》录有本方，一夜血散即愈。

无名方二

【组成】葱一大把。

【用法】切烂，捣如泥，熟研，乘热敷之。

【主治】刀伤、石磕损，血不止，肿痛不可忍。

【效果】其痛即止。(《寿世保元·卷十·金疮》)

【注】《寿世保元·卷九·折伤》录有本方，生葱捣烂，热罨之。主治跌伤打伤，肿痛不可忍。甚妙。

无名方三

【组成】鹅管石。

【用法】为末，撒四周。

【主治】箭头入骨头，不能出者。

【效果】箭头自出。(《寿世保元·卷十·金疮》)

无名方四

【组成】凤仙花。

【用法】根叶捣烂涂。

【主治】凡人杖打后有瘀血。(《云林神彀·卷四·杖疮》)

【注】《万病回春·卷之八·杖疮》录有本方，一夜血散即愈。《济世全书·兑集·卷八·杖疮》也录有本方，如干又涂之。及打破脚腿肿痛。

无名方五

【组成】何首乌。

【用法】研末。

【主治】搭伤处。

【效果】血即止。(《种杏仙方·卷四·金疮》)

无名方六

【组成】黄蒿子。

【用法】焙干为末，搽上。如心慌者，即饮童便一二碗。

【主治】仗疮打，定痂者。

【效果】即开。(《种杏仙方·卷三·杖疮》)

【注】《济世全书·兑集·卷八·杖疮》录有本方，一夜血散即愈。

无名方七

【组成】金凤花杆一根。

【用法】捣烂如泥，敷患处，如干，又涂上。

【主治】杖打破脚腿，肿痛。

【效果】一夜血散而愈。(《寿世保元·卷九·杖疮》)

无名方八

【组成】刘寄奴。

【用法】为末，搽之。

【主治】箭伤。

【效果】收敛金疮口，无疤痕。(《寿世保元·卷十·金疮》)

无名方九

【组成】龙骨末。

【用法】掺之。

【主治】破伤血不止。(《种杏仙方·卷四·金疮》)

无名方十

【组成】鹿角末。

【用法】烧,以水和涂。

【主治】竹木刺入肉,皮中不出。

【效果】立出,久者不过一夕。(《济世全书·兑集·卷八·金疮》)

无名方十一

【组成】小奶鸡一二只。

【用法】先用手扯伸,后用鸡,捣烂搽上,外用杉木板夹之,次日再换。

【主治】跌打伤损骨。

【效果】取效如神。(《寿世保元·卷九·折伤》)

【注】《云林神彀·卷四·折伤》《种杏仙方·卷四·金疮》录有本方,将去毛,扯下皮,贴伤处。刀割破颈颡一个大口。立效。《济世全书·兑集·卷八·折伤》录有本方,因伤其拇指,并爪甲劈裂,索金疮药裹之,其痛不止,误截去一指。

无名方十二

【组成】青果核。

【用法】磨水,频扫患处。

【主治】打仆青肿疼痛。

【效果】青肿立退。(《寿世保元·卷九·折伤》)

无名方十三

【组成】青榄核。

【用法】磨水频授。

【主治】一切打扑,青肿疼痛。

【效果】患处其青即退。(《济世全书·兑集·卷八·折伤》)

无名方十四

【组成】生半夏。

【用法】为末,搽患处。

【主治】打破肢体,血出不止。

【效果】立止。(《寿世保元·卷十·金疮》)

无名方十五

【组成】松香。

【用法】为末,撒患处。

【主治】不拘打伤、刀砍、跌损。

【效果】即愈。(《种杏仙方·卷四·折伤》)

无名方十六

【组成】小蓟叶。

【用法】捣烂封之。

【主治】金疮出血不止。(《种杏仙方·卷四·金疮》)

无名方十七

【组成】雄猪脊髓。

【用法】日夜搽破肿处。

【主治】杖疮久不愈。

【效果】立已。(《寿世保元·卷九·杖疮》)

无名方十八

【组成】血竭末。

【用法】敷之。

【主治】金疮血不止。

【效果】立止。(《鲁府禁方·卷四·宁集·金疮》)

无名方十九

【组成】玉簪花叶。

【用法】贴一二日。嫩荷叶亦可。

【主治】仗疮生疔甲。

【效果】即落。(《种杏仙方·卷三·杖疮》)

无名方二十

【组成】猪胆汁。

【用法】涂之。

【主治】杖疮。(《万病回春·卷之八·杖疮》)

冰片散

【组成】片脑二分，孩儿茶一钱二分。

【用法】共为细末，掺于患处。

【主治】伤手疮。

【效果】如神。(《鲁府禁方·卷四·宁集·金疮》)

寄杖散

【组成】白蜡一两。

【用法】细细切烂，滚酒淬入碗内服之。

【功效】打着不痛。(《古今医鉴·卷十六·杖疮》)

将军膏

【组成】大黄。

【用法】为末，姜汁调敷患处。

【主治】伤损肿痛，不消瘀血，流注紫黑；或伤眼上，青黑。(《古今医鉴·卷十六·折伤》)

接骨方一

【组成】蟹。

【用法】蟹焙黄为末，黄酒调服，接骨时，觉响。

【效果】出汗止疼。(《鲁府禁方·卷四·宁集·折伤》)

接骨散

【组成】窝苣子。

【用法】不拘多少，微炒研细末，每服二三钱，同好酒调服。

【主治】跌打伤损。

【效果】接筋续骨。(《万病回春·卷之八·折伤》)

接指方

【组成】真苏木。

【用法】为细末，敷断指处，外用蚕茧包缚完，固定数日。

【主治】指断，皮肤刀斧伤。

【效果】如故。（《济世全书·兑集·卷八·折伤》）

军中一捻金

【组成】矿石灰。

【用法】不拘多少，炒研、生韭菜连根同捣作饼，阴干为末掺上。

【主治】金疮伤破出血并狗咬。

【效果】止血生肌。（《万病回春·卷之八·金疮》）

杖疮膏

【组成】密陀僧为末四两，香油八两。

【用法】熬成膏，油纸上贴患处。

【主治】杖疮。

【效果】当时痛止，消脓水，自然生肉。（《济世全书·兑集·卷八·杖疮》）

【注】《古今医鉴·卷十六·杖疮》录有本方，上为末，同入锅内，文武火熬，用柳条数根，一顺勤搅，不要住手，待熬成黑色，滴水成珠。顽疮、大疱臁疮。如有疔甲，贴药即止。

治金疮止血速瘥方

【组成】炒石灰，鸡子白。

【用法】和丸，如弹子大，炭火煅赤，捣末以敷疮上。

【主治】金疮。

【效果】立瘥。（《济世全书·兑集·卷八·金疮》）

无名方二十一

【组成】矿石灰，韭果。

【用法】矿石灰炒，韭果捣阴干，掺敷患处。

【主治】金疮。

【效果】妙。(《云林神彀·卷四·金疮》)

无名方二十二

【组成】白蜡。

【用法】细切,入碗内,滚酒泡服。

【主治】未杖之先。

【效果】打着不痛。(《寿世保元·卷九·杖疮》)

无名方二十三

【组成】百草霜研细三钱。

【用法】好酒调服。

【主治】跌仆损伤,恶血入肠胃,下血溺如瘀血者。(《济世全书·兑集·卷八·折伤》)

无名方二十四

【组成】蚕豆。

【用法】煮熟,同韭菜吃下。

【主治】误吞针。

【效果】针同菜大便而出。(《济世全书·兑集·卷八·金疮》)

无名方二十五

【组成】大黄,姜汁。

【用法】一夜一次涂敷。

【主治】打伤瘀血流注,紫黑或伤眼目。(《云林神彀·卷四·折伤》)

无名方二十六

【组成】大黄末,童便。

【用法】调搽。

【主治】杖疮。(《济世全书·兑集·卷八·杖疮》)

【注】《种杏仙方·卷三·杖疮》《云林神彀·卷四·杖疮》录有本方,一夜血散即愈。

无名方二十七

【组成】豆粉炒,鸡子清。

【用法】调敷。

【主治】杖疮。(《云林神彀·卷四·杖疮》)

无名方二十八

【组成】麻油二分,黄丹一钱。

【用法】入水一分,用银簪搅成膏,用鹅毛刷上,外用纸贴,日四五次。

【主治】杖疮。

【效果】赶血下行,立时肿消痛止。(《寿世保元·卷九·杖疮》)

【注】《济世全书·兑集·卷八·杖疮》录有本方,一夜血散即愈。

无名方二十九

【组成】热小便一碗,酒一碗。

【用法】温服。或用苎麻烧灰,调酒服。

【主治】打仆瘀血攻心。

【效果】立效成。(《济世全书·兑集·卷八·折伤》)

无名方三十

【组成】生地黄。

【用法】生地黄研汁,好酒和服,并杵碎,炒熟,封损处。

【主治】伤肢折臂,断筋损骨。

【效果】一月筋皮连续,效。(《种杏仙方·卷四·折伤》)

无名方三十一

【组成】石灰不拘多少,桐油。

【用法】调,敷上。

【主治】杖疮血浸裆,肿痛不可忍。

【效果】立止。(《济世全书·兑集·卷八·杖疮》)

无名方三十二

【组成】石灰三钱,香油五钱。

【用法】石灰,搅入水,澄,再加香油,用金环脚搅打成膏,以鸡翎扫上。

【主治】杖打，血浸裆，肿痛。

【效果】须臾肿消痛止，使血水长流。（《寿世保元·卷九·杖疮》）

无名方三十三

【组成】童便，热豆腐。

【用法】内饮童便，外热豆腐铺。

【主治】杖疮。（《云林神彀·卷四·杖疮》）

无名方三十四

【组成】童便、黄酒各一钟。

【用法】合而温服，免血攻心，甚妙。即用葱切烂、炒熟，搭患处，冷则再易。如无葱，用熟豆腐消在仗处，其气如蒸，其腐即紫，复易，以淡为度。

【主治】杖毕。

【效果】止痛消肿，散瘀如神。（《种杏仙方·卷三·杖疮》）

无名方三十五

【组成】蟹二只，酒二碗。

【用法】连壳捣烂，酒煎，去渣服，渣敷患处。

【主治】跌扑伤损。（《寿世保元·卷九·折伤》）

无名方三十六

【组成】延胡索一两，豆淋酒。

【用法】捣罗为末，不拘时，以酒调下一钱。

【主治】堕落车马，筋骨疼痛不止。（《济世全书·兑集·卷八·折伤》）

【注】《济世全书·兑集·卷八·折伤》录有本方。

无名方三十七

【组成】真绿豆粉，鸡子清。

【用法】用真绿豆粉微炒，鸡子清调，刷之。

【主治】仗疮。（《种杏仙方·卷三·杖疮》）

【注】《万病回春·卷之八·杖疮》录有本方，一夜血散即愈。

导滞散

【组成】大黄三钱，当归一钱。

【用法】上为末，酒煎服。

【主治】跌打伤重，腹内有血。

【效果】大便血出，即愈。（《古今医鉴·卷十六·折伤》）

二生膏

【组成】生地黄鲜者一斤，生姜四两。

【用法】上捣烂，入糟，同炒匀，乘热以布裹罨伤处，冷即易之。

【主治】跌损手足。

【效果】先能止痛，后整骨，大有神效。（《古今医鉴·卷十六·折伤》）

接骨方二

【组成】天花粉、瓜蒌仁各五钱。

【用法】共为细末，三服，用点香一柱。先以黄酒热调三钱三分；香尽三分之一，再服一服如前；香点余三分之一，服尽第三服，亦如前。至一炷香尽。

【效果】觉接患处有声，其痛止，次日全好如常。（《鲁府禁方·卷四·宁集·折伤》）

接骨神方

【组成】蝇虎一个，黄蜡。

【用法】将黄蜡滚水泡软，捻成饼，包生蝇虎在内作一丸，将酒吞下。

【主治】折伤。

【效果】止痛消肿，接骨如神。（《济世全书·兑集·卷八·折伤》）

生肌散

【组成】乳香、没药、孩儿茶各等份。

【用法】为细末掺上。

【功效】止痛生肌。(《万病回春·卷之八·杖疮》)

无名方三十八

【组成】绿豆粉，新汲水，杉木板。

【用法】用绿豆粉，新瓦铫内炒紫色，旋新汲水调成稀膏，厚敷损处（须教遍满），贴以白纸，将杉木板缚定。

【主治】扑伤，折手足。

【效果】此方验过。(《种杏仙方·卷四·折伤》)

无名方三十九

【组成】密陀僧四两为末，香油八两，柳条数根。

【用法】密陀僧、香油，同入锅内，文武火熬，用柳条，一顺勤搅，不要住手，待熬成黑色，滴水成珠，油纸贴患处。

【效果】当时疼止，拘脓水，自然生肉。(《种杏仙方·卷三·杖疮》)

无名方四十

【组成】童便，好酒一钟，葱。

【用法】童便、酒合而温服，葱切烂，炒热搭杖疮，冷则再易，如无葱可用热豆腐。

【主治】杖毕。

【效果】免血攻心，止痛消肿。(《济世全书·兑集·卷八·杖疮》)

无名方四十一

【组成】降真香二两，老松香五钱。

【用法】研细末，童便洗净，敷之。

【主治】刀斧重伤，斫断手足，血出不止，痛入骨髓。

【效果】止血住痛，生肌接骨。(《寿世保元·卷十·金疮》)

无名方四十二

【组成】童便、黄酒各一钟。

【用法】童便、黄酒合而温服，一日三四次。外用葱切烂，炒焦，搭伤处，冷则易之。

【主治】打跌伤损。(《种杏仙方·卷四·折伤》)

无名方四十三

【组成】童便、酒，热豆腐。

【用法】饮童便和酒一钟，以免血攻心；再用热豆腐铺在仗紫色处，其气如蒸，其腐即紫，复易之。须得紫血散尽，转淡红色为度。

【主治】杖后。(《万病回春·卷之八·杖疮》)

无名方四十四

【组成】真牛胶一两，干冬瓜皮一两。

【用法】上二味，剉碎，同炒焦枯存性，为末，每服五钱，酒调，热服，后仍饮热酒二三盏，厚盖。

【主治】跌仆伤损。

【效果】得微汗，痛即止，一宿接完如初，极效。(《寿世保元·卷九·折伤》)

当归膏

【组成】当归一两，生地黄一两，黄蜡一两，麻油六分。

【用法】上先将当归、地黄入油煎黑，去渣入蜡熔化，候冷搅匀，即成膏矣。

【主治】杖扑汤火疮毒。(《济世全书·兑集·卷八·杖疮》)

抵金丹

【组成】蚕沙、绿豆粉炒黄各四两，枯矾二两四钱。

【用法】上为末，酽醋调敷患处，厚纸贴之，绢布缚绑之，换敷三四次。

【主治】跌扑损伤，闪扭骨窍等证。

【禁忌】忌产妇、房事。

【效果】效。常饮黄酒，通和血脉，妙。(《鲁府禁方·卷四·宁集·折伤》)

鸡鸣散

【组成】大黄_{酒蒸}一两，归尾五钱，桃仁_{去皮尖}七粒。

【用法】上剉，酒煎，鸡鸣时服。

【主治】从高坠下，及木石所压，伤损、血瘀、凝积，痛不可忍。

【效果】取下瘀血，即愈。(《古今医鉴·卷十六·折伤》)

接骨散

【组成】当归五钱，官粉_煅五分，硼砂二钱。

【用法】上为末。每服二钱，苏木汤调服，频服苏木汤。损在腰以上，先吃淡粥半碗，然后服药；在腰以下，即先服而后食。别作糯米粥，入药末拌和摊纸上，或绢上，封裹伤处。如骨碎，用竹木夹定，或衣物包之。

【效果】接骨续筋，活血止痛。(《古今医鉴·卷十六·折伤》)

肉红膏

【组成】猪脂油二两_{炼去渣}，黄蜡一两_{入一处化开}，银朱五分，花椒末一钱。

【用法】上调匀，用纸摊贴。

【主治】棒疮起疔。

【效果】止疼。(《鲁府禁方·卷四·宁集·杖疮》)

一捻金

【组成】腊月黑牛胆一个，石灰四两，白矾一两，黄丹_炒一两。

【用法】研和，敷患处。

【主治】金疮所伤，并一切臁疮、马断梁等疮。(《寿世保元·卷十·金疮》)

【注】《古今医鉴·卷十六·金疮》录有本方，牛胆装入石灰、白矾，阴干取出，入黄丹，研末用之。《济世全书·兑集·卷八·金疮》也录有本方，另炒紫色研细，同一处研匀敷患处。

无名方四十五

【组成】白及五钱，矿石灰，乳竭。

【用法】研末入牛胆，窨干候伤割，少许掺患处。

【主治】刀箭伤。

【效果】百中无一错。（《云林神彀·卷四·金疮》）

无名方四十六

【组成】白蜡一两，乳香、没药各三钱。

【用法】金银箔各二十贴纸，为末温酒调二钱。

【主治】杖打肿痛昏欲死。

【效果】服后勿药自有喜。（《云林神彀·卷四·杖疮》）

无名方四十七

【组成】绿豆粉、黄柏、黄连，猪胆一枚。

【用法】猪胆，倾出碗内，将绿豆粉、黄柏、黄连细末入胆内，调匀搽杖处。（《种杏仙方·卷三·杖疮》）

【注】《济世全书·兑集·卷八·杖疮》录有本方，治杖疮。

无名方四十八

【组成】硼砂一钱半，水粉、当归各一钱。

【用法】上为末，每服二钱，苏木汤调服，仍时饮苏木水。

【主治】筋断骨折痛不可忍。

【效果】立效。（《鲁府禁方·卷四·宁集·折伤》）

白龙神膏

【组成】黄蜡二两，黄香末二两，没药、乳香各五分。

【用法】黄蜡慢火烊，续入黄香末，没药、乳香，香油炖温入三两，搅匀待冷水入水缸，三日拨去火中毒，油纸摊药贴其伤。

【主治】杖疮。（《云林神彀·卷四·杖疮》）

【注】《古今医鉴·卷十六·杖疮》录有本方，远年近日一切顽疮。立效。

当归补血汤

【组成】红花五钱，黄芪、当归、独活各一两，有风加羌活一两。

【用法】水一钟，煎服。

【主治】打伤，气血不足。

【禁忌】忌风。(《鲁府禁方·卷四·宁集·折伤》)

古神接骨丹

【组成】儿茶、乳香、没药、蚕壳烧等份。

【用法】每服二钱末，下血烧酒调，接骨黄酒噙。

【主治】折伤。(《云林神彀·卷四·折伤》)

济阴丹

【组成】天花粉三两，姜黄、白芷、赤芍药各一两。

【用法】上为末，茶调，搽患处。

【主治】伤损焮痛红肿，属热毒者。(《寿世保元·卷九·折伤》)

接骨方三

【组成】古文钱大者醋淬碎、乳香、没药各五钱，轻粉一分。

【用法】上为末，酒糊丸服，酒调亦可。(《鲁府禁方·卷四·宁集·折伤》)

接骨止痛方

【组成】蛤蟆一个，盐泥，乳香、没药各五分。

【用法】蛤蟆用瓦两片仰覆合之，以铁丝敷定四面，用盐泥固济，文武火煅三时，取出乳香，没药，同研细末，热酒调下。

【主治】折伤。(《济世全书·兑集·卷八·折伤》)

金枪散

【组成】银朱、血竭、发灰、人指甲烧存性、珍珠烧存性各等份。

【用法】上为细末，研匀，掺患处。

【主治】一切刀割破、打破、跌破、出血不止，破开口不合。

【效果】止血生肌，住痛，立效。(《古今医鉴·卷十六·金疮》)

续骨丹

【组成】乳香、没药、孩儿茶、蚕壳烧灰各等份。

【用法】上为末。每服二钱，接骨，黄酒送下；欲下血，烧酒

送下。(《古今医鉴·卷十六·折伤》)

无名方四十九

【组成】苏木三钱，红花三钱，归尾三钱，大黄二钱，童便一大钟。

【用法】上共为末，煎至一钟，不拘时，热服。

【主治】杖打伤重，败血攻心欲死。(《寿世保元·卷九·杖疮》)

无名方五十

【组成】苏木一两，好麻五钱，乳香、没药各三钱。

【用法】用苏木，好麻，炒成灰。二味好酒煎熟，用乳香、没药为末，入酒内，碗合住，片时温服。

【效果】汗出效。接骨，消肿，止痛。(《种杏仙方·卷四·折伤》)

九、 烫火伤小方

无名方一

【组成】柏叶。

【用法】为末，搽患处。如疮干者，香油调敷。

【主治】汤烫火烧。(《鲁府禁方·卷四·宁集·汤火》)

无名方二

【组成】大黄。

【用法】为末，凉水调敷，或栀子为末，鸡子清调敷。

【主治】汤烫火烧。(《鲁府禁方·卷四·宁集·汤火》)

无名方三

【组成】蜜。

【用法】调敷之。

【主治】汤火伤。

【效果】疼立止，不脓不痂效。(《万病回春·卷之八·汤火》)

无名方四

【组成】犬油。

【用法】搽上。

【主治】火疮流水。

【效果】即止。(《鲁府禁方·卷四·宁集·汤火》)

无名方五

【组成】石灰。

【用法】细筛，水和涂之，干即易上。

【主治】汤火灼疮。(《济世全书·兑集·卷八·汤火》)

无名方六

【组成】水磨炭末。

【用法】涂之，或磨土朱涂，或用真桐油涂。一方用蓣头，切开，水磨浓浆敷之。一方用黄柏，为末，香油调搽。

【主治】汤火烧伤。

【效果】立已。(《寿世保元·卷九·汤火》)

独圣散

【组成】生白矾，芝麻油。

【用法】为末，油调，扫疮破处，不拘时候。

【主治】汤烫破，火烧破，疮毒疼痛。(《济世全书·兑集·卷八·汤火》)

黄白散

【组成】榆树根白皮一两，黄丹二钱。

【用法】为细末，搅匀。看疮大小，用井花水调匀敷患处。

【主治】汤火伤。

【效果】不唯止痛，三五日即痊。(《万病回春·卷之八·汤火》)

清烟膏

【组成】鸡子，京墨。

【用法】鸡子清磨京墨，涂患处，上用三层湿纸盖，则不起疱，冷如冰。

【主治】汤火伤。

【效果】效。(《古今医鉴·卷十六·汤火伤》)

一白散

【组成】生白矾不拘多少。

【用法】香油调搽。

【主治】汤烫火烧，破痛不可忍。(《古今医鉴·卷十六·汤火伤》)

一黄散

【组成】大黄末，蜜水。

【用法】调搽。

【主治】汤火伤。(《古今医鉴·卷十六·汤火伤》)

【注】《寿世保元·卷九·汤火》录有本方：和涂之，或用鸡子清，磨京墨涂之，上用三层湿纸盖之。或用生白矾，为末，香油调，扫疮破处，不拘时。用于汤烫，被火烧破，疮毒疼痛。立愈。《云林神彀》称此方为"止痛仙方"。

缘白散

【组成】苦参，香油。

【用法】苦参不拘多少，香油调搽。

【主治】汤火烧，疼痛难忍。(《鲁府禁方·卷四·宁集·汤火》)

无名方七

【组成】蛤蜊壳不拘多少，生香油。

【用法】炙焦黄色，研细末，用油调膏敷之。

【主治】汤火伤。(《万病回春·卷之八·汤火》)

无名方八

【组成】槐子，香油。

【用法】烧灰为末，香油调上。用槐皮炒，为末，香油调上亦好。

【主治】汤火疮。(《万病回春·卷之八·汤火》)

无名方九

【组成】鸡清，京墨。

【用法】鸡清磨京墨，涂上温纸盖。

【主治】火烧汤烫厄。

【效果】其痛立可得。(《云林神彀·卷四·汤火疮》)

无名方十

【组成】面，栀子末。

【用法】油调敷。

【主治】油火疮。(《鲁府禁方·卷四·宁集·汤火》)

无名方十一

【组成】乳香，鸡子清。

【用法】为末，鸡子清调搽。

【主治】火疮。

【效果】止痛。(《鲁府禁方·卷四·宁集·汤火》)

无名方十二

【组成】无名异。

【用法】为末，鸡子清调敷。

【主治】火疮流水。(《鲁府禁方·卷四·宁集·汤火》)

无名方十三

【组成】扫猪毛不拘多少，真香油。

【用法】烧灰存性，研细末，油调，量患处大小，周围厚敷于上，中留一口，一日一次，慢慢围拢。

【主治】汤火伤。(《济世全书·兑集·卷八·汤火》)

无名方十四

【组成】盐末，米醋。

【用法】调敷疮上，次以醋泥涂之，仍用醋涂不绝。

【主治】汤火所烧。

【效果】暂救痛苦。(《济世全书·兑集·卷八·汤火》)

无名方十五

【组成】榆皮一两，黄丹三钱。

【用法】水上调敷上。

【主治】汤火所伤。(《云林神彀·卷四·汤火疮》)

无名方十六

【组成】真金箔，桐油。

【用法】金箔贴伤处稠密，用桐油扫金上。

【主治】汤烫火烧，烂痛不可忍者。

【效果】止痛生肌，恰如手取，妙不可言。(《济世全书·兑集·卷八·汤火》)

黑白散

【组成】百草霜，轻粉减半。

【用法】上为末，狗油调搽患处。

【主治】汤烫火烧伤。

【效果】立愈。(《古今医鉴·卷十六·汤火伤》)

无名方十七

【组成】生地黄。

【用法】地黄捣汁，入香油、黄蜡，砂锅内熬成膏，以鸡翎扫敷疮上。

【主治】汤烫火烧疮。(《寿世保元·卷九·汤火》)

无名方十八

【组成】桐油二分。

【用法】桐油用水一分，搅令匀，调入黄丹、石膏末敷之。

【主治】汤火伤。

【效果】效。(《万病回春·卷之八·汤火》)

当归膏

【组成】当归一两，地黄一两，黄蜡一两，麻油六两。

【用法】上，先将当归、地黄入油煎黑，去渣，入蜡熔化，候冷，搅匀，即成膏矣。

【主治】杖扑汤火损伤，疮毒。(《寿世保元·卷九·膏药》)

保生救苦散

【组成】大黄、黄柏、寒水石各等份。

【用法】为末油搽上。

【主治】火烧汤烫。

【效果】立安康。(《云林神彀·卷四·汤火疮》)

【注】《古今医鉴·卷十六·汤火伤》录有本方，主治火烧汤烫，或热油烙及脱肌肉者。

洪宝丹

【组成】天花粉三两，白芷二两，赤芍二两，郁金一两。

【用法】上为末，热毒用茶调，冷用酒调，涂患处。衄血不止，冷水调涂颈项上。

【主治】一切肿毒及汤烫火烧、金疮打扑，血出不止。

【效果】败血消肿，此药最绝血路。(《万病回春·卷之八·诸疮》)

【注】《古今医鉴·卷十五·诸疮》录有本方，如神。

第二节　皮肤及性传播疾病小方

一、白癜风小方

无名方一

【组成】杜蒺藜子。

【用法】生，捣为末，作汤服之，每服三钱。

【主治】白癜风。(《寿世保元·卷九·癜风》)

无名方二

【组成】茄蒂。

【用法】上将粗布搽洗患处令净，以茄蒂蘸擦之。一说白癜用白茄蒂，紫癜用紫茄蒂。

【主治】白癜风。(《万病回春·卷之八·癜风》)

二仙扫痱汤

【组成】枣叶一升,好滑石末二两。

【用法】用水数碗,共合一处,熬二炷香,承热浴洗。

【主治】伏热遍身痱痒。

【效果】二三次即愈。(《鲁府禁方·卷四·宁集·诸疮》)

无名方三

【组成】白莲花、半夏各等份。

【用法】为末,飞面糊为丸,如弹子大,用六安茶擦之。

【主治】汗斑。(《寿世保元·卷九·癜风》)

无名方四

【组成】苍耳草叶,蜜。

【用法】用端午日取苍耳草叶,洗净晒干,为末,炼蜜丸如梧桐子大。每服四五十丸,白汤下。日三服。若身体有风处或麻豆粒,此为风毒出也,以针刺汁出尽乃止。

【主治】诸风疮隐疹、白紫癜风。(《种杏仙方·卷三·癜风》)

无名方五

【组成】硫黄、生白矾等份。

【用法】为末,用绢包,水煮一日,擦。

【主治】白癜风。(《古今医鉴·卷十五·癜风》)

无名方六

【组成】密陀僧,酽醋。

【用法】密陀僧用细研,隔年酽醋和,擦。

【主治】癜风与汗斑。

【效果】一擦如旧颜。(《云林神彀·卷四·癜风》)

【注】《万病回春·卷之八·癜风》录有本方,随手而愈。

无名方七

【组成】茄子一个,人言一钱。

【用法】茄子破开,入人言于中,煨熟取去人言,以热茄擦之。

【主治】白癜风。

【效果】即消。(《鲁府禁方·卷四·宁集·癜风》)

无名方八

【组成】雄鸡肾、白果仁。

【用法】捣烂，擦患处。

【主治】白癜风。(《寿世保元·卷九·癜风》)

【注】《种杏仙方·卷三·癜风》录有本方，随手而愈。

无名方九

【组成】白莲花、半夏等份，六安细茶。

【用法】面糊丸弹子大。用六安细茶擦之。

【主治】汗斑。(《种杏仙方·卷三·癜风》)

无名方十

【组成】官粉五钱，硫黄三钱。

【用法】为末，鸡清调搽。

【主治】紫癜风。(《古今医鉴·卷十五·癜风》)

无名方十一

【组成】硫黄一两醋煮一日，海螵蛸二个。

【用法】上同研为末，先浴，后以生姜蘸药，热搽患处，须谨风少时，数度断根。又以知母磨醋搽亦妙。

【主治】紫癜风。(《鲁府禁方·卷四·宁集·癜风》)

追风丸

【组成】何首乌、荆芥、苍术米泔浸、苦参各等份。

【用法】上为末，用好大肥皂去皮弦剉碎，煮汁滤去渣，入面少许，打糊为丸，如梧桐子大。每服五十丸，空心清茶送下。

【主治】白癜风。

【禁忌】忌一切动风之物。(《万病回春·卷之八·癜风》)

无名方十二

【组成】白附子、雄黄、密陀僧各等份。

【用法】为细末，生姜汁调，以其为蘸药擦之。

【主治】紫癜风、白癜风，即如今汗斑之类。（《济世全书·兑集·卷八·癜风》）

无名方十三

【组成】附子、硫黄、姜汁、茄蒂。

【用法】姜汁调匀茄蒂擦。

【主治】白癜，紫癜。

【效果】但患痒处并无踪。（《云林神彀·卷四·癜风》）

无名方十四

【组成】硫黄一钱，密陀僧一钱，信六分。

【用法】上三味俱为细末，用隔年陈醋调和擦之。晚间搽上，次早洗去。

【主治】黑白癜风。

【效果】一二次即愈。（《万病回春·卷之八·癜风》）

无名方十五

【组成】秃菜根，白矾，五倍子，无名异。

【用法】秃菜根同白矾、五倍子、无名异和调捣碎，先以苎麻刮热，以药擦之。

【主治】紫白癜风。

【效果】三四次绝根。（《济世全书·兑集·卷八·癜风》）

无名方十六

【组成】雄黄二钱，雌黄、硫黄、白砒、白矾各二钱。

【用法】上共为末，每用时先一浴，令通身出汗，次以捣生姜拌药，布包，患处擦之，良久，以热汤淋洗。

【主治】紫白癜风。（《寿世保元·卷九·癜风》）

二、疥疮小方

无名方一

【组成】石灰半碗。

【用法】用热水一盆，入石灰半碗搅浑，待温，可下手洗疥。

【效果】如神。(《种杏仙方·卷三·疥疮》)

无名方二

【组成】土蒺藜苗。

【用法】煎汤洗之。

【主治】遍身风痒。(《寿世保元·卷九·疥疮》)

擦疥方

【组成】鸡子清,香油。

【用法】用鸡子清,同香油入铁勺内煎三沸,冷定,火烤,抓破涂上。

【主治】疥。

【效果】土坑上睡即好。(《鲁府禁方·卷四·宁集·疥疮》)

天棚散

【组成】干瓦松经霜者,鸡蛋黄。

【用法】干瓦松,烧灰研末,不拘多少,用鸡蛋黄,煎取自然油。调搽患处。

【主治】疥癣诸疮。

【效果】土坑上睡即好。神效。(《鲁府禁方·卷四·宁集·疥疮》)

无名方三

【组成】苍术、皮硝各等份。

【用法】水煎洗。

【主治】疥疮。

【效果】愈后永不发。(《古今医鉴·卷十五·疥疮》)

无名方四

【组成】红椒。

【用法】去目,水浸半日,和生杏仁,研烂,擦两手掌,掩外肾。

【主治】肾脏风发疥疮。

【效果】极效。(《寿世保元·卷九·下疳》)

无名方五

【组成】苦参。

【用法】炒，待烟出，为末，米饮下。

【主治】疥疮。(《寿世保元·卷十·单品杂治·方》)

无名方六

【组成】藜芦根。

【用法】为末，脂油调搽。

【主治】老人生皮风、疥疮瘙痒。

【效果】即愈。(《寿世保元·卷九·疥疮》)

无名方七

【组成】硫黄一二钱。

【用法】硫黄细嚼，烧酒送下。

【主治】疥内消散。(《鲁府禁方·卷四·宁集·疥疮》)

一扫光

【组成】狼毒、皂角、水银一两溶锡三分，入水银结成砂子各等份。

【用法】上三味，掺于床荐被褥之间。

【主治】疥疮。

【效果】疥疮愈而蚤、虱、臭虫俱绝。(《济世全书·兑集·卷八·疥疮》)

无名方八

【组成】茶叶，花椒，烧酒。

【用法】频洗。

【主治】疥疮。(《种杏仙方·卷三·疥疮》)

无名方九

【组成】花椒炒，陈小麦炒等份。

【用法】为末，香油调搽。

【主治】疥疮。(《种杏仙方·卷三·疥疮》)

无名方十

【组成】花椒、雄黄、蕲艾。

【用法】共为末，将纸卷筒，放被内熏之。

【主治】疮疥虫疮。(《寿世保元·卷九·疥疮》)

无名方十一

【组成】苦参四两，荆芥一两。

【用法】为末，水糊丸，梧桐子大，每服二十丸，茶下。

【主治】心肺积热，肾脏风毒，攻于皮肤，时生疥癞，瘙痒难忍，时有黄水，及生大风，手足烂坏，眉毛脱落，一切风疾。(《寿世保元·卷十·单品杂治·方》)

无名方十二

【组成】人言一钱，硫黄一两。

【用法】化开为末葱油炒，拌药绢包擦。

【主治】诸般疥癞风癣疮。(《云林神彀·卷四·疥疮》)

无名方十三

【组成】蛇床子、大枫子。

【用法】同为末，油调搽。

【主治】疥。

【效果】一宿即瘥。(《鲁府禁方·卷四·宁集·疥疮》)

熏疥药

【组成】艾叶，核桃壳，雄黄，人言少许。

【用法】上为末，卷作筒，烧烟熏之。

【主治】疥疮。(《古今医鉴·卷十五·疥疮》)

无名方十四

【组成】大枫子三十个，朝脑三钱研极白，水银一钱，油核桃仁七个。

【用法】上共一处，再研，用粗碗盛在内，用纸盖口，勿使泄气，用时擦手心内，以鼻闻数日，或擦鼻亦可。

【主治】疥。

【效果】即已。(《寿世保元·卷九·疥疮》)

【注】《寿世保元·卷九·疥疮》录有本方，谓效果如神。

无名方十五

【组成】枯矾二两，硫黄一两，信五分。

【用法】共为末。干则香油调搽，湿则干掺。（《种杏仙方·卷三·疥疮》）

无名方十六

【组成】萝卜一个，硫黄，猪油，银朱。

【用法】萝卜，内剜一孔，纳硫黄不拘多少，仍塞口，灰火中烧成炭，取出，捣研，再加猪油同捣，外加硫黄、银朱各少许，搽疥。

【主治】疥疮瘙痒不止。

【效果】效。（《寿世保元·卷十·单品杂治·萝卜治验》）

无名方十七

【组成】雄黄一钱，硫黄一钱，人言三分。

【用法】上为末，香油调搽。

【主治】干疥疮瘙痒。（《济世全书·兑集·卷八·疥疮》）

金不换

【组成】蛇床子五钱，大枫子去壳五钱，水银二钱，白锡一钱，枯白矾一钱。

【用法】上各为末，先将锡化开，次入水银研匀不见星，再入末药、柏油，共捣匀搽疮，宜干些。或无柏油，腊猪油亦可。

【主治】血风疮、癣疮、疥疮、虫疮及坐板疮、疥癞等疾。

【效果】立效。（《万病回春·卷之八·疥疮》）

仙子散

【组成】威灵仙、蔓荆子、何首乌、荆芥、苦参各等份。

【用法】为细末，每二钱，食前温调服。日进二服。

【主治】遍身疮疥，经年举发者。

【禁忌】忌发风物。（《万病回春·卷之八·疥疮》）

一扫光

【组成】枯白矾一两，硫黄七钱，五倍子炒、花椒各五钱，砒二分。

【用法】上为末，用香油煎鸡子令熟，去鸡子不用，只用香油搽疮。

【主治】疮疥。(《万病回春·卷之八·疥疮》)

无名方十八

【组成】硫黄二钱，蛇床子二钱，白矾二钱，水银渣三钱。

【用法】上为细末，用生姜汁调，擦患处。

【主治】男妇小儿遍身生疥癣，并脚上疯块痛痒不止。

【效果】立已。(《万病回春·卷之八·疥疮》)

无名方十九

【组成】蛇床子、大枫为末各五钱，水银二钱，矾一钱。

【用法】柏油调搽。

【主治】疥疮。

【效果】立可痊。(《云林神彀·卷四·疥疮》)

无名方二十

【组成】银朱一钱，雄黄一钱，木鳖子一个，好香一钱，艾三钱。

【用法】上为细末，以绵纸卷筒，被盖留头在外熏之，大小便亦要包裹。

【主治】疥疮。(《万病回春·卷之八·疥疮》)

【注】《寿世保元·卷九·疥疮》《鲁府禁方·卷四·宁集·疥疮》也录有本方，熏疥如扫。

三、 癣疮小方

无名方一

【组成】楮叶。

【用法】楮叶背上毛擦癣上。

【主治】癣。(《种杏仙方·卷三·癣疮》)

无名方二

【组成】盐汤。

【用法】用铍针磨令极尖，快待痒时，于癣上刺百余针，血出尽，煎盐汤洗之，未已再针再洗。

【主治】癣。(《济世全书·兑集·卷八·癣疮》)

治诸癣神方一

【组成】蟾蜍。

【用法】烧灰，以猪油和敷之。

【主治】诸癣。

【效果】即愈。(《济世全书·兑集·卷八·癣疮》)

治诸癣神方二

【组成】秃菜根，米醋。

【用法】捣烂，将绢布包，先将痒处抓破，后擦药。

【主治】诸癣。

【效果】即愈。(《济世全书·兑集·卷八·癣疮》)

无名方三

【组成】白莬豆一升，楝子。

【用法】同熬水，早、午、晚洗。

【主治】鹅掌风癣。

【效果】每七次立愈。(《万病回春·卷之八·癣疮》)

无名方四

【组成】斑蝥半两。

【用法】微炒为末，蜜调敷之。

【主治】干癣积年极痒生痂，搔之黄水出，每逢阴雨即痒。

【效果】即愈。(《济世全书·兑集·卷八·癣疮》)

无名方五

【组成】斑蝥去足翅，淮枣。

【用法】淮枣煮熟去核皮，捣烂和药贴患处。

【主治】顽癣，酒齄鼻。(《云林神彀·卷四·癣疮》)

无名方六

【组成】楮树，猪胆汁。

【用法】楮树和猪胆汁擦之。

【主治】癣。(《种杏仙方·卷三·癣疮》)

无名方七

【组成】核桃壳^{鲜皮者佳}、鹁鸽粪等份。

【用法】煎水频洗。

【主治】鹅掌风癣。

【效果】立愈。(《万病回春·卷之八·癣疮》)

无名方八

【组成】黑铅,绿豆一碗。

【用法】用黑铅,不拘多少,打成片,熬至一炷香,入绿豆,再煮豆烂,滤去渣,以水乘热洗数次,或搽亦可。(《种杏仙方·卷三·癣疮》)

【注】《万病回春·卷之八·癣疮》录有本方,鹅掌风并癣。立效。

无名方九

【组成】牛角儿皮。

【用法】烧存性为末。先抓破,烧酒调搽。

【主治】四块风癣发痒、流水。

【效果】立已。(《种杏仙方·卷三·癣疮》)

【注】《寿世保元·卷九·癣疮》录有本方,牛皮癣极痒抓烂。立效。

无名方十

【组成】蒜瓣。

【用法】煮水,洗浴晾干,再用生桐油掺搽,炭火上炙。

【主治】癣。

【效果】即愈。(《万病回春·卷之八·癣疮》)

无名方十一

【组成】黄丹、轻粉等份。

【用法】用黄丹,轻粉为末,猪脏头烧油,调药搽之。

【主治】鹅掌风癣，有虫吃开。(《种杏仙方·卷三·癣疮》)

无名方十二

【组成】枯白矾四钱，潮脑二钱。

【用法】为末，用极好醋调起，将癣抓破，搽上。

【主治】癣疮。

【效果】即愈。(《万病回春·卷之八·癣疮》)

无名方十三

【组成】天南星、草乌各一个_{生用}。

【用法】上为末，用羊蹄根捣汁，和调涂。

【主治】干癣不瘥。(《寿世保元·卷九·癣疮》)

【注】《济世全书·兑集·卷八·癣疮》录有本方，神效。

无名方十四

【组成】枣三四枚，人言一钱。

【用法】用枣，去核，用人言，入枣内，将纸包，灰火炮制，烧过纸为度，取为末。同猪胆调搽。

【主治】风癣。(《种杏仙方·卷三·癣疮》)

川槿散

【组成】大斑蝥七个_{或小用十个，去头足}，巴豆五个_{去油}，川槿皮_{为末三钱}。

【用法】上三味，共为细末一处，用酽醋调搽。

【主治】一切顽癣。

【效果】稍时作痛起泡，泡落即愈。(《鲁府禁方·卷四·宁集·癣疮》)

无名方十五

【组成】巴豆_炒，草乌_{烧存性}，皂角_{烧存性}，人言少许。

【用法】上共为细末，干则香油调敷，湿则干掺之。

【主治】风癣。(《鲁府禁方·卷四·宁集·癣疮》)

无名方十六

【组成】马蜂窝一个。

【用法】仰放炭火上，用枯矾末渐渐填满，下面火炙，令焦末，蜡脚、醋调，涂癣。

【主治】诸癣。

【效果】上效。（《济世全书·兑集·卷八·癣疮》）

无名方十七

【组成】雄黄煨过六钱，川槿树皮一两，白蔹一两。

【用法】上为细末，用无根水调，在饭锅上顿，以赤色为度，癣疮不可抓破。

【主治】癣疮。

【禁忌】忌七八日不可见水。

【效果】神效。（《万病回春·卷之八·癣疮》）

无名方十八

【组成】枯矾、狼毒各一两，硫黄少许，斑蝥三钱。

【用法】共为末，芝麻炒糊色，口嚼成膏，量疮大小贴上，用布绢包住。脓癣去矾。

【主治】癣。（《鲁府禁方·卷四·宁集·癣疮》）

无名方十九

【组成】鱼腥草晒干，为末，为主，雄黄一钱，银朱一钱，木鳖子去壳一个，艾叶不拘多少。

【用法】上为末，纸卷，烧烟，熏患处。

【主治】疥癞癣疮，及诸疮不能收口者。

【效果】立见收口。（《寿世保元·卷九·癣疮》）

四、 杨梅疮小方

无名方一

【组成】苦参。

【用法】连根带叶捣汁，饮之。

【主治】杨梅疮。

【效果】即愈。（《济世全书·兑集·卷八·杨梅疮》）

【注】《寿世保元·卷十·单品杂治·方》录有本方，棉花疮。

无名方二

【组成】真川椒。

【用法】去目，每早空心白水送下，一钱或钱半任意服。

【主治】杨梅疮误服轻粉作筋骨痛。（《济世全书·兑集·卷八·杨梅疮》）

无名方三

【组成】白矾四两。

【用法】用白矾，研细末，令患者坐重帏中擦手足心，少少细擦，以尽为度。

【主治】杨梅疮初起擦法。

【效果】七日汗出不止为愈。（《种杏仙方·卷三·杨梅疮》）

玉粉散

【组成】南京官粉一两，烧酒。

【用法】官粉火烧黄色，研细末。每服二三钱，温烧酒调下。

【主治】天疱顽疮。

【效果】效。（《鲁府禁方·卷四·宁集·杨梅疮》）

无名方四

【组成】穿山甲炒三片。

【用法】为末，黄酒下。

【主治】杨梅疮初起。

【效果】三服效。（《济世全书·兑集·卷八·杨梅疮》）

无名方五

【组成】大黄、白矾末。

【用法】擦。

【主治】杨梅天疱后，瘢痕紫黑红。

【效果】一擦去无踪。（《云林神彀·卷四·杨梅疮》）

无名方六

【组成】槐花一升。

【用法】为细末，滴水丸，每百丸，不拘时酒下。

【主治】杨梅疮。(《济世全书·兑集·卷八·杨梅疮》)

无名方七

【组成】铁锈钉，酽醋。

【用法】磨浓，搽疮上。

【主治】天疱疮。

【效果】立已。(《寿世保元·卷九·杨梅疮》)

无名方八

【组成】真香油一斤，黄酒一钟。

【用法】真香油，入水半钟，炼油耗白烟起无火，以磁瓶收贮，每早晚，用熟油，黄酒，同服。

【主治】天疱，杨梅疮。

【效果】七日效，除根。(《济世全书·兑集·卷八·杨梅疮》)

无名方九

【组成】苦参。

【用法】用苦参，连根带叶摘下，捣烂取汁，和酒饮之。

【功效】治内热，消疮毒，补心养气。

【主治】杨梅疮毒，年久不愈。(《种杏仙方·卷三·杨梅疮》)

【注】《寿世保元·卷十·单品杂治·方》录有本方，主治疠风等疮。

无名方十

【组成】官粉二钱，豆腐一文钱。

【用法】将粉掺于内，重汤煮食。

【主治】杨梅疮。

【效果】立瘥。(《万病回春·卷之八·杨梅疮》)

白杏膏

【组成】轻粉一钱，杏仁去皮七个，猪胆汁。

【用法】共捣烂，将疮去痂，先抹猪胆汁，后涂药。

【主治】杨梅疮。(《古今医鉴·卷十五·杨梅疮》)

茯苓糕

【组成】土茯苓去粗皮为细末一斤，白蜜一斤，糯米粉一斤。

【用法】三味和匀，蒸糕食之。常以茯苓煎服当茶吃，不可饮茶水。

【主治】杨梅疮毒。(《万病回春·卷之八·杨梅疮》)

三教归一

【组成】水银、银朱、朱砂各一钱。

【用法】上共一处研匀，用枣去核，再研化丸，分作两丸。每用一丸置瓦上，用炭火四块，将药居中，令患人仰卧缩脚被盖，将口频吹火，烧烟熏之，熏后，再服解毒药数次。

【主治】杨梅疮。(《古今医鉴·卷十五·杨梅疮》)

熏鼻奇方

【组成】水银、白锡、百草霜各一钱。

【用法】上先将锡化开，入水银和匀，共研为末，作纸捻九条。每早、午、晚各一条，用纸作罩，勿令泄气熏鼻孔，男左女右。口噙凉水，温则易之，一日熏三次，三日九次。

【主治】杨梅疮。

【效果】全好。(《古今医鉴·卷十五·杨梅疮》)

无名方十一

【组成】硫黄末。

【用法】猪胆汁为丸，梧子大，每二十丸，白汤下。

【主治】杨梅疮。

【效果】半月除根。(《济世全书·兑集·卷八·杨梅疮》)

无名方十二

【组成】石决明火煅一个，孩儿茶一钱半，轻粉四分。

【用法】三味为末，掺之。

【主治】杨梅疮出水不结痂。

【效果】愈。(《济世全书·兑集·卷八·杨梅疮》)

无名方十三

【组成】黑铅一斤。

【用法】用黑铅，锅内化开，投入桑白皮，炒成粉，以黄酒淬之，乘热饮，以醉为度。

【主治】杨梅天疱，服轻粉致筋骨疼痛。(《种杏仙方·卷三·杨梅疮》)

无名方十四

【组成】土茯苓四两，金银花五钱，雄猪肉半斤。

【用法】上用水五碗，入药同煮烂，去药，将肉同汤吃饭，一服。

【主治】杨梅疮。

【禁忌】忌醋、牛肉、烧酒、茶、房事。

【效果】食七服，七日效。(《鲁府禁方·卷四·宁集·杨梅疮》)

无名方十五

【组成】小蛇一条，母鸡一只，烧酒。

【用法】用小蛇，斩令碎烂，将母鸡一只，罩住，饿一日夜，放出，令食蛇肉，待食尽，罩放净地上，令撒下鸡粪，收放缸瓦上，煅过存性，每用一分(作三厘称之，先三厘治头上，中三厘治身中，末三厘治腰下)，烧酒调服。

【禁忌】百无所忌。称须记明白。(《种杏仙方·卷三·杨梅疮》)

三三丸

【组成】孩儿茶一分，砒八厘壮者用一分，轻粉五分，清茶。

【用法】上为末，面糊为丸，如绿豆大。分作九服，一日三服，清茶下。

【主治】杨梅等疮。

【效果】三日后无形迹。(《古今医鉴·卷十五·杨梅疮》)

一粒金丹

【组成】砒以荞麦面包，灰火煨令焦取出，去面，秤一两，雄黄、朱砂各一钱半，荞面炒一钱。

【用法】上为末，水煮荞面糊为丸，如豌豆大。每一粒，空心凉水下，一日一服。

【主治】杨梅恶疮，疟疾。

【禁忌】忌热物。

【效果】七日效。(《古今医鉴·卷十五·杨梅疮》)

珠粉散

【组成】轻粉一钱，珍珠二分，天竺黄六分。

【用法】上为细末，将疮用槐条煎汤洗净，后搽药。

【主治】杨梅疮。

【效果】即愈。(《古今医鉴·卷十五·杨梅疮》)

无名方十六

【组成】汉防己七钱，槐花二钱，五倍子四钱，土茯苓半斤。

【用法】土茯苓研烂、猪肉半斤切碎，共作一服，用酒煮蒸，连渣并肉通服。

【主治】杨梅疮。(《寿世保元·卷九·杨梅疮》)

无名方十七

【组成】雄黄二钱半，真轻粉一钱，杏仁去皮尖三十个。

【用法】上研为细末，入杏仁再研如泥，用猪胆汁调搽。疮先洗净试干，搽药二三日。

【主治】杨梅疮。

【效果】即愈。(《济世全书·兑集·卷八·杨梅疮》)

无名方十八

【组成】川椒一斤，黄泥土二斤。

【用法】用川椒，黄泥土为末，枣肉为丸。每百丸，米汤下。

【主治】轻粉毒。(《种杏仙方·卷三·杨梅疮》)

无名方十九

【组成】乌梅肉麸炒五钱，硫黄五钱，豆腐煮去油。

【用法】共为细末。每一钱，重者二钱，好酒下。

【主治】杨梅筋骨痛。（《种杏仙方·卷三·杨梅疮》）

无名方二十

【组成】鸭一只，轻粉一两，大米饭四两。

【用法】鸭，饿二日，只与白水食之。用轻粉，大米饭拌匀喂鸭，待吃尽，以苇根槌碎泡水，令鸭饮之，解去轻粉之毒。待鸭毛落尽，煮鸭食之。（《种杏仙方·卷三·杨梅疮》）

【主治】杨疮。

通仙五宝汤

【组成】钟乳粉三分，大朱砂、琥珀、冰片、珍珠各一分五厘。

【用法】上为细末，用白飞面炒三分，用土茯苓水煎服。

【主治】杨梅、天疱、棉花等疮，致成一切难状之疾，或杨梅疮烂见骨，经年不收口，或筋骨疼痛，举发无时，或遍身疙瘩不消，或手足皱破出血，或遍身起皮发廯，好一层起一层，或赤癜、白癜、鹅掌风癣，或皮好骨烂，口臭难当，及年久臁疮不愈，一切顽疮恶毒。

【禁忌】忌鸡、鹅、鱼、牛、羊发物及房劳。

【效果】有不尽剂而愈者，有终剂而愈者。如病重未愈，须再服一料。（《寿世保元·卷九·杨梅疮》）

茯苓汤

【组成】土茯苓四两捣汁、桔梗、防风各一两，乳香、没药各五分。

【用法】上剉，水五碗，煎至三碗，温服。一日服尽。

【主治】杨梅疮毒。

【禁忌】忌茶水诸物，五贴全除。忌铁器。（《万病回春·卷之八·杨梅疮》）

黑金散

【组成】当归、川椒去目、甘草、细茶、黑铅各四两。

【用法】上剉，分作十剂。水煎服，或后入麝香一分。

【主治】曾服轻粉，致筋骨疼痛。(《古今医鉴·卷十五·杨梅疮》)

雄黄败毒丸

【组成】雄黄、朱砂、轻粉、孩儿茶各一钱，苦参一两。

【用法】上为末，饭丸如梧桐子大。每服二十丸，米汤下，日进二服，口噙绿豆汤。

【主治】杨梅疮。(《古今医鉴·卷十五·杨梅疮》)

无名方二十一

【组成】轻粉、孩儿茶、糯米饭、芝麻各一钱。

【用法】上共捣为丸，作一百个，每早茶下十丸。

【主治】杨梅疮。

【禁忌】忌荤、盐。要斋戒。(《寿世保元·卷九·杨梅疮》)

无名方二十二

【组成】轻粉一钱，片脑二厘，乳香一钱，杏仁五分。

【用法】上为细末，湿则干掺，干则香油调搽。先用盐汤洗毒令净，后掺药。

【主治】杨梅疮毒一身俱好，惟大腿受刑处一大块，顽毒不消，出脓水不绝，骨里溃烂，臭不勘温，久不收口，百药不效。(《济世全书·兑集·卷八·杨梅疮》)

无名方二十三

【组成】轻粉一钱二分用铜勺炒黄色，尘壁土五分，槐花末一钱，乌药八分瓦罐内煨过，生二分。

【用法】上共为细末，杵饭为丸，均作六十三丸。每服三丸，日进一次，酒送下。

【主治】杨梅疮。

【禁忌】忌茄子、牛肉。

【效果】妙方。(《鲁府禁方·卷四·宁集·杨梅疮》)

无名方二十四

【组成】土蜂窝、长脚蜂窝、油松节三味同烧过罩，成炭。

【用法】上为末，用香油煎滚，入黄蜡再煎，入药调成膏。夹油单纸贴疮。

【主治】梅毒久不愈。

【效果】一二日即变白生肌，如神。(《古今医鉴·卷十五·杨梅疮》)

五、 下疳小方

无名方一

【组成】甘草汤。

【用法】甘草汤频洗。

【主治】疳疮。(《云林神彀·卷四·下疳》)

无名方二

【组成】黄柏水。

【用法】熏洗。

【主治】疳疮。

【效果】自清凉。(《云林神彀·卷四·下疳》)

无名方三

【组成】轻粉。

【用法】细研，干掺之。

【主治】疳疮。

【效果】即结干靥而愈。(《种杏仙方·卷三·疳疮》)

无名方四

【组成】五倍子。

【用法】烧存性，为末掺上。

【主治】疳疮。(《种杏仙方·卷三·疳疮》)

无名方五

【组成】白矾。

【用法】白矾半生煅，酒调服尽量。

【主治】痄疮尚未已，便毒复生芒。

【效果】饮之即发汗，汗后免其殃。（《云林神觳·卷四·下疳》）

无名方六

【组成】白矾一两，黄丹八钱熬飞，紫色。

【用法】上研为细末，以沟渠中恶水洗过，试干，敷上。

【主治】下疳疮。（《寿世保元·卷九·下疳》）

【注】《济世全书·兑集·卷八·下疳》录有本方，熬飞紫色，研为末。

无名方七

【组成】宫粉煅一钱，冰片三厘。

【用法】上研末，搽上。

【主治】下疳。

【效果】立已。（《鲁府禁方·卷四·宁集·下疳》）

无名方八

【组成】黄柏，猪胆汁。

【用法】炙透，为末，搽疮上。

【主治】疳疮。（《寿世保元·卷九·下疳》）

【注】《济世全书·兑集·卷八·下疳》录有本方，臁疮。

无名方九

【组成】马齿苋四两，青黛一两。

【用法】研烂，入青黛研匀，敷上。

【主治】下部生湿疮，热痒而痛，寒热，大小便涩，食亦减，身面微肿。（《寿世保元·卷九·下疳》）

无名方十

【组成】凤凰衣抱鸡壳内衣不拘多少，轻粉、片脑各少许。

【用法】为末，敷患处。

【主治】疳疮肿痛。（《济世全书·兑集·卷八·下疳》）

无名方十一

【组成】官粉煅，冰片。

【用法】研末，甘草水洗后搽些。

【主治】下疳疮。

【效果】刻时奏效真可听。(《云林神彀·卷四·下疳》)

无名方十二

【组成】片脑一分，官粉煅五钱，水银用三分制三分。

【用法】为细末，掺疮上。

【主治】疳疮疼痛不能忍者。(《济世全书·兑集·卷八·下疳》)

无名方十三

【组成】蜗牛焙干一钱，枯白矾一钱。

【用法】上为细末，湿则干掺，干则以香油调，敷上。

【主治】疳疮。

【效果】即愈。(《万病回春·卷之八·下疳》)

无名方十四

【组成】川黄柏、猪胆。

【用法】猪胆炙之良，轻粉分钱许，香油调敷。

【主治】下疳疮。(《云林神彀·卷四·下疳》)

无名方十五

【组成】黄柏、猪胆汁，白颈蚯蚓一条。

【用法】用黄柏，以猪胆汁涂；炙白颈蚯蚓，焙为干末，香油调搽。

【主治】疳疮。(《种杏仙方·卷三·疳疮》)

无名方十六

【组成】黄连、黄柏、轻粉。

【用法】等份为末，茶洗，敷上。

【主治】疳疮。(《种杏仙方·卷三·疳疮》)

珍珠散

【组成】枯矾、官粉煅、雄黄、黄柏、珍珠各等份。

【用法】研末，掺患处。

【主治】下疳。

【效果】立时可见欢颜。(《云林神彀·卷四·下疳》)

无名方十七

【组成】皮硝一碗，乳香、雄黄、孩儿茶各五分，牛粪。

【用法】上入小坛内，外用牛粪火煨热，其硝自化，熏至晚上，使以心口凉为度。

【主治】下疳。(《寿世保元·卷九·下疳》)

无名方十八

【组成】珍珠烧存性、片脑、人手指甲、足指甲烧存灰各一分，血余烧存灰二分。

【用法】上为细末，搽患上。

【主治】下疳溃烂。

无名方十九

【组成】钟乳石二分，朱砂三分，珍珠三分，琥珀一分五厘，片脑一分五厘。

【用法】上为细末，每用土茯苓四两、猪蹄二只，煎水三碗，早间服一碗，调前药末四厘，午间服一碗，调前药末四厘，晚间服一碗，调前药末四厘，一日服三次，共一分二厘，十日服尽。其猪蹄随用之。

【主治】蜡烛发。

【禁忌】忌动风发物，牛肉。烧酒最忌之。

【效果】其疮必愈。(《寿世保元·卷九·下疳》)

六、 斑疹小方

无名方

【组成】苦参一两，皂角二两。

【用法】水一升，揉滤取汁，为丸，温水送下。

【主治】遍身风热细疹，痒痛不可忍，连胸胁脐腹，及近阴处皆然，痰涎亦多，夜不待日。

【效果】次日便愈。(《寿世保元·卷十·单品杂治·方》)

化斑汤

【组成】人参，石膏，知母，甘草。

【用法】上剉一剂，水煎时时服。

【主治】伤寒汗、吐、下后，斑发脉虚。

【效果】汗出而愈。(《济世全书·坎集·卷二·斑疹》)

升麻葛根汤

【组成】升麻二钱，葛根二钱，芍药二钱，甘草三分。

【用法】上剉一剂，水煎服。

【主治】斑疹。(《万病回春·卷之三·斑疹》)

人参化斑汤

【组成】人参一钱，石膏二钱，知母三钱，甘草五分，粳米一撮。

【用法】上剉一剂，水煎服。斑盛加大青。

【主治】斑疹。(《万病回春·卷之三·斑疹》)

【注】《云林神彀·卷二·斑疹》录有本方，一剂即安然。人参一钱，石膏、知母各三钱，甘草五分，米一撮，水煎一剂即安然。

升麻汤

【组成】升麻二钱，犀角屑、射干、人参、生甘草各一钱。

【用法】上剉一剂，水煎温服。

【主治】阳毒赤斑，出狂言，吐脓血。(《寿世保元·卷四·斑疹》)

犀角消毒汤

【组成】牛蒡子，荆芥穗，防风，甘草，犀角一钱半镑为细末，不入汤煎。

【用法】上剉一剂，水二盏，煎至一盏，调犀角末服。

【主治】斑疹。(《万病回春·卷之三·斑疹》)

七、 腋臭小方

无名方一

【组成】白矾末，百草霜些许。

【用法】半月一次擦之。

【主治】腋臭。

【效果】半年除根。（《种杏仙方·卷二·腋臭》）

【注】《济世全书·兑集·卷八·腋气》录有本方，治体气。

无名方二

【组成】热蒸饼一个，密陀僧细末一钱。

【用法】饼劈开作两边，掺密陀僧，夹在腋下，略睡少时，候冷弃之。

【主治】腋臭。

【效果】除根。（《济世全书·兑集·卷八·腋气》）

无名方三

【组成】密陀僧四两，枯白矾二两，轻粉三钱。

【用法】上为细末，频擦两腋下。

【主治】腋臭。

【效果】擦至半月见效，半年痊愈。（《鲁府禁方·卷四·宁集·腋臭》）

无名方四

【组成】小便，米泔，姜汁。

【用法】用自己小便洗一次，米泔洗二次，自然姜汁每日擦十次。

【主治】腋臭。

【效果】一月之后，可以断根。（《万病回春·卷之四·体气》）

无名方五

【组成】大田螺一个，巴豆去壳，胆矾一豆许，麝香少许。

【用法】上将螺用水养三日，去泥土，揭起螺靥，入矾、豆、麝在内，以线拴住，放磁器内，次日化成水，须五更时，将药以手自抹腋下，不住手抹药，直候腹内欲行脏腑，却住手。

【主治】体气。

【效果】先要拣空地面，去大便，是其验也。(《古今医鉴·卷八·脱肛》)

无名方六

【组成】蜘蛛一个，赤石脂，麝，油。

【用法】赤石脂水和，包蜘蛛在内，封固，炭火煅红，取出石脂不用，将蜘蛛为末，入麝少许，油调成膏，摊在厚纸上，贴于两腋下。(《种杏仙方·卷二·腋臭》)

【注】《济世全书·兑集·卷八·腋气》录有本方，狐臭。效。

无名方七

【组成】枯矾一钱，轻粉二分，蛤粉二分，密陀僧五分。

【用法】上为细末，研匀，每以少许擦之。

【主治】体气。(《寿世保元·卷五·体气》)

无名方八

【组成】麝香、巴豆去壳、木通去皮。

【用法】上为末，每服一钱重。醉子酒熬膏为丸，金箔为衣。空心，水酒调化一丸服之。以净桶盛腹内打下秽物，急盖闭勿闻。

【主治】狐臭。

【效果】神效。(《万病回春·卷之四·体气》)

无名方九

【组成】香白芷、枯矾、黄丹各等份，花椒减半。

【用法】上共为末，擦之。

【主治】腋气。

【效果】不臭。(《万病回春·卷之四·体气》)

第三节　肛门直肠疾病小方

一、痔疮小方

无名方一

【组成】全蝎两三枚。

【用法】用半新马桶一个，入新砖一个，放桶底上，再用新砖一个烧红，于砖上，上用全蝎，烧烟，患人坐桶上熏之。

【主治】痔疮。

【效果】不二三次即愈。(《古今医鉴·卷八·痔漏》)

无名方二

【组成】鳖鱼一个，麝香一二分。

【用法】用鳖鱼，放在坛内，入麝香于内，烧滚水入坛内，泡鳖，令患人将大便坐于坛口上，热气熏蒸良久，将水洗痔，不记遍数。却将鳖头烧灰掺上，再将鳖肉作羹食之。

【主治】痔疮。

【效果】神愈。(《古今医鉴·卷八·痔漏》)

无名方三

【组成】韭菜，生姜。

【用法】煮韭菜熏洗，如未消，用生姜，切薄片，放于痔上痛甚处，艾灸之。

【主治】痔疮突出，疼痛不止，立坐不便。(《寿世保元·卷十·单品杂治·生姜治验》)

无名方四

【组成】刺猬皮，雄黄，北艾。

【用法】上为末。每作核桃大柱子，用竹筒如小酒杯大，长尺余，一头留节，钻一窍装入于内，烧烟令窍透疮口熏之，久则痒不可当，稍歇再熏。

【主治】痔疮。(《古今医鉴·卷八·痔漏》)

无名方五

【组成】皮硝一斤。

【用法】入猪大肠内，罐内封固，火煅存性，取出为末。每服二钱，黄酒调下。

【主治】痔。

【效果】一料除根。(《济世全书·艮集·卷三·痔漏》)

无名方六

【组成】橄榄核烧灰存性一钱，熊胆五分，冰片二分。

【用法】上为细末，先将冬瓜皮煎水洗净；如无，臭桐叶汤洗。将指蘸药，抹上一二次。

【主治】痔并漏极痛者。

【效果】立已。(《济世全书·艮集·卷三·痔漏》)

无名方七

【组成】黄连三钱，乌梅三个，大黄三钱，穿山甲炒三钱。

【用法】上剉，水煎服。

【主治】莲花痔疮。(《济世全书·艮集·卷三·痔漏》)

无名方八

【组成】香油，猪血，槐角，槐花末。

【用法】香油炒猪血，入槐角、槐花末同炒熟，食之二三服。

【主治】粪后红及箭血痔。(《种杏仙方·卷二·肠澼》)

二、 痔漏小方

点痔漏方

【组成】瓦松。

【用法】头伏日采下瓦松，熬水，不时洗之。

【主治】痔漏。(《鲁府禁方·卷二·寿集·痔漏》)

无名方一

【组成】鹅胆汁。

【用法】用鹅胆汁点痔，又用新汲水早晚洗之。

【主治】肠风痔漏。

【效果】常洗最效。(《鲁府禁方·卷二·寿集·痔漏》)

无名方二

【组成】次次芽。

【用法】浓煎水，先熏后洗。

【主治】痔漏。(《种杏仙方·卷二·痔漏》)

无名方三

【组成】大麻子棵一根。

【用法】切粗片，水半桶，煎数沸，就桶盛坐在上熏之。待温，洗二三次。

【主治】痔漏。(《种杏仙方·卷二·痔漏》)

无名方四

【组成】牡蛎二两。

【用法】煅过，入地挖坑埋之，去火毒，为细末。湿则干掺，干则以津调搽。

【主治】痔漏。(《种杏仙方·卷二·痔漏》)

无名方五

【组成】山楂。

【用法】用山楂煎水，先熏后洗。以山楂肉为末贴之。

【主治】痔漏。

【效果】不过三五次全好。(《种杏仙方·卷二·痔漏》)

无名方六

【组成】血竭。

【用法】为末敷之。

【主治】痔漏。

【效果】立止。(《种杏仙方·卷二·痔漏》)

白银锭子

【组成】白芷三两，白矾一两。

【用法】上二味共研为细末，铁勺熔成饼，再入炭火煅，令净烟取出，去火毒，为末，用面糊和为锭子成条插入漏中，直透里痛处为止。每一日上三次，至七日为止，至九日疮结痂而愈。

【主治】漏，止有一孔者。

【效果】用此药不过十日痊愈，又不作痛，神效。（《万病回春·卷之四·痔漏》）

无名方七

【组成】白毛乌肉鸡一只，皮硝四两。

【用法】入锅内，连毛煮熟，取出去毛，将肠肚并毛入锅内，煮三四沸取出，将水入桶内，先熏后洗，待水冷又炖热，再洗。一日五七次。将肉切碎，上加皮硝，蒸熟，空心任意食之。

【主治】痔漏如神。（《种杏仙方·卷二·痔漏》）

无名方八

【组成】葱头，蜜。

【用法】葱头共捣蜜，点一指头。

【主治】痔肿痛。

【效果】肿处冰冷即消散。（《鲁府禁方·卷二·寿集·痔漏》）

【注】《济世全书·艮集·卷三·痔漏》录有本方，肿处冰冷。妇人久病，心焦多怒，遂成痔疾，状如莲子，热肿而痛。

无名方九

【组成】大田螺八九个，白矾。

【用法】田螺，针破顶盖，入白矾末少许，置地上，坚底埋土中，其顶盖仰，经一宿，次日，取盖上水汁，以鸡翎搽疮上。

【主治】痔疮坐卧不得，诸药不效，惟此药极妙，登时一点即好。

【效果】五七日，痛即消。（《种杏仙方·卷二·痔漏》）

无名方十

【组成】旱莲草一把连须。

【用法】旱莲草，先洗净，捣烂如泥，极热酒一盏冲入饮之。

将渣捣烂，敷患处。

【主治】痔漏卧床，策杖方能移步者。

【效果】重者不过三服。(《种杏仙方·卷二·痔漏》)

无名方十一

【组成】黑矾、皮硝。

【主治】痔漏。

【用法】滚水泡，先熏后洗。(《种杏仙方·卷二·痔漏》)

无名方十二

【组成】槐花子三四个。

【用法】沸汤米桶，磁缸盛之，赤身坐缸口，以被围之。

【主治】痔疮。

【禁忌】忌风。(《种杏仙方·卷二·痔漏》)

无名方十三

【组成】活蜈蚣一二条，真麻油一二盏。

【用法】用活蜈蚣，置于磁器内，用真麻油浸过，封闭数月启看，肉化颇有气息。用手涂入疮内。

【主治】痔疮。

【效果】不多日即愈。(《种杏仙方·卷二·痔漏》)

无名方十四

【组成】马齿苋，花椒。

【用法】同煎水，洗三五次。

【主治】痔漏。

【效果】即效。(《种杏仙方·卷二·痔漏》)

无名方十五

【组成】马齿苋一斤。

【用法】马齿苋，烧存性，细研，猪脂调搽。

【主治】翻花痔。(《鲁府禁方·卷二·寿集·痔漏》)

无名方十六

【组成】五倍子炒一两，白楝子八钱。

【用法】水煮五六滚，先熏后洗。

【主治】痔漏，坐板疮，大便一切诸疮。(《种杏仙方·卷二·痔漏》)

黑白散

【组成】二牵牛钱半。

【用法】为末半入猪腰，纸裹火煨，空心服。

【主治】痔疾肿痛未破。

【效果】打下脓血立时消。(《云林神彀·卷三·痔漏》)

【注】《万病回春·卷之四·痔漏》录有本方，痔漏。忌半日饮食。腹中打下先脓后血，毒气出尽，永不再发。《济世全书·艮集·卷三·痔漏》录有本方，痔病成瘰不破也。到巳时打下先脓后血，毒气出尽，永不再发。

槐壳丸

【组成】槐花拣净微炒八两，枳壳去瓤三两。

【用法】上共为细末，炼蜜为丸，如梧子大。每服一百丸，空心白滚汤送下。

【主治】痔疮。(《鲁府禁方·卷二·寿集·痔漏》)

无名方十七

【组成】公猪肚一个，皂角刺一两，槐花一两。

【用法】入猪肚内，缝住，煮烂去渣，任意食肚，不用盐酱，淡服二三枚。

【主治】痔漏。

【效果】极效。(《济世全书·艮集·卷三·痔漏》)

无名方十八

【组成】槐花、荆芥穗各等份。

【用法】上为末，每服一钱，空心茶清送下。

【主治】痔下血。(《鲁府禁方·卷二·寿集·痔漏》)

无名方十九

【组成】五倍子大者一个，取孔、当归、防风等份为末，装实。

【用法】以环眼马粪入油篓，置五倍子熏之一两次，有一桶落下，长短不等。

【主治】痔漏。

【效果】疮永不发。(《鲁府禁方·卷二·寿集·痔漏》)

无名方二十

【组成】熊胆，片脑。

【用法】研，猪胆汁调涂疮。

【主治】妇人久病，心焦多怒，遂成痔疾，状如莲子，热肿而痛。

【效果】立已。(《济世全书·艮集·卷三·痔漏》)

无名方二十一

【组成】猪肠头。

【用法】猪肠头五寸长，煮烂，用黄连为末，和捣极如泥，可丸如梧桐子大。每服七十丸，空心盐汤下。

【主治】痔漏便血。(《鲁府禁方·卷二·寿集·痔漏》)

四治丸

【组成】黄连酒浸净四两，枳壳去穰，麸炒二两，防风去芦二两，当归用全四两。

【用法】上四味为末，以前浸黄连酒和面糊为丸，如梧子大，每六七十丸，空心米饮或沸汤送下。

【主治】痔漏，脱肛便血。

【禁忌】忌煎、炒、酒、面、羊、鹅、鱼之物。(《济世全书·艮集·卷三·痔漏》)

无名方二十二

【组成】黄连三钱，乌梅三十个，大黄三钱，穿山甲炒。

【用法】上剉一剂，水煎，空心温服。

【主治】莲花痔疮。(《寿世保元·卷五·痔漏》)

无名方二十三

【组成】乌梅连核四两烧存性，黄连四两。

【用法】上为末，醋糊丸，桐子大。每服七十丸，茶清送下。

【主治】血证便血方。

【效果】药尽而愈。(《鲁府禁方·卷二·寿集·痔漏》)

收功补漏丸

【组成】白茯苓去皮、赤茯苓去皮、没药各二两，破故纸四两。

【用法】上药俱不犯铁器，于石臼内捣成块，春秋酒浸三日，夏二日，冬五日，取出，木笼蒸熟，晒干为末，酒糊丸，如梧桐子大，空心温酒下。

【主治】痔漏多年不瘥者。(《寿世保元·卷五·痔漏》)

【注】《云林神彀·卷三·痔漏》载方三补丸，故纸石臼捣，酒浸春秋日三平，秋浸二日冬五日，取出笼蒸晒干，研末酒糊梧子大，空心五十酒吞。

洗漏痔

【组成】槐皮，槐子，槐花，蕲艾焙干。

【用法】上煎水，先熏后洗令净，将真红铅捻入。

【主治】痔漏。

【效果】不二三次拔去病根。(《济世全书·艮集·卷三·痔漏》)

生肌散

【组成】五倍子炒黄色三两，乳香、没药、孩儿茶各一钱，枯白矾五分。

【用法】上为细末，每次以竹管吹入漏疮口内。

【主治】痔漏。(《寿世保元·卷五·痔漏·补遗》)

无名方二十四

【组成】陈棕烧有性一两，鱼鳔一两、广胶一两二味用炒为珠，柏子仁炒一两。

【用法】共为末，每服三钱，酒调下。

【主治】痔漏。

【效果】神方。(《济世全书·艮集·卷三·痔漏》)

无名方二十五

【组成】黄柏一斤。

【用法】黄柏，分四份，一份酥炙，一份盐水浸，一份酒浸，一份童便浸。焙干，为细末。以猪脏，去筋膜，装药煮烂，同捣为丸如梧桐子大。每服五六十丸，空心好酒送下。

【主治】肠风、痔漏、脏毒。亦能滋阴补弱。（《种杏仙方·卷二·痔漏》）

无名方二十六

【组成】鱼鳔、广胶、旧椅棕灰各一两，柏子仁炒一两。

【用法】前二味切碎，用沙子同炒成珠，去沙子，将药碾末。柏子仁，四味合一处。每服三钱，空心黄酒调服。

【主治】痔漏不论新久。

【效果】服之断根。（《种杏仙方·卷二·痔漏》）

三、 肛周脓肿小方

无名方

【组成】白矾三分，童便二盏。

【用法】碎研，童便化开洗痔上，一日二三次洗之。

【主治】肛门边肿硬痒痛。（《济世全书·艮集·卷三·痔漏》）

四、 瘘管小方

无名方一

【组成】土茯苓。

【用法】每服四两，水煎当茶食之，渣曝干，烙干饼食之。

【主治】漏疮。

【禁忌】忌猪肉食及绿豆。（《济世全书·艮集·卷三·痔漏》）

无名方二

【组成】熟大肉，盐汁。

【用法】蘸，空心食之。

【主治】痔漏，肛门周围有孔数十，诸药不效。

【效果】七日即安。(《济世全书·艮集·卷三·痔漏》)

无名方三

【组成】刺猬皮一个切碎，艾一块拳头大，头发一两，黑驴干粪五六枚醋浸晒干三四次。

【用法】地下为一小坑，入药留小口，点着，照粪门药熏半日，疮干为度。

【主治】漏疮。(《济世全书·艮集·卷三·痔漏》)

无名方四

【组成】活鳝鱼五六条，槟榔、黄连、白矾二三钱。

【用法】鳝鱼掷地，以竹针贯之，覆疮良久，当有虫如线，复之使尽，用槟榔、黄连末敷，明日以干艾作汤，投白矾洗。

【主治】久冷漏疮。

【效果】不月而愈。(《济世全书·艮集·卷三·痔漏》)

无名方五

【组成】蛇皮烧灰三钱，五倍子、龙骨各五钱，川续断五钱，麝香少许。

【用法】上为末，用津吐调敷，湿则干掺。

【主治】漏疮血水不止。

【效果】奇效。(《济世全书·艮集·卷三·痔漏》)

生肌散

【组成】五倍子炒黄色二两，乳香、没药、孩儿茶各一钱，枯矾五分。

【用法】上为末，每次用管吹入漏疮内。

【主治】漏疮。(《济世全书·艮集·卷三·痔漏》)

五、 脱肛小方

洗法一

【组成】生蜘蛛。

【用法】捣，搭脐上。

【主治】脱肛。

【效果】即收效。(《鲁府禁方·卷二·寿集·脱肛》)

洗法二

【组成】死鳖头一枚。

【用法】烧令烟尽，捣末敷肛上，以手接缓之。

【主治】脱肛。(《鲁府禁方·卷二·寿集·脱肛》)

无名方一

【组成】鳖一个。

【用法】水煮留汤洗肛，将鳖食之。又留骨烧存性，敷肛上。

【主治】脱肛。

【效果】神效。(《古今医鉴·卷八·脱肛》)

无名方二

【组成】蟾蜍焙黄。

【用法】为末。

【主治】脱肛。

【效果】点即止。(《鲁府禁方·卷二·寿集·脱肛》)

无名方三

【组成】火麻子。

【用法】用芝麻油器盛之，以臀坐之，饮火麻子汁数升。

【主治】大肠头出寸余痛苦，直候干自退落又出，截肠病。

【效果】愈。(《万病回春·卷之八·奇病》)

无名方四

【组成】生姜，蜜。

【用法】用生姜自然汁一合，蜜一合，和匀。用鸡翎扫上。

【主治】肠出不收。

【效果】即收。(《种杏仙方·卷二·脱肛》)

无名方五

【组成】五倍子三钱，白矾一块。

【用法】水煎温洗。

【主治】脱肛。(《种杏仙方·卷二·脱肛》)

无名方六

【组成】蜘蛛七个。

【用法】烧存性，为末，每用少许，香油调敷。

【主治】脱肛。(《寿世保元·卷五·肛脱》)

二槐丸

【组成】槐角、槐子各等份。

【用法】上为末，用羊血调成块，晒干，或微焙干，毋令血熟。每服二钱，空心黄酒送下。

【主治】脱肛。(《古今医鉴·卷八·脱肛》)

无名方七

【组成】白矾、五倍子剉，荷叶。

【用法】水煎温洗荷叶托，或用死鳖头火烧灰，敷于肛上。

【主治】脱肛。

【效果】即安乐。(《云林神彀·卷三·脱肛》)

无名方八

【组成】熊胆五分，片脑一分，孩儿茶三分。

【用法】上为末，以人乳调，搽肛上，热汁自下。

【主治】脱肛气热。

【效果】肛收。(《寿世保元·卷五·肛脱》)

第五节 其他外科疾病小方

一、 冻疮小方

无名方一

【组成】茄子根，山雀脑髓。

【用法】浓煎汤洗，用山雀脑髓涂之。

【主治】冻疮。(《寿世保元·卷九·诸疮》)

无名方二

【组成】雄雉黄一枚，黄蜡等份，清油减半。

【用法】捣烂，同于慢火熔熬，调搽患处。如治手脚冻疮，用橄榄，烧存性，为末，入轻粉，油调，涂上。

【主治】诸处冻疮久不瘥，年年发不歇，先痒后痛，然后肿破，出黄水不止。（《寿世保元·卷九·诸疮》）

二、破伤风小方

外治法

【组成】沥青即松香。

【用法】不拘多少，碾为细末，将伤破疮口用手捏凑一处，以用药末厚敷上，将净布扎住。

【主治】跌打破头面即刀伤破手足大口血流不止。

【效果】不怕风，不惧水，旬日即瘥。（《万病回春·卷之八·破伤风》）

无名方一

【组成】蛴螬虫一二个。

【用法】取其口水，抹破处。

【主治】破伤风，初觉有风。（《寿世保元·卷九·破伤风》）

无名方二

【组成】童便。

【用法】灌下二钱，并进二服。

【主治】打伤欲死，但心头微温。（《万病回春·卷之八·破伤风》）

水调膏

【组成】杏仁去皮，细研、白面各等份。

【用法】上和匀，用新汲水调如膏，敷患处。

【主治】初破伤风，热红肿，风邪欲将传播经络而未入深者。

【效果】肿消热退。（《古今医鉴·卷十六·破伤风》）

【注】《济世全书·兑集·卷八·破伤风》《种杏仙方·卷四·破伤风》也录有本方，远年者，将伤处，前灸之亦愈。

脱矾散

【组成】蝉退_{去头足、土净}五钱，酒一碗。

【用法】上为末，用好酒，煎滚，服之。

【主治】破伤风，五七日未愈，已至角弓反张，牙关紧急。

【效果】立苏。(《古今医鉴·卷十六·破伤风》)

蜈蚣散

【组成】蜈蚣_{炒去毒}一条，全蝎_{炒去毒}一对。

【用法】上为细末。如发时，用一字或二字擦牙缝内，或吹鼻中。

【主治】破伤风搐搦，角弓反张。(《济世全书·兑集·卷八·破伤风》)

无名方三

【组成】白矾末。

【用法】香油调，扫患处。

【主治】汤烫火烧，肿烂疼痛。(《种杏仙方·卷四·汤火伤》)

无名方四

【组成】大黄末。

【用法】蜜水调搽。

【主治】汤烫火烧。(《种杏仙方·卷四·汤火伤》)

无名方五

【组成】槐子一合_炒，黄酒一碗。

【用法】热酒煎八分，热服。

【主治】破伤风。

【效果】汗出为愈。(《万病回春·卷之八·破伤风》)

【注】《种杏仙方·卷四·破伤风》《济世全书·兑集·卷八·破伤风》录有本方，炒焦黄，入好酒，入锅内滚三五沸，去渣热服，汗出为度。

无名方六

【组成】野苏子半生、半炒为末。

【用法】炼蜜丸如指头大。每服一丸，热黄酒下。

【主治】破伤风。

【效果】能定痛生肌。(《万病回春·卷之八·破伤风》)

无名方七

【组成】鱼鳔五钱。

【用法】鱼鳔炒黄，淬黄酒于内，饮之。

【主治】破伤风。(《种杏仙方·卷四·破伤风》)

定风散

【组成】天南星为防风所制，服之不麻、防风各等份。

【用法】上为细末，温酒调下一钱。牙关紧急，角弓反张，用药二钱，童便调下。打伤欲死，心头微温，以童便灌下二钱，并进二服。癫狗咬破，先嚼，将水洗净，用绢试干，贴药。

【主治】破伤风及金刃伤，打扑伤损，并癫狗咬伤。

【效果】能定痛生肌。(《古今医鉴·卷十六·破伤风》)

立效散

【组成】雄黄，香白芷各等份。

【用法】上剉，黄酒浓煎服之。

【主治】破伤风。

【效果】如牙关紧急者，灌之即活。(《鲁府禁方·卷四·宁集·破伤风》)

玉真膏

【组成】天南星为防风所制，服之不麻人、防风各等份。

【用法】上为末，以药敷疮口，然后以温酒调一钱。如牙关紧急、角弓反张，用药一钱，童便调下。

【功效】定痛生肌。

【主治】破伤风及金刃伤、打扑伤损、并癫狗咬伤。(《万病回春·卷之八·破伤风》)

玉真散

【组成】天南星、防风各等份。

【用法】为细末，温酒调下。

【功效】定痛生肌。

【主治】破伤风，及金刃伤，打扑伤损，并癫狗咬伤。(《寿世保元·卷九·破伤风》)

大芎黄汤

【组成】川芎，羌活，黄芩，大黄。

【用法】上水煎温服，脏腑通和为度。

【主治】破伤风在里。(《济世全书·兑集·卷八·破伤风》)

【注】《万病回春·卷之八·破伤风》《云林神彀·卷四·破伤风》也录有本方，舌强口紧，筋惕搐搦，胸腹满闷，便溺闭赤。急宜疏导，诸风可愈。

夺命丹

【组成】川乌火炮，去黑皮一两，雄黄一钱。

【用法】上为末，葱津为丸，如莲子大，每服一丸，用葱叶一片将药裹内，火烧嚼烂，黄酒下。

【主治】破伤风。

【效果】被盖出汗愈。(《济世全书·兑集·卷八·破伤风》)

通里汤

【组成】川芎、羌活、黄芩、大黄各二钱。

【用法】上剉，水煎温服，脏腑通和为度。

【主治】破伤风，邪传入里，见舌强口噤，项背反张，筋惕搐搦，胸腹满闷，便溺闭赤，时或汗出，脉洪数而弦也。(《寿世保元·卷九·破伤风》)

无名方八

【组成】防风、南星各等份。

【用法】上为末，每三钱，酒、童便调，顿温调服，汗出为度。

【主治】破伤风，诸疮口入风为破伤风，发搐项强，牙关紧急，

欲死者。(《济世全书·兑集·卷八·破伤风》)

无名方九

【组成】葛根一两,鸽粪五钱,干姜五钱。

【用法】上共为末,每服三钱,好酒调下。

【主治】破伤风。

【效果】汗出立效。(《济世全书·兑集·卷八·破伤风》)

无名方十

【组成】甘草、甘遂各等份。

【用法】研末,将蜂蜜并隔年老葱头共捣一块,将疮甲揭起,微将麝香先撒于上,然后搭药在上,点香至四寸。

【主治】破伤风。

【效果】浑身汗出即愈。(《万病回春·卷之八·破伤风》)

无名方十一

【组成】南星、防风、羌活、甘草。

【用法】水煎服。

【主治】破伤风角弓反张。(《种杏仙方·卷四·破伤风》)

三、 白发小方

千金方

【组成】石灰三升,酒一斗。

【用法】石灰焰火炒,令焦,以绢袋贮,用好酒渍之,密封,冬十四日,春秋七日,取服一合。

【主治】眉、发、髭白。

【效果】酒气相接,服之百日,即新髭发生不落。(《济世全书·巽集·卷五·须发》)

乌须方

【组成】茄子,水银。

【用法】将茄子盖下取一孔,灌入水银,秋后取,捻发。

【主治】须发白。

【效果】甚妙。(《济世全书·巽集·卷五·须发》)

无名方一

【组成】柏油四两，核桃树根。

【用法】柏油入瓶内，将向南核桃树根截去下半截，上半截入瓶内，封口，以土埋之。自冬至日埋至一百日取出，染须。

【主治】须白。(《种杏仙方·卷二·须发》)

无名方二

【组成】母丁香末，姜汁。

【用法】拔取白须，即以银簪点母丁香末和姜汁在根孔内，则再生黑须来。

【主治】须白。(《种杏仙方·卷二·须发》)

无名方三

【组成】真香油一瓶，古钱、胡桃肉。

【用法】入油埋年周，取出捻须上。

【主治】须发。

【效果】黑如漆同。(《云林神彀·卷三·须发》)

擦牙乌须验方

【组成】旱莲草一斤，无灰酒，青盐四两。

【用法】七月七日旱莲草，用无灰酒，青盐腌三宿取出，去油腻，锅中炒存性时，将原汁旋倾入，炒干为度，每日侵晨用一钱擦牙，连涎咽下。

【主治】须发。(《济世全书·巽集·卷五·须发》)

三仙丸

【组成】侧柏叶焙干八两，当归全身四两。

【用法】上为末，水糊为丸，如梧桐子大。每服五七十丸，早晚各一服，黄酒、盐汤任下。

【主治】头发脱落。

【禁忌】忌铁器。

【效果】乌须生发。(《古今医鉴·卷九·须发》)

乌须方

【组成】乱发，川椒五十粒，酒。

【用法】发洗净干，每一两入川椒，泥封固入炉，大火煅如黑灰，细研酒调，服一钱。

【主治】须发。

【效果】乌须长黑。(《济世全书·巽集·卷五·须发》)

乌须方

【组成】桑葚一碗，香油一碗，黑矾五钱。

【用法】共装入罐，泥封口，写记四方转晒，四月十五日至七月十五日取出，油纸包贴拈须。

【主治】须发。(《济世全书·巽集·卷五·须发》)

乌须黑发良方

【组成】旱莲草十六斤，生蜜一斤，生姜一斤。

【用法】俱绞汁为一处用磁器盛之，六月伏中暴日晒，搅不住手如饧样方好，每侵晨白滚水调一二匙服。如干，为丸亦可。

【主治】须发白。(《济世全书·巽集·卷五·须发》)

乌须狐狸倒上树

【组成】山茄，好墨四五钱，黑矾四五钱。

【用法】山茄捣汁，入墨、黑矾末封瓦罐中，每用，将竹片蘸药汁于须发上，自尾倒上。切莫粘肉上，则洗不去矣。(《寿世保元·卷六·须发》)

【注】《济世全书·巽集·卷五·须发》录有本方，须发。洗不去矣。

无名方四

【组成】风化石灰一钱洁白未化者，黑铅七分。

【用法】二味合和，用盐水和如膏涂，水频洗。

【主治】须发白。(《种杏仙方·卷二·须发》)

无名方五

【组成】蒲公英摘净，切四两，血余洗净四两，青盐研四两。

【用法】用磁罐一个，盛蒲公英一层，血余一层，青盐一层，盐泥封固，春秋五日，夏三日，冬七日，桑柴火煅，令烟尽为度，侯冷取出，碾为末，每服一钱，侵晨酒调下。

【主治】须发白。(《寿世保元·卷六·须发》)

无名方六

【组成】桑葚，青核桃，金墨一顶。

【用法】桑葚取汁，入磁瓶，以水养之，候青核桃肥润，取汁。好金墨，调匀作锭，抹之，可经半年。

【主治】须发白。(《种杏仙方·卷二·须发》)

无名方七

【组成】杏仁，米醋，潮脑。

【用法】杏仁，不拘多少，米醋浸七日，晒干，砂锅内慢火炒，不可出烟令焦，研末，加潮脑少许，用脂皮裹，纸蘸药捻须即黑。(《种杏仙方·卷二·须发》)

擦牙乌须方

【组成】白茯苓、细辛、牙皂烧成灰，存性、五倍子（炒黑）各等份。

【用法】上为细末，频频擦牙。

【主治】须发白。

【效果】日久须白者转黑。(《寿世保元·卷六·牙齿》)

旱莲膏

【组成】旱莲草十六斤，生姜汁一斤，蜜一斤，无灰好酒一钟。

【用法】旱莲草扭取汁，晒五日，不住手搅一午时，加真姜汁，蜜，和汁同前晒，搅至数日，似稀糖成膏，磁碗收藏。每日空心，用无灰好酒，药一匙服，午后又一服。至二十日，将白须发拔去。

【主治】须发白。

【效果】即长出黑须发。乌须黑发神方。(《古今医鉴·卷九·须发》)

蒲公散

【组成】蒲公英净，炒四两，血余洗净四两，青盐研四两。

【用法】上用磁罐一个，盛蒲公英一层，血余一层，青盐一层，盐泥封固，淹春秋五日，夏三日，冬七日，桑柴火煅，令烟尽为度，候冷取出，碾为末，每服一钱，清晨酒调服。

【主治】须发白。

【效果】乌须生发。（《古今医鉴·卷九·须发》）

乌须方

【组成】紫草一两，明矾二钱，白及一钱，黄丹二钱。

【用法】上用硷水熬，去渣，再熬成膏，涂须上。靛水亦可。

【主治】须发。（《济世全书·巽集·卷五·须发》）

无名方八

【组成】倍子炒一钱，铜末醋炒五次研，生矾、白盐三分末。

【用法】前四味研匀茶汁和稀黏，重汤煮沸烧酒少入，皂水先洗后涂髯，包裹一夜茶清洗。

【主治】须发。

【效果】形如黑漆似神仙。（《云林神彀·卷三·须发》）

无名方九

【组成】甘州地骨皮二斤，白心苍术二斤，桑葚二十斤，盐。

【用法】前二味，捣烂，粗罗过。桑葚取汁，拌二药湿了。在日色晒七七四十九日，用磁盆晒，晒完，炼蜜为丸，如杏大每日服一丸，煎盐汤清晨服。

【效果】可使须发白重黑，牙重生，且延寿。

【主治】须发白。（《种杏仙方·卷二·须发》）

无名方十

【组成】石灰六钱，官粉二钱，绿豆粉二钱入水湿润。

【用法】石灰入水搅，澄去渣，将清水澄去水，将纸一张盖上，将干柴炭放纸上，石灰即干。三味合一处，水调匀，涂须上，纸包裹。次日取出，用香油捻须上，须臾水洗去，又少用香油捻之，可乌一月。

【功效】乌须。

【主治】须发白。(《种杏仙方·卷二·须发》)

无名方十一

【组成】盐五分，黄丹一两，官粉五钱。

【用法】用烧包好盐_{炒黑色}。三味共为细末，用热碱水调，和匀，掠扫须发上，待一炷香尽，用水浇之。

【功效】乌须发。

【主治】须发白。(《种杏仙方·卷二·须发》)

牢牙乌须

【组成】旱莲草、青盐、槐角子、猪牙皂、生地黄各一两。

【用法】上俱切碎，捣和一处，纸包盐泥裹，烧存性，研为细末。早晨擦牙，吐出洗须上。

【主治】须发白。久则其黑如漆。(《鲁府禁方·卷二·寿集·须发》)

乌发方

【组成】五倍子一两，硇砂_{春冬八分，秋夏三分}，红铜末、白矾、石子各一钱。

【用法】各研极细末。先将须发用肥皂洗净，以布试干。将药入于白茶盏内，又用浓茶、食盐些须调前药，放于锅内煮三四沸，看其不稀不调，取起，趁热以眉掠挑药染涂白处，以油纸包裹，一二时解去油纸，候干洗净。

【效果】须发即黑。(《鲁府禁方·卷二·寿集·须发》)

五煎膏

【组成】旱莲汁，黑桑葚，何首乌，生地黄，白茯苓。

【用法】上五合各自为咀片，煎汁，滤净渣，熬成膏，合一处和匀，置磁器内封固，埋土七日。每服二三匙，一日三服。

【功效】乌须发，固牙齿，壮筋骨。

【主治】须发白。(《古今医鉴·卷九·须发》)

四、 误吞异物小方

无名方一

【组成】木炭，米汤。

【用法】烧红急捣细，米汤调呷之。

【主治】误吞针。(《济世全书·兑集·卷八·金疮》)

无名方二

【组成】羊胫骨。

【用法】烧灰为末，每服三钱，米饮下。

【主治】误吞金银或误吞铜钱。

【效果】从大便中出。(《济世全书·兑集·卷八·金疮》)

第五章

男科病小方

一、 阳强小方

阳强不倒方

【组成】韭菜、破故纸各二两。

【用法】为末，每服三钱水一盏煎至六分，作三次饮之，愈则住服。

【主治】玉茎硬不痿，精流不歇，时时如针刺，捏之则危，乃为肾满漏疾。(《万病回春·卷之八·奇病》)

二、 遗精

无名方一

【组成】白茯苓去皮。

【用法】为末，空心米饮调下。

【主治】心虚梦泄。(《寿世保元·卷五·遗精》)

无名方二

【组成】鹿角屑一撮。

【用法】酒调，一日二服。

【主治】男女梦与鬼交，心神恍惚者。(《种杏仙方·卷二·遗精》)

无名方三

【组成】霜后韭菜子。

【用法】炒为末。每二钱，食前酒调服。(《种杏仙方·卷二·

遗精》）

无名方四

【组成】益智仁十四个。

【用法】水煎，入盐少许，同服。

【主治】遗精虚漏，小便余滴，及夜多小便者。（《寿世保元·卷五·遗精》）

无名方五

【组成】白龙骨一两，韭子一合。

【用法】为末。每服二钱，空心酒调下。

【主治】失精，暂睡即泄。（《种杏仙方·卷二·遗精》）

无名方六

【组成】猪腰一枚，大附子末一钱匕。

【用法】以刀开去筋膜，入大附子，以湿纸包，煨熟，空心稍热服之，便饮酒一二钟。

【主治】男子，水脏虚惫，遗精盗汗，往往夜梦鬼交。

【效果】三五服效。（《寿世保元·卷五·遗精》）

无名方七

【组成】莲子心一撮，辰砂一分。

【用法】为末。每服二钱，空心白汤调下。

【主治】失精漏泄久虚。（《种杏仙方·卷二·遗精》）

无名方八

【组成】牡蛎。

【用法】砂锅煅，醋淬七次，为末。醋糊为丸，如梧桐子大。每空心，盐酒下。

【主治】梦遗精滑。（《种杏仙方·卷二·遗精》）

无名方九

【组成】石莲肉六两，甘草二两。

【用法】上为细末，每服二钱，食前灯心汤下。

【主治】梦泄不止，脉弦而大。（《寿世保元·卷五·遗精》）

白龙丸

【组成】鹿角霜二两，龙骨_{生用}一两，牡蛎_{火煅}二两。

【用法】上为细末，酒打面糊为丸，如梧子大。每三五十丸，空心服，或盐汤，或酒下。

【功效】不惟治遗之疾，且能固精壮阳，神效。

【主治】虚劳肾损，梦中遗精，白淫滑泄，盗汗等症。(《古今医鉴·卷八·遗精》)

三黄丸

【组成】黄芩，黄柏，大黄。

【用法】上为末，炼蜜为丸，如梧桐子大，每服五七十丸，白汤下。

【主治】遗精有热者。(《古今医鉴·卷八·遗精》)

猪肚丸

【组成】白术_{去芦、炒}五两，苦参_{去红皮，色白者}三两，牡蛎_{左顾者煅，另为末}四两，猪肚一具。

【用法】上为末，用猪肚洗净，砂罐内煮得极烂，石臼内捣半日，丸如小豆大。每服四十丸，半汤送下，日进三次或四次。

【功效】健肢体。久服，自觉身强体健而梦遗立止。

【主治】遗精梦泄，不思饮食。气弱咳嗽渐成劳嗽，治肌瘦。(《万病回春·卷之四·遗精》)

无名方十

【组成】木贼、小川芎各五钱，粉葛一两居其中，蛇退一寸半头向上者，挂壁显神通。

【用法】上用酒炒，空心服。

【主治】遗精白浊。(《寿世保元·卷五·浊证·补遗》)

无名方十一

【组成】文蛤_炒二钱，白龙骨_煅三钱，白茯神_{去皮木}五钱。

【用法】上为细末，醋糊为丸，梧子大。每服三十丸，空心温水下。

【主治】遗精白浊。(《鲁府禁方·卷二·寿集·遗精》)

保生丹

【组成】嫩乌药、益智仁、朱砂(另研,水飞过,留一半为衣)各一两,干山药二两。

【用法】上各另为末,将山药打糊为丸。如不成,再加些酒糊,丸如梧桐子大。每服百丸,空心淡盐汤送下。

【主治】夜梦遗精,旬无虚夕,或经宿而再者。(《万病回春·卷之四·遗精》)

三神汤

【组成】苍术七钱,川草薢七钱,小茴香一两,生姜三片。

【用法】上剉,煎,入盐一捻同服。

【主治】遗精、白浊。(《古今医鉴·卷八·便浊》)

珍宝玉堂丸

【组成】莲须色黄者佳一斤,石莲肉净半斤,芡实净肉十二两,麦门冬去心四两,公猪肚一个。

【用法】入家莲肉带心、皮一斤,砂锅内入水煮烂,去肚将莲肉晒干,同前药为细末,炼蜜为丸,如梧子大,每百丸,空心莲须煎汤送下。

【主治】梦遗精滑,昼夜长流。(《济世全书·艮集·卷三·梦泄》)

【注】《寿世保元·卷五·遗精》录有本方,嗜欲无度,百方罔效,病将垂危者。其效如神。

无名方十二

【组成】山药一两,黄柏二两酒炒,牡蛎五钱火煅、火淬七次,白茯苓一两。

【用法】上共研细末,酒糊为丸,如梧子大。每四十丸,空心水酒送下。

【主治】遗精白浊。(《鲁府禁方·卷二·寿集·浊证》)

无名方十三

【组成】知母、黄柏童便炒，蛤粉、牡蛎、山药炒各等份。

【用法】烂饭捣为丸，空心酒下。

【主治】梦遗日久，元气下陷。

【效果】升提肾气，归原无患。

【方歌】白粉知柏童便炒，蛤粉牡蛎山药炒。

　　　　等份烂饭捣为丸，空心酒下为切要。(《云林神彀·卷三·遗精》)

三、滑精小方

固真丸一

【组成】好龙骨。

【用法】细研，水飞过，每服一钱，用好烧酒调服。

【主治】精滑久不愈。(《济世全书·艮集·卷三·梦泄》)

固真丸二

【组成】牡蛎。

【用法】牡蛎，砂锅内煅，醋淬七遍，为末，醋糊为丸，如梧桐子大，每服五十丸，空心盐汤下。

【主治】精滑久不愈。(《寿世保元·卷五·遗精》)

四、阴囊疮疡小方

无名方

【组成】甘草。

【用法】用甘草煎水温洗，却用腊茶末敷之。

【主治】阴囊生疮。(《济世全书·兑集·卷八·下疳》)

五、阴囊回缩小方

无名方

【组成】麝香二钱，朝脑三钱，莴苣子一茶匙。

【用法】上，用莴苣叶捣为膏，贴脐上。

【主治】外肾着惊缩上者。(《寿世保元·卷五·疝气》)

六、 阴囊瘙痒小方

无名方一

【组成】大黄末，酽醋。

【用法】调敷患处。

【主治】外肾肿大疼痛者。

【效果】立消。(《寿世保元·卷五·疝气》)

无名方二

【组成】黄连、轻粉、鸡蛋壳。

【用法】阴囊风痒，浮萍煎水洗之。如成疮，用上药烧灰，将末擦之。

【主治】阴囊风痒成疮。

【效果】即已。(《寿世保元·卷五·疝气》)

七、 疝气小方

灸法

【组成】蓖麻子一岁一粒。

【用法】去皮研烂，贴头顶囟门上，却令病人仰卧，将两脚掌相对，以带子绑住二中指。于两指和缝处，艾炷如麦粒大，灸七壮。

【主治】偏坠气痛。

【效果】即时止立效。(《万病回春·卷之五·疝气》)

无名方一

【组成】葱白。

【用法】捣如泥，捏饼置脐中，上用熨斗熨之，或上置艾灼。

【主治】疝证。(《济世全书·艮集·卷三·疝证》)

秘方一

【组成】五去风即五倍子，用五六个焙存性。

【用法】为末，以好酒调服，以醉为度。

【主治】偏坠疝气。

【效果】神效。(《万病回春·卷之五·疝气》)

秘方二

【组成】人言二三钱，酽醋二碗。

【用法】熬至一碗，洗患处。

【主治】肛门、阴囊、肾茎瘙痒，抓破出血，好了又痒，又抓又破。

【效果】立已。(《济世全书·艮集·卷三·疝证》)

文蛤散

【组成】五倍子烧存性五六个。

【用法】上为末，陈酒调服，以醉为度。

【主治】偏坠气。

【效果】神效。(《古今医鉴·卷十·疝气》)

无名方二

【组成】大黄。

【用法】为末，酽醋调，涂上。

【主治】疝气肿痛不可忍。

【效果】立消。(《济世全书·艮集·卷三·疝证》)

无名方三

【组成】干丝瓜瓤。

【用法】火烧存性，每服二钱，热黄酒下。

【主治】疝气。(《万病回春·卷之五·疝气》)

无名方四

【组成】胡椒三钱，白蒺藜一两。

【用法】水煎，先熏后洗。

【主治】阴囊湿痒。

【效果】神效。(《济世全书·艮集·卷三·疝证》)

无名方五

【组成】橘核。

【用法】为末。每服二钱，空心，温酒或盐汤调下。

【主治】小肠气痛，外肾肿硬。(《种杏仙方·卷二·疝气》)

无名方六

【组成】荔枝内子。

【用法】焙黄色，为细末。每服三分，黄酒调下。

【主治】偏坠疝气、小肠气。(《万病回春·卷之五·疝气》)

无名方七

【组成】楝子。

【用法】去核取肉。焙干为末。每二钱，黄酒调下。

【主治】疝气肿痛。(《种杏仙方·卷二·疝气》)

无名方八

【组成】铁篱寨一个。

【用法】烧存性，为末，黄酒调服。

【主治】疝气。(《种杏仙方·卷二·疝气》)

无名方九

【组成】文蛤（即倍子）。

【用法】文蛤烧存性为末，好酒调二钱。

【主治】疝气。

【效果】痛气立可遏。(《云林神彀·卷三·疝气》)

无名方十

【组成】猪肉汤，胡椒。

【用法】煎汤洗之。

【主治】阴囊痒，不可忍者。

【效果】立已。(《寿世保元·卷五·疝气》)

无名方十一

【组成】猪悬蹄。

【用法】烧存性，为末，每服三钱，黄酒调服。

【主治】偏坠气。(《寿世保元·卷五·疝气》)

雄黄汤

【组成】雄黄一两，白矾二两，甘草五分。

【用法】共煎水洗。

【主治】阴肿大如斗，核痛。(《万病回春·卷之五·疝气》)

无名方十二

【组成】苍术一斤童便、人乳各浸三日，炒干，橘核一两。

【用法】上为末，酒糊丸，每服百丸，空心送下。

【主治】疝气偏坠。(《寿世保元·卷五·疝气》)

无名方十三

【组成】槐花一钱炒，为末，盐三分。

【用法】空心热酒送下。

【主治】疝气偏坠，肿痛不可忍。

【效果】立消而止。(《寿世保元·卷五·疝气》)

无名方十四

【组成】麝香三钱，潮脑三钱，莴苣子一茶钟。

【用法】用莴苣叶捣为膏，贴脐上下。

【主治】外肾着惊缩上者。(《万病回春·卷之五·疝气》)

无名方十五

【组成】蜈蚣一条，槐子一合。

【用法】炒焦，淬入生酒，去渣温服。

【主治】偏气坠。(《种杏仙方·卷二·疝气》)

无名方十六

【组成】小茴香。

【用法】小茴香，盐水炒，为末。每服三钱，空心烧酒调下。

【主治】下元虚冷，寒疝攻痛。(《种杏仙方·卷二·疝气》)

无名方十七

【组成】玄胡索五钱盐炒，全蝎去毒一钱，盐酒。

【用法】为末，每一钱，空心盐酒下。

【主治】疝气危急。(《种杏仙方·卷二·疝气》)

无名方十八

【组成】猪毛。

【用法】以猪毛烧灰为末，每服二钱，空心黄酒下。二次加茴香服。

【主治】小肠气坠偏痛。

【效果】一服立止。(《鲁府禁方·卷二·寿集·疝气》)

荔枝散

【组成】舶上小茴香、青皮、荔枝核各等份。

【用法】上剉散，炒黄，出火毒为细末，酒调二钱，日进三服。

【主治】肾大如斗。

【效果】不过三服除根。(《济世全书·艮集·卷三·疝证》)

无名方十九

【组成】江枳壳、橘核、角茴香。

【用法】上三味，同炒至褐色，去壳，将三味捣烂，头酒煎服。

【主治】偏坠气痛。

【效果】立愈。(《寿世保元·卷五·疝气》)

大小茴香丸

【组成】大茴香一两，小茴香一两，吴茱萸一两，川楝子一两，川椒一两。

【用法】上共为末，连须葱头八两，同药捣成饼子，晒干，用黏米五合，同药研碎，微火炒黄为末，酒糊为丸，如梧子大。每服八九十丸，空心盐汤或酒下。

【主治】疝气。

【禁忌】忌发气物。

【效果】如神。(《古今医鉴·卷十·疝气》)

青木香丸

【组成】黑牵牛炒，取头末二两，槟榔粟米饭裹煨，去饭二两，青木香一两五钱，破故纸炒二两，荜澄茄二两。

【用法】上为末，水煮稀糊为丸，如梧桐子大。每服三十丸，滚汤送下。

【主治】疝气。(《古今医鉴·卷十·疝气》)

四圣散

【组成】小茴香炒、穿山甲炒、全蝎炒、南木香各等份。

【用法】上为末，每服二钱，酒调服。

【主治】疝气，外肾肿胀。

【效果】一服立效。(《寿世保元·卷五·疝气》)

无名方二十

【组成】大小茴香、青皮、荔枝核各等份。

【用法】上剉散，炒黄出青火，为细末，酒调下三钱，日进三服。

【主治】肾大如斗。

【效果】不过三服除根。(《寿世保元·卷五·疝气》)

无名方二十一

【组成】荔枝核四十九粒，陈皮连白九钱，硫黄四钱。

【用法】上为细末，盐面打糊为丸，如绿豆大。遇痛，黄酒下九丸，良久，再服九丸。遇痛则可长服。如冷气心痛可服，热心痛不可服。

【主治】疝气及心痛。(《万病回春·卷之五·疝气》)

无名方二十二

【组成】青盐二钱，木通一钱，甘草一钱，川乌炮三钱，灯草一钱。

【用法】水煎服。

【主治】疝气偏坠。(《济世全书·艮集·卷三·疝证》)

【注】《寿世保元·卷五·疝气》录有本方，七疝，及奔豚、小肠气，脐腹大痛。

第六章

五官科病小方

第一节　耳病小方

一、耳痛小方

无名方一

【组成】枯矾末。

【用法】吹之。

【主治】耳聋疼痛，或出水。(《种杏仙方·卷二·耳病》)

无名方二

【组成】老葱白一寸。

【用法】塞两耳。

【效果】频易即通。(《种杏仙方·卷二·耳病》)

无名方三

【组成】鳝鱼血数点。

【用法】入耳内。又方用白盐炒热，重绵包熨。

【主治】耳痛。

【效果】便愈。(《济世全书·巽集·卷五·耳病》)

无名方四

【组成】蛇退皮。

【用法】烧皮存性，细研，以鹅翎管吹入耳中。

【主治】耳内忽大痛，如有虫在内奔走或血水流出，或干痛不忍者。

【效果】立愈。(《济世全书·巽集·卷五·耳病》)

无名方五

【组成】抱鸡卵壳。

【用法】炒黄，为末，香油调，灌耳内。

【主治】耳内有脓，痛不可忍。

【效果】即时疼止。(《种杏仙方·卷二·耳病》)

无名方六

【组成】橄榄。

【用法】烧灰存性，清油调敷。雀脑亦可。如耳烂，用贝母末干掺。

【主治】冻耳。(《种杏仙方·卷二·耳病》)

二、 耳聋小方

无名方一

【组成】真麝香。

【用法】为末，葱管吹入耳内，后将葱塞耳孔内。

【主治】耳闭不明。

【效果】耳自明矣。(《万病回春·卷之五·耳病》)

无名方二

【组成】菖蒲。

【用法】用九节菖蒲为末，入蓖麻子为膏，如鼠粪大，绵裹塞耳中。

【主治】耳聋。(《种杏仙方·卷二·耳病》)

无名方三

【组成】葱白，麝香。

【用法】用葱白，一头入麝送耳中，外头以艾炙一燋。

【主治】气闭耳聋。(《云林神彀·卷三·耳病》)

无名方四

【组成】甘遂半寸，甘草。

【用法】甘遂绵裹，塞两耳中，即将甘草口嚼下自通。

【主治】气道壅塞，两耳聋聩。

【效果】自通。(《种杏仙方·卷二·耳病》)

【注】《寿世保元·卷六·耳病》录有本方，又宜生葱白塞耳内，频换。

无名方五

【组成】麝香一分，斑蝥一双。

【用法】为细末，蜜丸绿豆大，以丝绵包裹塞耳。

【主治】耳聋。

【效果】如热取出即通。(《种杏仙方·卷二·耳病》)

无名方六

【组成】细辛。

【用法】为末，熔黄蜡为丸，如鼠粪大，绵裹，塞耳中，又以灸耳前陷中七壮。

【主治】耳聋。(《寿世保元·卷六·耳病》)

【注】《云林神彀·卷三·耳病》录有本方，耳聋不听言。数日即安痊。

秘方

【组成】蚯蚓，麝香三分，葱白寸许。

【用法】蚯蚓去土，阴干为末七分，麝香塞葱白内。左耳聋塞右，右聋塞左，两聋两塞。又方，细辛为末，熔黄蜡和为丸，如鼠粪大，绵裹塞耳中。

【主治】耳聋。(《济世全书·巽集·卷五·耳病》)

透铁关法

【组成】磁石二块，麝香少许，生铁一块。

【用法】磁石，剉如枣大头尖，搽麝香少许于磁石尖上，塞两耳孔，口中嚼生铁一块，候一时两耳气透，飒飒有声为度。

【主治】耳聋。

【效果】勤用三五次即愈。(《古今医鉴·卷九·耳病》)

无名方七

【组成】全蝎<small>至小者</small>四十九枚，生姜<small>如蝎大</small>四十九片。

【用法】二件铜器内炒至生姜干为度，作一服。初夜，温酒下，至二更，尽量饮，醉不妨。

【主治】耳聋以肾虚所致。

【效果】十年者一服而愈。次日耳如笙簧即效。(《种杏仙方·卷二·耳病》)

【注】《云林神彀·卷三·耳病》《济世全书·巽集·卷五·耳病》也录有本方，耳聋不听言。数日即安痊。

塞耳丸

【组成】石菖蒲一寸，巴豆一粒，全蝎一个<small>去足尾</small>。

【用法】上为末，葱涎为丸，如枣核大，绵裹塞耳。

【主治】耳聋。

【效果】即通。(《济世全书·巽集·卷五·耳病》)

滋肾丸

【组成】黄柏<small>盐酒炒</small>一两，知母<small>酒渍</small>一两，肉桂五分。

【用法】上为末，炼蜜为丸，如梧子大，每服五十丸，淡盐汤下。

【主治】耳聋耳鸣。(《济世全书·巽集·卷五·耳病》)

无名方八

【组成】葱叶一根，蚯蚓一条，麝香少许，盐一捻。

【用法】蚯蚓头向上，入麝、盐，须臾化水，滴一二珠入耳孔内。

【主治】耳聋。

【效果】立通。(《种杏仙方·卷二·耳病》)

无名方九

【组成】甘草、生地、甘遂、草乌。

【用法】甘草、生地胭脂色，甘遂、草乌白绵包，日夜换塞两耳。

【主治】耳聋耳鸣。

【效果】其耳自通。(《万病回春·卷之五·耳病》)

独胜丸

【组成】黄柏，乳汁。

【用法】黄柏、乳汁浸晒干，盐水再炒面丸药，空心盐汤服。

【主治】人耳右聋者，色欲动相火。

【效果】鸣聋立安妥，降火与滋阴。(《云林神彀·卷三·耳病》)

熏耳神方

【组成】蕲艾微粗末，后用一两，磁石烧过七钱，当门子即麝香三粒，珍珠用铁筒套在铁锅底上煅过七颗，黄蜡五钱。

【用法】上三味，研为细末，合一处令匀。将白绵纸一张铺热铁器上，用黄蜡搽纸上，分作数片，纸上摊艾，艾上掺药，卷作筒子，点火吹灭，侧耳熏之。重者三四根即通，力能隔耳透咽，既通且用艾塞，不可见风

【主治】气聋。

【效果】不论远年近日者神效，实聋难治。(《古今医鉴·卷九·耳病》)

三、 耳鸣小方

大补丸

【组成】川黄柏盐酒炒褐色。

【用法】上为末，滴水为丸，如梧子大，每服百丸。如血虚，四物汤下；气虚，四君子汤下。

【主治】耳鸣欲聋。(《济世全书·巽集·卷五·耳病》)

无名方一

【组成】生地黄。

【用法】截塞耳，数易之。

【主治】耳中常鸣。

【效果】即愈。(《济世全书·巽集·卷五·耳病》)

【注】《寿世保元·卷六·耳病》录有本方,以瘥为度。一法以纸裹,灰火中煨之用。良。

无名方二

【组成】生乌头。

【用法】掘得来承湿削如枣大,塞耳,旦易夜易。

【主治】耳鸣如流水声,耳痒及风声。

【效果】不三日而愈。(《济世全书·巽集·卷五·耳病》)

独胜丸

【组成】川黄柏八两。

【用法】人乳拌匀,晒干,再用盐水炒褐色。为细末,水糊为丸,如梧子大,每服百丸,空心盐汤下。

【主治】耳内常鸣,耳聋。(《寿世保元·卷六·耳病》)

四、 脓耳小方

无名方一

【组成】枯矾。

【用法】为末,以笔管吹耳内,日三四次,或以绵裹,塞耳中。

【主治】耳卒肿,出脓水。(《寿世保元·卷六·耳病》)

无名方二

【组成】五倍子。

【用法】烧存性,为末吹耳。

【主治】聤耳脓出。(《种杏仙方·卷二·耳病》)

无名方三

【组成】甘遂。

【用法】绵裹甘遂塞耳中,即以甘草于口随嚼。

【主治】耳内肿痛,脓出血(《济世全书·巽集·卷五·耳病》)

无名方四

【组成】枯白矾末，麝香少许。

【用法】吹耳中，日三四度，或绵裹，塞耳中。

【主治】耳内肿痛，脓血出。

【效果】立瘥。(《寿世保元·卷六·耳病》)

无名方五

【组成】白矾、枯矾，麝香少许。

【用法】为末，吹耳，日三四度，或绵裹耳中。

【主治】耳内肿痛，脓血出。

【效果】立瘥。(《济世全书·巽集·卷五·耳病》)

红绵散

【组成】枯矾五分，干胭脂粉二分半，片脑一分，熟炉甘石五分，麝香少许。

【用法】上为末，先以棉杖揾干脓水，另将鹅翎管送药入耳底。

【主治】聤耳出脓并黄水。(《济世全书·巽集·卷五·耳病》)

黄龙散

【组成】枯白矾一钱，龙骨研一钱，黄丹飞一钱，胭脂烧灰一钱，麝香少许。

【用法】上为末。先以绵仗子卷去耳中脓水，以药掺入内。日日用之，勿令风入。

【主治】脓耳，因肾经气实，其热上冲于耳，遂使津液壅滞为脓，久不瘥，变成耳聋。亦有小儿沐浴，水入耳中停留，搏于气血，酝酿成热，亦成脓耳。(《古今医鉴·卷九·耳病》)

第二节　鼻病小方

一、流涕不止小方

无名方

【组成】独蒜四五个。

【用法】捣如泥，贴脚底心，下用纸贴上。

【主治】老人鼻中流涕不干。

【效果】其涕再不出。(《济世全书·巽集·卷五·鼻病》)

二、 鼻塞不通小方

无名方一

【组成】菖蒲、皂角等份。

【用法】为末。每一钱，绵裹塞鼻内。

【主治】鼻塞不通。

【效果】仰卧少倾效。(《种杏仙方·卷二·鼻病》)

无名方二

【组成】牙皂末。

【用法】临卧黄酒调服。

【主治】鼻塞不通，或流清涕。

【禁忌】忌风。

【效果】出微汗。(《种杏仙方·卷二·鼻病》)

三、 鼻赤小方

无名方一

【组成】生银杏。

【用法】嚼烂，敷鼻上。

【主治】鼻赤。(《济世全书·巽集·卷五·鼻病》)

无名方二

【组成】硫黄。

【用法】硫黄化开，入好烧酒内淬三次，为末，用茄汁调敷三次。

【主治】鼻红如神。

【效果】效。(《种杏仙方·卷二·鼻病》)

无名方三

【组成】硫黄、白矾各等份。

【用法】为末，以茄汁调涂。

【主治】肺风鼻赤。（《济世全书·巽集·卷五·鼻病》）

无名方四

【组成】槟榔，茄汁，硫黄，人乳。

【用法】槟榔为片，将茄汁浸晒一二次，为末，面上红累，硫黄，以人乳浸，满碗倾入汤锅，煮干，先须用唾湿鼻，方抹药末。

【主治】赤鼻。（《寿世保元·卷六·鼻病》）

无名方五

【组成】大黄、芒硝、槟榔等份。

【用法】为末，调敷患处三四次，洗净，却用银杏嚼烂敷之。

【主治】鼻久不瘥。（《鲁府禁方·卷二·寿集·鼻病》）

【注】《寿世保元·卷六·鼻病》录有本方，鼻赤。不过五七日复旧。

四、鼻疳小方

无名方一

【组成】鹿角一两，白矾一两，人头发五钱。

【用法】上为末，先用花椒汤洗净，搽药于疳上。如疮口不收口，用瓦松，烧灰存性，研末，干搽之。

【主治】鼻疳烂通鼻孔。

【效果】三四次即愈。（《寿世保元·卷六·鼻病》）

无名方二

【组成】鹿角一两，生白矾一两，头发五钱。

【用法】前二味，俱放在瓦上隔火煅过，人头发，在灯上烧过，共为末，先用花椒汤洗净，掺药于疳上。

【主治】鼻疳，烂通鼻孔。

【效果】三四次即愈。（《济世全书·巽集·卷五·鼻病》）

无名方三

【组成】乳香五分，没药五分，孩儿茶一钱，鸡肶胵 焙黄色一钱。

【用法】上为末，擦患处。

【主治】颠疳或鼻疳。（《寿世保元·卷六·鼻病》）

五、 瓮鼻小方

无名方

【组成】甜瓜蒂。

【用法】为末吹之。外用雄黄磨圆，入鼻内塞之。外用椿姑姑为末，每服二钱，临卧，黄酒调服。

【主治】瓮鼻。（《种杏仙方·卷二·鼻病》）

六、 鼻疮小方

无名方一

【组成】杏仁去皮尖，乳汁。

【用法】为末，将乳汁和之，搽患处。

【主治】鼻疮。（《万病回春·卷之五·面病》）

无名方二

【组成】泽泻、郁金、山栀仁、甘草炙各一钱。

【用法】上为细末，用甘草煎汤，食后临卧服。

【主治】鼻疮。（《寿世保元·卷八·小儿初生杂证论方·耳疾》）

七、 鼻息肉小方

无名方一

【组成】枯矾。

【用法】用枯矾研为末，绵裹塞鼻中。

【主治】瓮鼻塞肉乃肺气盛。

【效果】数日自消矣。（《鲁府禁方·卷二·寿集·鼻病》）

无名方二

【组成】藕节有毛处一节。

【用法】烧灰存性，为末，吹患出。

【主治】鼻中肉赘。

【效果】即瘥。(《寿世保元·卷六·鼻病》)

八、 鼻渊小方

无名方一

【组成】百草霜。

【用法】研末，每三钱，水调服。

【主治】久患鼻疮，脓血臭者。(《济世全书·巽集·卷五·鼻病》)

【注】《鲁府禁方·卷二·寿集·鼻病》录有本方，治鼻赤，不过五七日复旧。

无名方二

【组成】丝瓜藤。

【用法】丝瓜藤近根三尺许，烧存性，为末，酒调服。

【主治】鼻中时时流臭黄水，甚者脑亦时痛，俗名控脑砂，有虫食脑中。(《鲁府禁方·卷二·寿集·鼻病》)

苍耳散一

【组成】白芷一两，辛夷仁、苍耳炒各一钱五分，薄荷五分。

【用法】上剉，水煎服。

【主治】鼻渊。(《寿世保元·卷六·鼻病》)

苍耳散二

【组成】辛夷仁五钱，苍耳子炒一钱半，白芷一两，薄荷叶一钱。

【用法】上为末，葱、茶调下二钱。

【主治】鼻流浊涕不止。鼻渊，胆移热于脑也。(《古今医鉴·卷九·鼻病》)

九、 酒渣鼻小方

治糟鼻方

【组成】硫黄。

【用法】硫黄为细末，甚者加草乌尾，以酥油调稀涂患处，如觉痛苦，用栀子煎汤服之，或洗患处。

【主治】酒齄鼻，鼻疳，鼻赤，鼻疮，糟鼻。

【效果】即愈。(《济世全书·巽集·卷五·鼻病》)

无名方一

【组成】雄猪胆，酒。

【用法】每日早以好酒调服一个。

【主治】酒齄鼻。

【效果】不过半日如旧。(《寿世保元·卷六·鼻病》)

参归丸

【组成】苦参净末四两，当归净末二两。

【用法】上用酒糊丸，如梧桐子大。每服七八十丸，食后热茶下。

【主治】酒齄鼻，血热入肺。(《古今医鉴·卷九·鼻病》)

无名方二

【组成】半夏、硫黄、白盐炒、枯矾各二钱。

【用法】上为末，水调敷患处。

【主治】面上酒齄鼻红紫肿。

【效果】立消。(《万病回春·卷之五·面病》)

无名方三

【组成】雄黄一钱，硫黄五分，铅粉一钱。

【用法】上共为末，乳汁调涂，晚上敷，次日温水洗之。

【主治】面上齄鼻酒刺。

【效果】如此三次，去矣。(《寿世保元·卷六·面病》)

第三节 喉科病小方

一、乳蛾小方

无名方一

【组成】巴豆一个。

【用法】去壳打碎，入绵茧内塞鼻，在左塞左，在右塞右；若双乳蛾用二粒塞两鼻。

【主治】喉痹乳蛾气绝者。

【效果】即时返活。（《济世全书·坤集·卷七·喉痹》）

无名方二

【组成】皂角，醋。

【用法】为末，醋调，涂外颈上，干则易。

【主治】缠喉肿痛。

【效果】乳蛾即破而愈。（《寿世保元·卷六·喉痹》）

开关丸

【组成】山豆根。

【用法】山豆根为末，用熊胆和为丸，用鸡脏皮阴干为末为衣，丸如绿豆大，每服一丸，放舌下徐徐咽下。

【主治】喉闭，单、双乳蛾，风肿痛，涎咽不大，死在须臾。

【效果】立已。（《济世全书·巽集·卷五·咽喉》）

【注】《云林神彀·卷三·咽喉》《寿世保元·卷六·喉痹》《鲁府禁方·卷二·寿集·咽喉》也录有本方，肿痛涎咽不下，死在须臾。立已。

无名方三

【组成】黑牛胆一个、生白矾末二两，银朱五钱。

【用法】入胆内，阴干，取出，研末，每少许，吹入喉内。

【主治】喉痹、乳蛾风、口舌生疮。

【效果】神效。（《寿世保元·卷八·小儿初生杂证论方·喉痹》）

无名方四

【组成】皂角三钱，细辛二钱五分，醋。

【用法】上剉散，用醋煎，噙口内三四次。

【主治】咽喉痛，双痹乳蛾。

【效果】吐痰。（《济世全书·巽集·卷五·咽喉》）

无名方五

【组成】蚕蛾_末三钱，儿茶一钱，生白矾三分，辰砂一钱。

【用法】上为细末，吹入喉口。

【主治】乳蛾喉痹。

【效果】即愈。(《万病回春·卷之五·咽喉》)

二、 喉风小方

无名方一

【组成】猪牙皂角一条。

【用法】调和，水煎，如急，立服，缓则露一宿。倘如口紧者，撬开灌之。

【主治】喉闭风闭难治者。(《寿世保元·卷六·喉痹》)

无名方二

【组成】大黄，安青鱼胆七个。

【用法】为末，吹鼻或喉中。

【主治】喉风危急。

【效果】立效。(《寿世保元·卷六·喉痹》)

无名方三

【组成】朴硝，白矾。

【用法】掺舌中。

【主治】舌喉闭。

【效果】立效。(《济世全书·巽集·卷五·舌病》)

无名方四

【组成】皂角末，醋。

【用法】调涂外颈上，干则易。

【主治】缠喉风肿。

【效果】其乳蛾即破而已。(《济世全书·巽集·卷五·咽喉》)

夺命散

【组成】枯白矾、牙皂_{炙去皮弦}、白硼少各等份。

【用法】上为末，吹喉。

【主治】急喉风。

【效果】吐痰。（《济世全书·巽集·卷五·咽喉》）

无名方五

【组成】茶子，霜梅，酽醋。

【用法】上三味，研烂，去渣，将药汁蘸扫咽喉。

【主治】喉风肿痛几死。

【效果】即时吐痰而愈。（《寿世保元·卷六·喉痹》）

救急方

【组成】胆矾五分半生半枯、熊胆、木香各三分。

【用法】上为细末，用番木鳖磨井水调和，以鸡翎蘸扫患处。

【主治】喉风口噤不语，死在须臾。

【效果】如势急口噤，以簪启之用药，扫下即消。（《万病回春·卷之五·咽喉》）

雄黄解毒丸

【组成】巴豆三生四熟七粒，雄黄四分，郁金四分，郁金蝉肚者一钱。

【用法】上三味共为末，小儿三厘，大人六厘，竹管吹喉内。

【主治】缠喉风喉闭，先胸膈气紧，蓦然咽喉肿痛，手足厥冷，气不通，顷刻不治。（《济世全书·巽集·卷五·咽喉》）

无名方六

【组成】猪牙皂角一两，蜜一匙，鸡清半个，巴豆三五粒。

【用法】用猪牙皂角，去黑皮并弦，剉碎，水二钟，煎至一钟去滓，加蜜，如无以鸡清半个，和匀服之，随即吐出风痰。如牙关紧急，用巴豆去壳，研油于纸上，作捻熏两鼻中，苏矣。

【主治】诸喉风。（《鲁府禁方·卷二·寿集·咽喉》）

三、 咽喉肿痛小方

无名方一

【组成】真蟾酥。

【用法】为末，用筷头点人对嘴上。

【主治】咽喉肿痛，死在须臾。

【效果】即时消散，其效如神。(《济世全书·巽集·卷五·咽喉》)

吹喉散一

【组成】白矾，银朱。

【用法】研末，频频吹咽喉。

【主治】咽喉肿痛。(《云林神彀·卷三·咽喉》)

无名方二

【组成】胆矾五分。

【用法】胆矾为末，淡醋调服。

【主治】咽喉肿痛，喉痹乳蛾。

【效果】即吐痰而愈。(《种杏仙方·卷二·咽喉》)

无名方三

【组成】鸡内金一个，壁钱十个。

【用法】鸡内金倒净、勿洗，用壁钱，共焙焦为末，吹肿处。

【主治】咽疮肿。

【效果】即消。如成疮则愈。多少量用。(《鲁府禁方·卷二·寿集·咽喉》)

无名方四

【组成】桔梗一两，甘草三钱。

【用法】水煎，频服。

【主治】咽喉肿痛。(《种杏仙方·卷二·咽喉》)

无名方五

【组成】细辛一钱，巴豆五分。

【用法】细辛为末，巴豆同捣烂，纸卷塞鼻。

【主治】咽喉肿痛死须臾。(《云林神彀·卷三·咽喉》)

【注】《种杏仙方·卷二·咽喉》录有本方，治喉痹乳蛾、生疮、溃烂，水浆不入。一时头项冰凉，咽喉即开。

无名方六

【组成】巴豆、半夏各等份。

【用法】将此两味，用醋放小罐内煎熟，取巴豆、半夏，一起研末，用麻布包做数粒，如豆子大，以前醋浸之，取一粒，含在喉痛处，至热，又换别粒含之，直至吐泻而后已，即以稀糊补之。

【禁忌】忌冷水、猪油。

【效果】愈。(《寿世保元·卷六·喉痹·补遗》)

吹喉散二

【组成】壁钱烧存性、枯白矾、发灰各等份。

【用法】研末吹喉。

【主治】咽喉痛。

【效果】止痛。(《古今医鉴·卷九·咽喉》)

吹喉散三

【组成】腊八猪胆一二个，枯矾五钱，茄柴灰五钱。

【用法】共入胆袋，满，阴干，吹些许。

【主治】咽喉肿痛。

【效果】即愈。(《鲁府禁方·卷二·寿集·咽喉》)

破棺丹

【组成】青盐、白矾、硇砂各等份。

【用法】上为末，吹患处。

【主治】咽喉肿痛，水谷不下。

【效果】有痰吐出即效。(《万病回春·卷之五·咽喉》)

无名方七

【组成】山豆根。

【用法】磨水，噙漱。

【主治】咽喉肿痛，或喉闭急症。

【效果】立愈。(《万病回春·卷之五·咽喉》)

神应散

【组成】雄黄、枯矾、藜芦、牙皂炙黄各等份。

【用法】为末，吹入鼻内。

【主治】气缠喉，渐入喉塞，水谷不下，牙关紧急，不省人事。

【效果】吐痰，神效。(《寿世保元·卷六·喉痹》)

无名方八

【组成】百药煎、硼砂、甘草、生白矾各等份。

【用法】上四味，为细末，每服一钱，食后，用米汤调，细细呷咽。

【主治】喉肿痛。(《寿世保元·卷六·喉痹》)

吹喉散四

【组成】牙硝一两五钱，硼砂五钱，雄黄二钱，僵蚕二钱，冰片二分。

【用法】上共为细末，每服少许，吹喉。

【主治】咽喉肿痛。

【效果】立效。(《寿世保元·卷六·喉痹》)

碧雪散

【组成】真青黛、硼砂、焰硝、蒲黄、甘草各等份。

【用法】俱生用，搽咽喉。

【主治】咽喉肿痛，水浆不下，或生疮，重舌，木舌。(《寿世保元·卷八·小儿初生杂证论方·喉痹》)

加味四物汤

【组成】黄柏，知母，桔梗，天花粉，甘草。

【用法】水煎尝。

【功效】养血降虚火，病愈如风送。

【主治】血虚火上升，喉痛生疮痛。(《云林神彀·卷三·咽喉》)

四、 喉痹小方

无名方一

【组成】好消梨。

【用法】杵汁，频频饮之。

【主治】喉痹及喉中热痛。(《种杏仙方·卷二·咽喉》)

无名方二

【组成】牛黄二钱，硼砂一钱，雄黄三分。

【用法】上为细末，每用一分五厘，吹入喉内。

【主治】喉痹肿痛，汤水不下，死在须臾。

【效果】用此一吹即活。(《寿世保元·卷六·喉痹》)

无名方三

【组成】青盐、白矾、硼砂各等份。

【用法】为末，吹患处。

【主治】喉痹肿痛，水吞不下。

【效果】有痰吐出愈。(《寿世保元·卷六·喉痹》)

无名方四

【组成】郁金一钱，雄黄五分，巴豆肉两个生用，两个用猪油包裹，灯上烧熟，存性四个。

【用法】上为末，三味搅匀，每用一分二厘，入竹筒内，吹患处。小儿用六厘。

【主治】喉痹肿痛。(《寿世保元·卷六·喉痹》)

五、 喉痛小方

无名方

【组成】臭橘皮。

【用法】煎汤连服。

【主治】咽喉间生肉，层层相叠，渐渐肿起不痛，多日，乃有窍子，臭气自出，遂退饮食。

【效果】愈。(《万病回春·卷之八·奇病》)

六、 失音小方

无名方一

【组成】新槐花。

【用法】不拘多少，瓦上慢火炒焦，置怀中、袖中，时时将一二粒口中咀嚼咽之，使喉中常有味。

【主治】失音不语。

【效果】声自出。(《济世全书·巽集·卷五·声哑》)

无名方二

【组成】生白矾。

【用法】炼蜜为丸服。

【主治】失音。

【效果】效。(《寿世保元·卷六·喉痹》)

无名方三

【组成】皂角去皮子一撮，萝卜切片三个。

【用法】上剉，水煎服之。

【主治】语音不出。

【效果】不过三服，能语声出。(《济世全书·巽集·卷五·声哑》)

诃子散

【组成】诃子去核一两，杏仁泡、去皮尖一两，通草二钱，生姜煨五片。

【用法】上剉，每服四钱，水煎食后温服。

【主治】久嗽，声语不出。(《济世全书·巽集·卷五·声哑》)

嘹亮丸

【组成】人乳四两，白蜜四两，梨汁四两，香椿芽汁四两如无，用浅香椿芽为末四两，入放上三味内，白滚水。

【用法】上共一处和匀，重汤煮热，不拘时服，白滚水送下。

【主治】久失音声哑。(《万病回春·卷之五·咽喉》)

无名方四

【组成】诃子三个，真苏子二钱，杏仁三十个，百药煎二两。

【用法】上为末，每服二钱，热汤调服。

【主治】言语不出。(《寿世保元·卷三·咳嗽》)

无名方五

【组成】诃子半生半熟、炮三钱，木通半生半熟、炮三钱，桔梗半生半熟、炮三钱，甘草半生半熟、炙三钱，生地黄。

【用法】上剉，水煎，用生地黄捣烂，入药服。

【主治】声音不清。(《济世全书·巽集·卷五·声哑》)

七、 喑哑小方

无名方一

【组成】蜜。

【用法】蜜调水，饮一碗遂愈。一人声哑，用木香少许，频嚼而瘥。

【主治】声哑，言语不出。(《种杏仙方·卷二·咽喉》)

无名方二

【组成】猪板油。

【用法】切烂，入蜜内，重汤煮食之。

【主治】声哑，失音不出。(《寿世保元·卷六·喉痹》)

无名方三

【组成】乌梅一两，苏州薄荷叶四两，白糖霜四两。

【用法】蜜丸，噙化。

【效果】利膈生津，止渴清音。(《寿世保元·卷六·喉痹·补遗》)

无名方四

【组成】杏仁一升，酥一两，蜜少许。

【用法】为丸，空心米汤下十五丸。

【效果】欲好声音。(《寿世保元·卷六·喉痹·补遗》)

无名方五

【组成】甘草、乌梅、桔梗、乌药。

【用法】上剉，水煎温服。

【主治】声哑。(《寿世保元·卷六·喉痹》)

无名方六

【组成】诃子炮，去核一两，木香一两，甘草五钱，生地黄汁。

【用法】上剉，水煎。入生地黄汁一合，再煎数沸，放温，服六分，每食后，日进半料。

【主治】声哑。(《寿世保元·卷六·喉痹》)

清音散

【组成】诃子半生半泡熟三钱，木通半生半泡熟二钱，桔梗生用，甘草半生半炙三钱，生地黄。

【用法】上剉，水煎，用生地黄捣烂，入药贴。

【主治】声音不清。(《古今医鉴·卷九·咽喉》)

八、咽喉牙关紧闭小方

巴豆方

【组成】巴豆。

【用法】去壳，纸包巴豆肉，压出油在纸上，就将此纸作为纸捻点灯，吹灭以烟熏入鼻中。

【主治】咽喉牙关紧闭。

【效果】一霎时，口鼻涎流，牙关开矣。(《济世全书·巽集·卷五·咽喉》)

九、亮嗓小方

无名方

【组成】杏仁一升熬、去皮尖。

【用法】加酥、蜜，为丸如梧子大，每服十五丸，空心米汤下。

【主治】人欲好声音。(《济世全书·巽集·卷五·声哑》)

第四节 口齿病小方

一、口疮小方

黄连泻心汤

【组成】黄连。

【用法】去须为末，水调服。

【主治】心经蕴热。(《万病回春·卷之五·口舌》)

【注】《种杏仙方·卷二·口舌》录有本方，黄连煮汁，呷之即已。用于口疮并痔及喉痛。

无名方一

【组成】白矾一撮。

【用法】用热水半碗，入白矾，待温，漱口数回而已。

【主治】口疮。(《种杏仙方·卷二·口舌》)

无名方二

【组成】冰片。

【用法】研之。

【主治】舌长过寸。

【效果】即收。(《鲁府禁方·卷二·寿集·口舌》)

无名方三

【组成】槐花。

【用法】炒为末，掺之。

【主治】舌出血如泉。

【效果】立止。(《鲁府禁方·卷二·寿集·口舌》)

无名方四

【组成】螺蛳肉。

【用法】用葱、豉、椒、姜煮，饮汁三两盏。

【主治】连月饮酒，咽喉烂，舌上生疮。(《济世全书·坎集·

卷二·伤食》)

无名方五

【组成】西瓜浆水。

【用法】徐徐饮之。无瓜时，以瓜皮烧灰敷之。

【主治】口疮并疳及喉痛。(《种杏仙方·卷二·口舌》)

绿袍散

【组成】黄柏去粗皮一两，青黛三钱。

【用法】上为末，掺患处噙之。一方加密陀僧一钱。

【主治】口疮。

【效果】吐出涎即愈。(《古今医鉴·卷九·口舌》)

阴阳散

【组成】黄连、干姜各等份。

【用法】为末，掺患处。

【主治】口疮。

【效果】立已。(《济世全书·巽集·卷五·口病》)

无名方六

【组成】白矾、麝香。

【用法】为末，擦牙上。

【主治】口臭。(《种杏仙方·卷二·口舌》)

无名方七

【组成】白矾一钱。

【用法】蜜调，涂疮上。

【主治】口疮并疳及喉痛。(《种杏仙方·卷二·口舌》)

无名方八

【组成】百草霜。

【用法】用百草霜，醋和敷舌上下。

【主治】舌肿。

【效果】脱皮，须臾立消。(《鲁府禁方·卷二·寿集·口舌》)

无名方九

【组成】甘草、白矾。

【用法】为末，掺口内。

【主治】口疮并痄及喉痛。(《种杏仙方·卷二·口舌》)

无名方十

【组成】黄柏一两，青黛末三钱。

【用法】用少许搽患处，嚼。

【主治】口舌生疮。

【效果】良久吐涎。(《云林神彀·卷三·口舌》)

无名方十一

【组成】黄连为末二三钱。

【用法】好酒煎一二沸，候冷嚼漱或咽下。

【主治】口舌疮，亦治赤眼。(《万病回春·卷之五·口舌》)

无名方十二

【组成】黄连、细辛各等份。

【用法】上为末，干掺之。

【主治】口舌生疮。

【效果】效。(《鲁府禁方·卷二·寿集·口舌》)

无名方十三

【组成】蒲黄，黄连。

【用法】蒲黄末，频掺舌上，内以黄连煎汤服。

【主治】舌肿大塞口，不通饮食。

【效果】以泻心火。(《种杏仙方·卷二·口舌》)

无名方十四

【组成】生白矾一钱，朱砂二分。

【用法】上共为末，敷上。

【主治】口疮。愈。(《寿世保元·卷六·口舌》)

泻白汤

【组成】桑白皮、地骨皮各二钱，甘草一钱。

【用法】上剉一剂，水煎，食远温服。

【主治】口辣肺热。(《万病回春·卷之五·口舌》)

玄门丹

【组成】天门冬去心、麦门冬去心、玄参各等份。

【用法】上为细末，炼蜜为丸，每服一丸，嚼化。

【主治】口疮连年不愈。(《济世全书·巽集·卷五·口病》)

【注】《寿世保元·卷六·口舌》录有本方，此虚火也。

滋肾丸

【组成】黄柏二钱用酒拌湿，阴干，知母二两酒浸湿，阴干，肉桂一钱。

【用法】为末，以热水丸，百沸汤送下。

【主治】病在下焦。

【效果】皆不渴也。(《万病回春·卷之五·口舌》)

无名方十五

【组成】黄连三钱，干姜二钱炮，甘草三分。

【用法】上为末，搽患处。

【主治】口疮。

【效果】良久，嗽吐涎出，再搽再吐涎。(《鲁府禁方·卷二·寿集·口舌》)

无名方十六

【组成】五倍子、青黛等份。

【用法】为末，好酒调，搽疮上。咽疮，吹入喉中，有津吐出。

【主治】白口疮急恶，壮似木耳。(《种杏仙方·卷二·口舌》)

无名方十七

【组成】香白芷七钱，甘草五寸。

【用法】甘草为末。每一钱，食后井花水调下。

【主治】口气。(《种杏仙方·卷二·口舌》)

黄白散

【组成】黄柏、孩儿茶、枯白矾各等份为细末。

【用法】上研匀一处。凡患人先用陈仓小米熬汤，候冷漱口洁净，次将药末掺患处不拘。

【主治】口疮，并口中疳疮。

【效果】三五年诸治不愈，此药敷三五次即愈。（《万病回春·卷之五·口舌》）

加味阴阳散

【组成】黄连、干姜、青黛、孩儿茶各等份。

【用法】上为末，每用少许，搽患处。

【主治】口疮。（《寿世保元·卷六·口舌》）

无名方十八

【组成】甘草，干姜，白术，人参。

【用法】水煎服。甚者加附子，或用官桂末掺之。

【主治】患口疮，凉剂投不已，气虚火炎上。（《云林神彀·卷三·口舌》）

【注】《济世全书·巽集·卷五·口病》录有本方，因中焦虚，且不能食，因相火冲上无制。

喉痹方

【组成】火硝五钱，片脑一分半，硼砂一钱半，蒲黄一钱，孩儿茶一钱二分半。

【用法】上共为细末，用笔管拨开芦管吹入。

【主治】口疮、牙疳、喉痹、牙关紧急。

【效果】大吐其痰，不数次立愈。（《万病回春·卷之五·咽喉》）

二、口疳小方

泻心汤

【组成】黄连。

【用法】为末，每一字，蜜水调服。

【主治】小儿口疳。（《古今医鉴·卷十三·口病》）

无名方

【组成】吴茱萸末。

【用法】醋调敷脚心。

【主治】小儿口疳。

【效果】移热即愈。药性虽热，能引热下行，其功至良。(《古今医鉴·卷十四·口病》)

三、 骨鲠小方

无名方一

【组成】橄榄。

【用法】食下。

【主治】诸般骨鲠，及鱼鲠咽喉。

【效果】即化。(《寿世保元·卷十·骨鲠》)

无名方二

【组成】好蜜抄匕。

【用法】稍稍服之。

【主治】诸鱼骨鲠、杂物鲠。

【效果】令下。(《济世全书·兑集·卷八·骨鲠》)

无名方三

【组成】黄蜡如枣大。

【用法】温茶饱服。

【主治】骨鲠喉。

【效果】诸骨或吐或下，如神。(《寿世保元·卷十·骨鲠》)

无名方四

【组成】金凤花子。

【用法】嚼烂噙下。

【主治】诸骨鲠。(《古今医鉴·卷十六·诸骨鲠》)

无名方五

【组成】金樱子根。

【用法】将竹签取出，捶烂，水煎，用罐嘴入喉内灌下，勿犯牙。

【主治】鸡骨等骨所鲠。(《寿世保元·卷十·骨鲠》)

无名方六

【组成】米糖如指大。

【用法】蘸灰置喉中，勿令沾牙。

【主治】鸡、鱼骨鲠。

【效果】待糖化，骨即化下。(《济世全书·兑集·卷八·骨鲠》)

无名方七

【组成】硼砂一小块。

【用法】口含化。

【主治】骨鲠。

【效果】即下。(《寿世保元·卷十·骨鲠》)

无名方八

【组成】山楂。

【用法】煎滚，先入鱼刺化之，即温服。

【主治】鱼刺。

【效果】速化如神。(《鲁府禁方·卷四·宁集·骨鲠》)

无名方九

【组成】蒜。

【用法】纳鼻中。

【主治】鱼骨鲠不出。

【效果】即出。(《寿世保元·卷十·骨鲠》)

无名方十

【组成】饴糖。

【用法】用饴糖如鸡子大，吞之。如不下，更作大团吞之，至十团，无不下。

【主治】诸骨鲠。(《种杏仙方·卷四·诸骨鲠》)

无名方十一

【组成】玉簪花根。

【用法】捣汁咽下，勿犯牙龈。

【主治】诸骨鲠喉。(《云林神彀·卷四·骨鲠》)

无名方十二

【组成】苎根。

【用法】捣烂，丸如弹子大，就将所鲠物煎汤化下。

【主治】诸骨鲠。(《济世全书·兑集·卷八·骨鲠》)

无名方十三

【组成】蛴螬。

【用法】研蛴螬汁敷。

【主治】刺在肉中不出。

【效果】立出。(《鲁府禁方·卷四·宁集·骨鲠》)

无名方十四

【组成】砂仁。

【用法】浓煎汤服之。

【主治】误吞铜铁，或金银等物，不能化者。

【效果】其物自下。(《古今医鉴·卷十六·诸骨鲠》)

无名方十五

【组成】金凤花。

【用法】金凤花为末，醋调稀，放舌上，慢慢咽下。不可犯牙。

【主治】鸡骨鲠。(《种杏仙方·卷四·诸骨鲠》)

无名方十六

【组成】韭白三根。

【用法】捣烂扮为丸，如骨子大，用绵缠裹线，茶咽下，更鲠处牵线。

【主治】诸骨鲠。

【效果】吐出原骨效。(《古今医鉴·卷十六·诸骨鲠》)

无名方十七

【组成】霜梅肉。

【用法】用梅肉槌成指大，作丸子，将绵裹，用线穿在肉，冷茶送下，扯住线头在手。又宜用胡荽略擂，拌醋并渣咽下。

【主治】鸡骨焦骨鲠。

【效果】一呕即出。（《万病回春·卷之八·骨鲠》）

无名方十八

【组成】缩砂、甘草等份。

【用法】为末，绵裹日咬，旋旋咽津。

【主治】鱼骨入喉。

【效果】痰出为妙。（《云林神彀·卷四·骨鲠》）

无名方十九

【组成】细茶，老鸭。

【用法】浓煎，连吃五七碗，以饱为度。却用老鸭刀子擂烂，冷水调服，即吐。如不吐，将鹅翎探喉。

【主治】鸡骨等骨所鲠。

【效果】即吐其骨。（《种杏仙方·卷四·诸骨鲠》）

无名方二十

【组成】玉簪花。

【用法】为末，无花，用根取汁，用好醋，调汁灌服，不可犯牙。

【主治】诸骨鲠喉。（《寿世保元·卷十·骨鲠》）

胜金方

【组成】鳜鱼胆，皂角子，酒。

【用法】腊月取鳜鱼胆，悬于檐下令干，每有鱼鲠，即取皂角，以酒煎化，温温呷下。

【主治】一切骨鲠，或竹木签刺喉中不下。（《济世全书·兑集·卷八·骨鲠》）

四、舌肿小方

无名方一

【组成】百草霜、海盐各等份。

【用法】上为末，井花水调敷。

【主治】舌上肿硬。(《古今医鉴·卷九·口舌》)

【注】《寿世保元·卷十·单品杂治·百草霜治验》《济世全书·巽集·卷五·舌病》录有本方，七疝，及奔豚、小肠气，脐腹大痛。

无名方二

【组成】硼砂末，生姜。

【用法】薄劈生姜，蘸药揩舌上肿处。一方，用蒲黄掺舌上尤良。

【主治】舌肿硬。(《济世全书·巽集·卷五·舌病》)

无名方三

【组成】真蒲黄末，黄连。

【用法】蒲黄末频掺舌上，内以黄连，煎汤服之。

【主治】舌上肿硬。

【效果】泻心火。(《古今医鉴·卷九·口舌》)

五、 出血小方

无名方一

【组成】槐花。

【用法】炒，为末，搽之。

【主治】舌无故出血如泉。

【效果】即止。(《寿世保元·卷六·口舌》)

无名方二

【组成】白萝卜一碗，盐一钱。

【用法】不时漱口。

【主治】牙宣出血。

【效果】即止。(《寿世保元·卷十·单品杂治·萝卜治验》)

苏东坡治齿衄方

【组成】人参、茯苓、麦门冬去心各二钱。

【用法】上剉一剂，水一钟煎五分温服。

【主治】热极齿缝出血成条者。

【效果】神效。(《万病回春·卷之五·牙齿》)

六、 牙齿松动小方

无名方

【组成】骨碎补火煅存性四两，青盐六两，蒲公英二两，旱莲草二两。

【用法】上为末，擦牙，良久漱去。

【主治】牙齿动摇。

【效果】固齿。(《济世全书·巽集·卷五·牙齿》)

七、 牙痛小方

漱牙止痛三方

【组成】蛇床子不拘多少。

【用法】煎水热噙漱之；一方用白蒺藜，不拘多少，水煎噙漱，一用烧酒煎亦效；一方，用小麦，不拘多少，炒焦淬入烧酒，去渣噙漱。

【主治】牙痛。

【效果】即止。(《古今医鉴·卷九·牙齿》)

无名方一

【组成】苍耳子。

【用法】浓煎汁，含漱。

【主治】牙疼。

【效果】立效。(《济世全书·巽集·卷五·牙齿》)

立止牙疼方

【组成】好雄黄为末，蒜捣烂，麻布扭汁一瓣。

【用法】令患人先噙水一口，将布包蒜扭汁，滴鼻中，男左女右，弹上雄黄末一指甲些许，患人提一口气，将药吸上。

【效果】吐水疼止。(《鲁府禁方·卷二·寿集·牙齿》)

牙咬药

【组成】巴豆一个微烧，胡椒三粒。

【用法】研匀，帛包牙咬流水。

【主治】牙痛。

【效果】登时千金一笑。(《云林神彀·卷三·牙齿》)

【注】《种杏仙方·卷二·牙齿》录有本方，痛止肿消。

无名方二

【组成】巴豆去壳三枚，真川椒七粒。

【用法】先将川椒略焙，为末，次入巴豆，同研极烂，入红米饭些许，捣研为丸，如黍米大，每用一丸，贴痛处。

【主治】牙痛。(《寿世保元·卷六·牙齿》)

无名方三

【组成】干姜一两，雄黄三钱。

【用法】上为细末，搽之。

【主治】牙痛。

【效果】立止。(《万病回春·卷之五·牙齿》)

无名方四

【组成】全蝎一个阴干，胡椒三分。

【用法】共为末，擦疼牙。

【主治】牙疼。

【效果】立止。(《鲁府禁方·卷二·寿集·牙齿》)

无名方五

【组成】雄黄一钱。

【用法】调漱，痛处觉热，吐出再漱，如此五七口。

【效果】疼即止。(《种杏仙方·卷二·牙齿》)

无名方六

【组成】牙皂一个。

【用法】砍两节，酽醋煎温漱。

【主治】风牙痛。(《种杏仙方·卷二·牙齿》)

无名方七

【组成】川椒炒一钱半，铜青一钱，硼砂一钱。

【用法】上三味，为末，每少许，擦患处。

【主治】满口牙齿疼痛，溃烂动摇，饮食不下，牙疳。

【效果】流涎，立已。(《寿世保元·卷六·牙齿》)

无名方八

【组成】核桃，白矾，盐。

【用法】核桃去肉，入白矾和盐于内，火煅为末，擦牙。

【主治】牙肿痛或动摇。(《种杏仙方·卷二·牙齿》)

无名方九

【组成】绿豆十一个，胡椒七粒，烧酒。

【用法】前二味，共合一处。略捣碎不至成泥，用绵裹如黄豆大，用一粒咬于疼处牙上。如疼极不可忍者，先以烧酒漱口，吐去烧酒，用药咬于疼牙上。

【主治】牙痛。

【效果】即止其疼。(《万病回春·卷之五·牙齿》)

无名方十

【组成】青盐二两，白盐四两，川椒四两。

【用法】上煎汤，拌二盐炒干，为末擦之。

【主治】牙疼。

【效果】永无齿疾。(《济世全书·巽集·卷五·牙齿》)

保牙散

【组成】软石膏一两，川乌三钱，草乌三钱，花椒三钱。

【用法】上俱生用，为末，擦牙，漱口，吐之。

【主治】风牙肿痛。

【效果】立已。(《寿世保元·卷六·牙齿》)

【注】《济世全书·巽集·卷五·牙齿》录有本方，热、冷、

虫、牙痛，肿不可忍进。

擦牙乌须

【组成】白茯苓、香细辛辽东、倍子、牙皂各等份。

【用法】炒存性，研末。

【主治】牙痛。

【效果】擦牙灵。(《云林神彀·卷三·牙齿》)

擦牙正痛固齿方

【组成】石膏一斤煅，青盐四两，白芷二两，细辛一两。

【用法】上为细末，擦牙。(《万病回春·卷之五·牙齿》)

【主治】牙痛。

【注】《云林神彀·卷三·牙齿》录有本方，治牙痛。一擦牙疼立止。

取痛牙法

【组成】草乌、荜拔各五钱，川椒、细辛各一钱。

【用法】上为末，每用少许擦患牙上。

【主治】牙痛。

【效果】其牙自落。(《济世全书·巽集·卷五·牙齿》)

牙疼噙漱药

【组成】蜂房一个，胡椒，花椒，黄柏。

【用法】蜂房每孔内纳胡椒、花椒各一粒，用碗盛之，入水令满，加黄柏，如指大三片于内，以碟盖住，用纸封固，或面糊固住亦可，重汤煮，令一炷香尽取出，候温，漱噙良久，吐出再漱。

【主治】牙疼。

【效果】即止。(《古今医鉴·卷九·牙齿》)

无名方十一

【组成】蟾酥、朱砂、雄黄各一分。

【用法】上为细末，面糊为丸，如米粒大。每用一丸，咬疼处。

【主治】虫牙疼。

【效果】立止。(《鲁府禁方·卷二·寿集·牙齿》)

无名方十二

【组成】花椒炒，胡椒，白矾半生半枯，食盐炒。

【用法】上各为末，和合同研，每少许，擦痛处。

【主治】牙痛不可忍。

【效果】吐涎，即止。（《寿世保元·卷六·牙齿》）

无名方十三

【组成】麝香五分另研，胡椒、甘松各一分，雄黄半分。

【用法】上为细末，研匀，炼蜜为丸，如梧子大。用新绵裹一丸，安在患处，咬定。

【主治】牙疼。

【效果】立效。（《鲁府禁方·卷二·寿集·牙齿》）

无名方十四

【组成】小麦、黑豆各一把，花椒，艾叶少许。

【用法】同煎水漱，冷即吐去。

【主治】牙疼。

【效果】愈。（《济世全书·巽集·卷五·牙齿》）

救苦丹

【组成】蟾酥研细，乳汁些少溶化磁器内三分，雄黄二分，细辛二分，冰片二分。

【用法】上将酥乳调和，细细纳蛀牙孔内或痛牙龈缝中，口中涎任流出之。

【主治】牙痛，虫蛀不已，诸药不效。（《寿世保元·卷六·牙齿》）

清胃散

【组成】生地，黄连，牡丹，当归身，升麻。

【用法】水同煎服。

【主治】牙痛不可忍。

【效果】止痛如神不可传。（《云林神彀·卷三·牙齿》）

无名方十五

【组成】草乌_{米泔水浸，去皮，炒焦}二钱，细辛一钱，全蝎梢_{洗去}_臊五钱，白僵蚕_{炒，去丝}五条，冰片一分。

【用法】上研匀，搽患处，开口流涎。

【主治】风牙疼痛。(《寿世保元·卷六·牙齿》)

八、牙宣小方

无名方一

【组成】炒盐。

【用法】每旦捻炒盐擦牙齿，后用热水含漱齿百遍。

【主治】牙龈宣露。

【效果】五日齿即坚牢，密且白。(《种杏仙方·卷二·牙齿》)

无名方二

【组成】旱莲草半斤，香附米四两。

【用法】上二味，入砂锅内炒黑存性，为末，擦牙。

【功效】擦牙固齿，乌须乌发。(《寿世保元·卷六·牙齿》)

【主治】牙宣口臭

牙宣膏

【组成】麝香一字，白龙骨二钱半，官粉_{另研}二钱半，黄蜡一两。

【用法】上二味为末，后入麝香搅匀，用黄蜡磁碗内化开，入药于内又搅匀，用无灰咨呈纸裁作方片，于药内度过，煎作条，临卧于齿患处龈肉开，封贴一宿。

【主治】牙齿动摇不牢，疼痛不止，龈肉出血。(《济世全书·巽集·卷五·牙齿》)

无名方三

【组成】香附_{炒黑存性}一两，侧柏叶五钱，青盐三钱，石膏一两。

【用法】上四味俱炒，出大毒，为末。每清晨擦牙，漱吐之。

【主治】牙宣出血。(《古今医鉴·卷九·牙齿》)

九、 龋齿小方

无名方

【组成】苦参。

【用法】日漱三升。

【主治】龋齿。

【效果】五六日愈。(《寿世保元·卷十·单品杂治·方》)

十、 牙疳小方

无名方一

【组成】巴豆一粒。

【用法】去壳,用铁丝针注,灯火烧半熟。用绵裹,咬在疼处,有涎水任流。

【主治】牙疳。

【效果】即愈。(《鲁府禁方·卷二·寿集·牙齿》)

无名方二

【组成】白矾、五倍子。

【用法】烧存性,共为末,擦患处。

【主治】牙疳。(《鲁府禁方·卷二·寿集·牙齿》)

无名方三

【组成】荆种,醋。

【用法】荆种,不拘多少,半生半熟,醋浸。漱口三五次,痛止吐去。

【主治】牙疳。

【效果】效。(《鲁府禁方·卷二·寿集·牙齿》)

无名方四

【组成】明矾五钱枯,鸡肫黄五个。

【用法】烧存性,为末,擦之。

【主治】牙疳。(《鲁府禁方·卷二·寿集·牙齿》)

立效散一

【组成】黄丹水飞，枯矾，京枣连核烧存性。

【用法】共为细末，敷之。

【主治】走马牙疳。

【效果】神效。(《古今医鉴·卷十四·牙疳》)

【注】《济世全书·坤集·卷七·牙病》录有本方，一时腐烂，即死。

栀子散

【组成】大栀子一个，生白矾。

【用法】大栀子去瓤，用生白矾末入栀壳内，烧矾熟，取出研末。先以米泔水漱口，后敷患处。

【主治】一切牙疳。

【效果】效。(《鲁府禁方·卷二·寿集·牙齿》)

无名方五

【组成】杏仁、铜青、滑石各等份。

【用法】上为末，擦患处。

【主治】走马牙疳。

【效果】立愈。(《鲁府禁方·卷二·寿集·牙齿》)

蟾蜍散

【组成】干蚵皮黄泥裹烧焦一分，黄连一分，青黛一钱。

【用法】上为末，入麝香少许，掺敷，干则油调搽。

【主治】走马疳、龈溃浸蚀唇鼻。(《万病回春·卷之五·牙齿》)

牢牙散

【组成】升麻四两，羌活一两，龙胆草酒洗两半，羊胫骨烧灰四两。

【用法】上为末，和匀。卧时贴在牙龈上。

【主治】牙龈肉绽，有牙疳肿痛，牙动摇欲落，牙不长，牙黄口臭。(《古今医鉴·卷九·牙齿》)

立效散二

【组成】青黛、黄柏末、白矾、五倍子炒各一钱。

【用法】上为末，先用米泔水漱口，掺患处。

【主治】走马牙疳。（《古今医鉴·卷九·牙齿》）

芦荟散

【组成】黄柏五钱，人言五分用红枣破去核，每用人言一分，烧存性，芦荟一钱。

【用法】上为末，先将米泔漱净疳毒，却掺上此药。

【主治】马牙疳。

【效果】即愈。（《万病回春·卷之五·牙齿》）

牙宣膏

【组成】麝香一字，白龙骨二钱半，官粉二钱半另研，黄蜡一两。

【用法】上先将二味为末，后入麝香研匀；用黄蜡，磁器化开，入药于内，又搅匀；用无灰纸裁作方块，浸于药内，取出裁作长条。临卧于齿患处龈肉门封贴一宿。

【主治】疳蚀。

【效果】去风邪、牢牙齿，大效。（《万病回春·卷之五·牙齿》）

无名方六

【组成】鸡内金一具，白芷二钱，铜青一钱，麝香一分。

【用法】为细末，以温盐水漱口，贴患处。

【主治】牙疳，根内臭烂黑色，有虫作痛。（《寿世保元·卷六·牙齿》）

无名方七

【组成】鸡内金烧存性，黄柏，白矾，麝香。

【用法】上为末，用米泔水搅，贴口中。

【主治】走马疳。（《小儿推拿方脉活婴秘旨全书·卷二·奏效方》）

立效散三

【组成】青黛、黄柏、枯矾、梧子末各一钱。

【用法】上研细末，用米泔水先漱口内，掺贴患处。

【主治】走马牙疳。(《万病回春·卷之七·小儿杂病》)

【注】《寿世保元·卷八·小儿初生杂证论方·牙疳》《济世全书·坤集·卷七·牙病》也录有本方，一时腐烂，即死。

十一、 口舌奇病小方

无名方一

【组成】冰片。

【用法】研末敷之。

【主治】舌长过寸。

【效果】即收。(《寿世保元·卷六·口舌》)

无名方二

【组成】活蟹一个。

【用法】炙干、为末，收之，如遇此患，敷上。

【效果】生舌。(《寿世保元·卷六·口舌》)

无名方三

【组成】雄鸡冠血一小盏。

【用法】浸之。

【主治】舌忽胀出口外。

【效果】即缩入。(《寿世保元·卷六·口舌》)

无名方四

【组成】梅花，片脑。

【用法】掺舌上。

【主治】伤寒舌出寸余，连日不收。

【效果】应手而收。(《济世全书·巽集·卷五·舌病》)

十二、 香口小方

香茶饼

【组成】孩儿茶四两，桂花一两，南薄荷叶一两，硼砂五钱。

【用法】上为末，用甘草煮汁，熬膏作饼。噙化咽下。

【功效】清膈化痰，香口。(《古今医鉴·卷九·口舌》)

第五节　眼病小方

一、 目赤肿痛小方

脉：眼本火病，心肝数洪；右寸关见，相火上冲。(《万病回春·卷之五·眼目》)

无名方一

【组成】大黄末，新汲水。

【用法】调，涂两眉正上头两脑，水润之。

【主治】眼暴发赤肿痛泪，隐涩难开。

【效果】须臾肿消痛止。(《寿世保元·卷六·眼目》)

【注】《鲁府禁方·卷二·寿集·眼目》录有本方，眵泪。即愈。

无名方二

【组成】芒硝。

【用法】置铜器中，急火上炼，放冷数日，研细点眼角。

【主治】翳膜赤眼肿痛。(《济世全书·巽集·卷五·眼目》)

无名方三

【组成】木鳖子一个。

【用法】去壳，为末，绵裹塞鼻中。左眼塞右，右眼塞左，一夜。

【主治】拳毛倒睫。

【效果】其睫自分上下。(《种杏仙方·卷二·眼目》)

拜堂散

【组成】白矾二钱，铜绿一钱。

【用法】泡水洗之。

【效果】即愈。(《鲁府禁方·卷二·寿集·眼目》)

无名方四

【组成】枯白矾，生姜。

【用法】白矾，每用三钱，以生姜汁，调如膏，抹纸上，令患人闭目，将药贴眼，烧一炷香尽，痛即止，用温水轻轻洗去。

【主治】暴发肿痛。

【效果】神效。(《寿世保元·卷六·眼目》)

无名方五

【组成】王瓜，皮硝。

【用法】王瓜切开一头，剜出子，以皮硝装满敷之，悬檐下。待其硝透者取点眼角。喉痛取少许吹之。口疮掺上。

【主治】火眼。(《种杏仙方·卷二·眼目》)

驱风散

【组成】五味子一两，蔓荆子一两五钱。

【用法】上每用三钱，水二盏，磁罐内煎一盏，澄去渣，热淋洗。

【功效】明目，去涩止痒。

【主治】风毒上攻，眼肿痒涩，痛不可忍，或上下睑皆赤烂、浮翳、瘀肉侵睛。(《济世全书·巽集·卷五·眼目》)

秘方一

【组成】生姜一块，黄连二钱，人乳半盏。

【用法】生姜，切开剜一孔，入黄连剉碎在内，姜仍盖住，纸包水湿煨熟，去姜，将连用人乳，入内搅百下，用乳点眼。

【主治】火眼肿痛。

【效果】立效。(《济世全书·巽集·卷五·眼目》)

无名方六

【组成】白矾二钱飞一半，铜绿一钱，胶枣五枚。

【用法】上共为末，水一茶钟煎，砂锅内五六滚，清晨洗眼。

【主治】红眼。(《济世全书·巽集·卷五·眼目》)

无名方七

【组成】青布一块，生姜汁，白矾末。

【用法】先将青布，水浸洗令干。另用生姜汁、白矾末，将布蘸搭眼胞上，闭目。

【主治】暴发肿痛方。

【效果】须臾泪出而痛止。(《鲁府禁方·卷二·寿集·眼目》)

秘方二

【组成】黄连、黄柏各一钱，白矾生二分，胶枣一枚。

【用法】上剉，煎水半钟，洗之。

【主治】火眼、赤眼暴发肿痛，沙涩难开。

【效果】肿毒立消。(《济世全书·巽集·卷五·眼目》)

【注】《鲁府禁方·卷二·寿集·眼目》录有本方，干则以水润之。即效。

四明饮

【组成】大黄、葛花、泽泻、石决明各等份。

【用法】上剉一剂，水煎服。

【主治】一切眼目肿。(《万病回春·卷之五·眼目》)

无名方八

【组成】黄连去芦五钱。

【用法】黄连研，薄荷减半鸡清和，隔纸涂眼。

【主治】眼目肿痛涩难开。

【效果】病当痊。(《云林神彀·卷三·眼目》)

【注】《寿世保元·卷六·眼目》录有本方，干则以水润之。即效。《鲁府禁方·卷二·寿集·眼目》也录有本方，暴发眼赤，即效。

二、 风弦烂睑小方

无名方一

【组成】白矾一两，铜青一两。

【用法】上两味，同研细，每用半钱，热汤半盏泡澄清，以手蘸开眼，如法洗，一日洗四五次。

【主治】眼痒，因布巾试破眼眶，致成烂弦风。

【效果】必涩，不可试干，但闭目坐，得涩止自开眼。（《济世全书·巽集·卷五·眼目》）

无名方二

【组成】皂矾，黄连。

【用法】晒干，再入黄连末十分之一，每用少许，水和，纸隔，洗眼。

【主治】暴发烂弦风眼。

【效果】立效。（《寿世保元·卷六·眼目》）

【注】《种杏仙方·卷二·眼目》录有本方，皂矾，不拘多寡，瓦器盛。三伏内晒之至白色，须晒十余日方好。

三、 流泪小方

无名方一

【组成】腊月桑叶。

【用法】煎汤频洗。

【主治】眼中流泪。

【效果】自然安。

【歌诀】迎风冷泪听根源，腊月寻桑不等闲。

　　　　觅取梢头不落叶，煎汤频洗自然安。（《种杏仙方·卷二·眼目》）

无名方二

【组成】芒硝五钱，雄黄三钱。

【用法】为细末，吹入鼻内。

【效果】两鼻流水，双目出泪。(《种杏仙方·卷二·眼目》)

无名方三

【组成】黄连、人乳，艾、花椒。

【用法】用黄连、人乳磨碗底上。用艾、花椒末作捻，熏干扫下，银簪点眼。

【主治】风泪红眼。(《种杏仙方·卷二·眼目》)

四、 雀目目盲小方

无名方一

【组成】石燕子一对，黄连水。

【用法】石燕，磨水点搽眼内，先以镊子摘去拳毛，次用药点，常用黄连水洗。

【主治】拳毛倒睫。(《济世全书·巽集·卷五·眼目》)

无名方二

【组成】鲜地黄，猪肝。

【用法】同炒，食之。

【主治】鸡盲、雀盲眼。(《种杏仙方·卷二·眼目》)

无名方三

【组成】黄蜡不拘多少，蛤粉，猪肝二两。

【用法】黄蜡熔化取出，入蛤粉相和，所得成球。每用以刀切下二钱，以猪肝，劈开掺药在内，麻绳扎定，水一碗，入铫内煮热取出，乘热熏眼，至温餐食之，日二次，以明为度。

【主治】雀目。(《古今医鉴·卷九·眼目》)

无名方四

【组成】干菊花、黄连各三钱，夜明砂七钱。

【用法】上三味为末，井花水为丸，桐子大，每服五七丸，盐汤送下。

【主治】雀目昏暗。(《鲁府禁方·卷二·寿集·眼目》)

无名方五

【组成】甘菊花一斤，川椒去目六两。

【用法】为末，鲜地黄汁为丸，如梧桐子大。每五十丸，临卧茶下。

【主治】男女眼目昏花，视物不明。（《种杏仙方·卷二·眼目》）

五、 眼生胬肉小方

无名方一

【组成】腊月雄猪胆，牙硝，脑麝。

【用法】风吹干为末，入脑麝点之。

【主治】眼生胬肉。（《济世全书·巽集·卷五·眼目》）

无名方二

【组成】焰硝一钱炒，枯矾二分，硇砂三厘。

【用法】为末。点胬肉上。

【主治】胬肉侵眼。（《种杏仙方·卷二·眼目》）

六、 目翳小方

无名方一

【组成】白丁香雄尖者、凤凰退等份。

【用法】研罗极细末，点翳上。

【主治】翳障。（《种杏仙方·卷二·眼目》）

无名方二

【组成】槟榔、石燕子。

【用法】上二味浓磨水，以铜钱蘸药水点眼目中。

【主治】眼生翳膜。（《济世全书·巽集·卷五·眼目》）

无名方三

【组成】灯草，盐。

【用法】灯草蘸盐末。点翳。

【主治】翳膜。

【效果】即落。（《种杏仙方·卷二·眼目》）

【注】《寿世保元·卷十·单品杂治·食盐治验》录有本方，眼生浮翳粟翳，露膜遮睛。

无名方四

【组成】冬青叶七个，五倍子三钱。

【用法】煎水一碗，乘热将舌尖蘸入水中。

【主治】眼中生云翳。

【效果】云翳自落。(《济世全书·巽集·卷五·眼目》)

无名方五

【组成】青木香，青橄榄。

【用法】二味磨水，入盐少许，点翳上。

【主治】翳障。(《种杏仙方·卷二·眼目》)

无名方六

【组成】生姜一块，黄连、白矾。

【用法】生姜取窍，入黄连、白矾少许，纸包水湿火煨捣烂取汁点之。(《种杏仙方·卷二·眼目》)

无名方七

【组成】血竭一分，油核桃半个，人乳汁半酒盏。

【用法】血竭，入油核桃半个，研烂，入人乳汁，用新绢三四层滤汁，又滤清汁点之。

【主治】眼中云翳。(《种杏仙方·卷二·眼目》)

无名方八

【组成】熊胆一粒，片脑一二片。

【用法】熊胆以少许净水调开，去尽筋膜尘土，入片脑。或痒时加生姜粉些少，时以铜箸点之。

【主治】赤眼障翳。

【效果】绝奇。(《济世全书·巽集·卷五·眼目》)

四明饮

【组成】大黄，泽泻，葛花，石决明火煅。

【用法】白水共煎尝。

【主治】眼生翳障，隐涩难开，羞明怕日，赤肿眵堆。(《云林神彀·卷三·眼目》)

决明散

【组成】石决明，葛花，泽泻，木贼，大黄。

【用法】上㕮一剂，水煎服。

【主治】翳障眼。

【效果】三服即退。(《古今医鉴·卷九·眼目》)

【注】《济世全书·巽集·卷五·眼目》录有本方，治目肿痛不可忍。

一、粉刺小方

洗面方一

【组成】漱口水。

【用法】洗面。

【功效】久久自光润，粉刺自消。(《寿世保元·卷六·面病》)

洗面方二

【组成】飞矾一两，生硫黄二钱，白附子二钱。

【用法】上共为细末，唾津调搽，临晚上，次日洗去。

【主治】面上粉刺。(《济世全书·巽集·卷五·面病》)

无名方一

【组成】枯矾一钱，生硫黄二钱，白附子二钱。

【用法】上共为末，唾津调搽，临晚上药，次早洗去。

【主治】面上粉刺。(《万病回春·卷之五·面病》)

无名方二

【组成】黄蜡四钱，香油六钱，黄丹二钱，水银二钱。

【用法】上先将蜡熔化，下油再熬，下丹不住手搅成膏，次下水银，亦不住手搅百余遍，自然和匀，每用少许，临卧搽在面上，来潮热酒洗去，以瘥为度。

【主治】面上酒刺红疮兼疗粉刺。(《济世全书·巽集·卷五·面病》)

二、 瘢痕小方

无名方一

【组成】大黄、白矾各等份。

【用法】同研擦患处。

【主治】杨梅天疱愈后瘢痕黑色。

【效果】痕即去，而色即复旧。(《济世全书·兑集·卷八·杨梅疮》)

无名方二

【组成】生姜汁，轻粉。

【用法】调，搽。

【主治】抓破面皮。

【效果】便无痕迹。(《寿世保元·卷六·面病》)

三、 祛痣小方

点痣方一

【组成】好碱、矿灰各等份。

【用法】大铁勺内炒良久，以草叶放入药上即起焰可用，离火。临用以清水调和，以铁条涂痣上。

【主治】痣。

【效果】极妙，每日三次，待五日自落。(《鲁府禁方·卷二·寿集·面斑》)

点痣方二

【组成】巴豆七个，石灰，糯米。

【用法】为末，以灉水浸在盏内，藏糯米于巴豆、石灰内，候米烂，将痣用针拨动，以米膏点之绝，三日不洗。

【效果】自然脱落。(《寿世保元·卷六·面病》)

四、 面斑小方

洗面方

【组成】白附子、硫黄各等份。

【用法】上为细末，以茄蒂蘸醋粘末擦之。

【主治】汗斑紫白色。(《济世全书·巽集·卷五·面病》)

治汗斑经验方

【组成】官粉一钱，轻粉五分，硫黄三分，珍珠五厘砂锅内煅过研细，生姜。

【用法】上为末，以生姜擦之。

【主治】汗斑。

【效果】次日即去其斑。(《鲁府禁方·卷二·寿集·面斑》)

五、 面鼻赤疱

无名方

【组成】密陀僧。

【用法】不拘多少，为细末，临卧乳汁调敷面上，次日洗去。

【主治】肺毒面鼻赤疱。

【效果】不过三五日而已即瘥。(《万病回春·卷之五·面病》)

六、 赤红烂脸

无名方

【组成】水银、柏油、蜡各一钱。

【用法】共捣，涂之。

【主治】赤红烂脸。

【效果】自然脱落。(《寿世保元·卷六·面病》)

七、 热疮似癣

白附子散

【组成】白附子、密陀僧、白茯苓、白芷、宫粉各等份。

【用法】上为末，先用萝卜煎汤洗面，后用羊乳调成膏，敷患处，早晨洗去。

【主治】男、妇面上热疮似癣，或黑斑点。(《万病回春·卷之五·面病》)

八、 洗面小方

洗面方

【组成】夏枯草。

【用法】浓煎水，日洗数次。

【主治】面病。

【效果】立效。（《济世全书·巽集·卷五·面病》）

孙仙少女膏

【组成】黄柏皮三寸，土瓜根三寸，大枣七个。

【用法】上同研细，为膏，常早起化汤洗面。

【效果】旬日后，容如少女。以之洗浴。尤为神妙。（《鲁府禁方·卷四·宁集·杂方》）

金盘露

【组成】白酒曲四两，小米八两煮熟，白糖一斤，糯米一升，香数味。

【用法】将米泡淘净，蒸熟冷定，将面糜四味和匀，用绢袋盛之，悬在烧酒坛内封固，三七日取出。若有浑脚，澄清可久。（《鲁府禁方·卷四·宁集·杂方》）

杨太真红玉膏

【组成】杏仁去皮、滑石、轻粉等份。

【用法】前三味，为细末，蒸过，入脑麝香少许，以鸡子清调匀。早起洗面，后敷之。

【效果】旬日后色红如玉。（《鲁府禁方·卷四·宁集·杂方》）

九、 美牙小方

无名方一

【组成】青盐二两，白盐四两，川椒四两。

【用法】煎汁拌二盐，炒干为末，磁器内收，早晚擦牙。

【功效】固齿白牙。永无齿疾。就以漱出水洗眼，永无目疾。（《种杏仙方·卷二·牙齿》）

无名方二

【组成】荔枝五枚。

【用法】每枚开一小个孔，入盐填满，用湿纸封固数层，火内煅过，去纸研末，再入花椒三分之一，搅匀擦牙。

【功效】白牙，补肾治牙宣。(《种杏仙方·卷二·牙齿》)